Every Deep-Drawn Breath

A Critical Care Doctor on Healing, Recovery,
and Transforming Medicine in the ICU

E. Wesley Ely, MD

深く息をするたびに

E. ウェズリー・イリー 著

田中竜馬 訳
Ryoma Tanaka

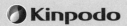 Kinpodo

　医学とは「善意」、すなわち善を願うものだと多くの人は信じているが、それ以上のものだ。医学が目指す規範は、もっと高い基準である「善行」、すなわち善を行うことでなければならない。これによって、患者と私の間に信頼が生まれ、それが私の技術と診療の基礎となる。信頼に応えるために、私は常に患者を助け、決して害を及ぼさないと約束する。病院に足を踏み入れるたびに、私はこの重大な約束を思い起こす。誓いといっていい。

　医師になって最初の頃、私は道を踏み外した。意図的にではなかったが、医療でのあらゆる状況をコントロールしたいと願うあまり、私は十分に耳を傾けなかったのだ。私たちの最大の宝物は、深くて本物のコミュニケーションをお互いにとることにある。その宝物を育めば、特に病めるときには、二人の人間が神秘的ともいえる

関係を築き、文化や社会、人種の壁を越えて、慈愛と共感の輪を広げることができる。このようなコミュニケーションがなければ、私たちの間は何キロメートルも隔たったままだ。

ICUの医師としてまだ若い頃、私は命を救うことに全力を傾けた。しかし、その過程で、患者の尊厳を犠牲にし、害を及ぼすこともあった。それは、アイコンタクトや会話というかけがえのない贈り物と引き換えに、「必要」と思い込み、薬剤によって昏睡状態にしたり、何百時間にもわたって深い鎮静をしたりしたときのことだ。患者やその家族が、次々と私の考えの誤りを明らかにしていった。私は誓いを破って、患者の医療における物語、つまり人生そのものにおける患者の声を奪っていたのだ。「まず、害をなすなかれ」という原点に立ち返るために、私はこの本を書くことにした。

良い知らせは、いまや私、いや私たちの理解が進んでいることだ。私は医師として、科学者として、同僚たちと協力して、単に治癒するだけ以上の方法を生み出してきた。本書で紹介したベッドサイドでのさまざまな体験を通して学んだことが、より大きなスケールで真実であると証明された。何千人もの患者が、彼らの時間、病気、血液を、国際研究のために使うことに同意してくれたのがそれを示している。これは、本当の意味で、彼らの物語なのだ。そして、彼らの人生は、医学の枠にとどまらず、私の人生のあらゆる瞬間に適用できる真実を与えてくれた。

ほとんどの人は、自身がICUに入室するか、命にかかわるような病気でICUに入室した家族を心配する立場になる。新型コロナのパンデミックでは、それがつらいほど明らかになった。コロナウ

イルス感染に対する私たちの厳重な隔離対策のために、何百万人もの人々が孤独に陥り、個性を失った。実際、私が望むことの一つは、この本で患者から不朽の教訓を学び、そこから治療者としてのアプローチを改善して、現在そして今後何十年にもわたって、将来のパンデミックの際に活用することだ。自らすすんで患者になることを選ぶ人はいないが、病衣を着た人の人間性を見失わずにいることは誰にでもできる。患者は、治療の対象としての心臓や肺だけではない。心も体も精神も、その人全体が危機に瀕しているのだ。

　医療における私の「なぜ」は、まずふれあいを通じて患者の中の人間性を見出すことで、テクノロジーは二の次だ。人間性と思いやりといった強力な組み合わせを、現代のテクノロジーに組み込むことが、人に善を行う最良の方法だ。医師として前進し、さらにいえば、より良い父であり、息子であり、兄弟であり、友人であるための誓いなのだ。

E.ウェズリー・イリー, MD

訳者前書き

　本書を手に取ったみなさんにとって、「集中治療室(ICU)」や「重症患者」などは縁のない単語だったかもしれません。少なくとも、新型コロナ流行までは。

　医療の歴史にICUが登場するのは比較的最近になってからです。1850年代のクリミア戦争の際に、イギリスの看護婦ナイチンゲールが、重症患者をより注意深く観察できるようにとナースステーション近くに配置したのがICUの始まりとされています(チャプター2)。そして、現在のような人工呼吸器が導入されるようになったのは、1952年のデンマークでのポリオ流行以降のことです。その後ICUは、人工呼吸器をはじめとする最新の技術・機器を活用することで、それまでは助からなかったような重症の患者さんを救命する

場として発展を遂げ、2020年からの新型コロナ大流行で脚光を浴びるようになります。私自身も、医師として四半世紀ほどICUで働く中で、その歴史の一部を経験してきました。

ICUにはさまざまな原因による重症の患者さんが入院して、種々の薬剤や器械を使った治療を受けます。生死が危ぶまれるほどの重症であっても、無事に回復を遂げ、退院して自宅に戻られる方が増えているのは喜ばしいことです。がんから回復された方を「がんサバイバー」と呼ぶことがありますが、同様に、ICUから退院された患者さんは「ICUサバイバー」という呼び方をします。

病院というと、外来を受診したり、たとえ入院が必要となったりしても、いったん治療を受けて良くなれば、元通り元気になると考える方が多いのではないかと思います。しかし、重症疾患とその治療を経験したICUサバイバーは、必ずしも入院前の状態に戻れるとはかぎりません。長期に渡って筋力が低下したままであったり、認知機能が低下したり（例：車を停めた場所を覚えていない、簡単な計算ができない、IQが低下する）、うつやPTSDといった精神的な問題を抱えたりという長期的な合併症を起こすことがあるのがわかってきたのです。そのため、退院したあとも、仕事に戻れなかったり、人間関係を築けなかったり、自分が自分でなくなったように感じたりすることがあります。このような、ICUを退室したあとの長期的合併症は、集中治療後症候群（Post-Intensive Care Syndrome: PICS）と呼ばれ（「ピックス」と読みます）、ICUサバイバーの生活の質に大いに影響し

ます。PICSは決して高齢者のみの現象ではなく、どのような年齢のどのようなICUサバイバーにも起こりえます。

　新型コロナで重症患者が増える中、ICUサバイバーの抱える問題に警鐘を鳴らし、対応策を提示するのが本著です。著者のE.ウェズリー・イリー先生は、集中治療の世界では知らない人がいないほど世界的に有名な集中治療医で、この分野の研究の第一人者です。PICSによってどれほど人生が変わってしまうのか、ならないようにするため患者と家族、医療者に何ができるのか、退院後にどのように対応すれば良いのかを豊富な経験と研究結果から示して下さっています。対応策の一つとして、ICU入院中の鎮静を減らし（または、なくして）覚醒を保ち、早期から離床することが挙げられています。離床というのは「床（とこ）を離れる」という文字通り、ベッドから起き上がって、立ち上がったり、歩行したりして過ごすことを指します。ICUに入院するような重症患者でも、このような治療が可能であり、かつ重要であると本書では実例を挙げて説明しています。

　医療者は、これまで患者さんのためによかれと思って、鎮静薬を使ったり、病状が改善するまでのあいだベッド上安静にしたりしてきました。「患者さんが不快に感じるのではないか」、「チューブなどを抜いて自らを傷つけるのではないか」と心配だったのです。しかし、現在では、重症になった原因そのものに加えて、治療のために使用する人工呼吸器や、人工呼吸器を安全に使用するための（あ

るいは、そう思って使う）鎮静薬、長期の安静などの影響によって、せん妄が増えたり、長期的な認知機能障害につながったりすることがわかってきています。これまで、私たち医療者は「ベッドの右側」に立った医療者の目線（チャプター6）だけから患者さんを診てきました。短期的にだけではなく、長期的にも患者さんとご家族にとって真に意味のある結果が得られるよう、医療の考え方を見直す時期に来ています。「善意」だけでなく「善行」の時なのです。

　医療を受ける側からすると、これまでは自分や家族が入院しても、医療者に全てお任せにすることが多かったかもしれません。新型コロナによる面会制限がある状況では、特にそうだったのではないでしょうか。医療者の立場からすると、信頼していただけるのは非常に光栄なのですが、自分や家族への医療を医療者に丸投げしてしまうのはおすすめしません。本書で繰り返し述べられているように、患者本人と家族の参加は不可欠です。ICUでの治療を要するような重症の場合、患者さんを代弁したり精神的にサポートしたりなど、家族にしかできないことも多々あります。退院後の長期の脳機能障害にも相関する「せん妄」という状態は（チャプター5）、患者の様子が「いつもと何か違う」のに家族が気付いて見つかることもあります。もちろん、医療者のすることに何でもかんでも難癖をつけろという意味ではありません。むしろその逆に、患者さんがなるべく早く元の生活に戻るという共通の目標に向かって、患者本人と家族、医療者がみな協力できる関係を築くのが重要です。

本書に登場する米国ユタ州ソルトレイクシティーのLDS病院
（チャプター9）は、現在私が集中治療医として勤務する病院です。テ
リー・クレマー医師はかつての上司かつわたしの前任者であり、
ナース・プラクティショナーのポーリー・ベイリーとは今でもICU
で共に勤務しています。そのような繋がりがあり、また本書で扱う
患者中心の「思いやり」の医療を私たちのチームも共有しているた
め、翻訳の機会を戴けたことは非常に嬉しく感じています。そし
て、日本語版を最善の形で出版できるようにと、翻訳に際しての質
問に逐一答えて下さったE.ウェズリー・イリー先生に感謝します。

　社会が高齢化しており、また新型コロナによる重症患者が数多く
出ているため、今後PICSへの対応が一段と重要になると予想され
ます。本書の内容は、一般の読者はもちろん、ICUでの診療を改善
したい医療者にとっても役に立つものです。ICUサバイバーを理解
し、認め、手助けするのに役立てていただければ幸いです。

田中竜馬

ときに一種の栄光が人間の心に火を灯すことがあるものだ。

それはほとんどすべての人間に起こることである。

ダイナマイトに向かって燃えていく導火線のように、

その栄光が成長し準備されていくのが感じられるものだ。

それは腹の中に感じられる触感であり、神経に、二の腕に感じる喜びである。

皮膚は空気の味を知り、深く吸いこんだ息のことごとくが甘美だ。

それが始まるときには大きく口を開いてあくびをするときのような快感があり、

その光は頭脳にひらめき、全世界が眼前に輝く。

ジョン・スタインベック『エデンの東』*

* ジョン・スタインベック（土屋政雄 訳）. エデンの東［1 ～ 4］: 早川書房; 2008.

深 く 息 を す る た び に

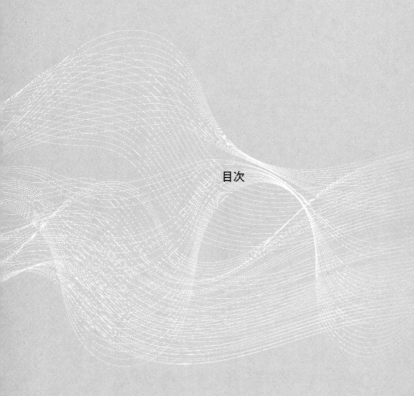

目次

はじめに ··· III

略語一覧 ··· XVIII

プロローグ ·· 1

Chapter 1
··· 19

壊れた命
新しい日常を受け入れる

Chapter 2
··· 39

集中治療初期の歴史
ICU という高速道路に向かうデコボコな砂利道

Chapter 3

.... 63

集中治療の文化
深い鎮静と安静の時代

Chapter 4

.... 81

移植医療の世界
正しい道を模索する

Chapter 5

.... 107

せん妄という大惨事
患者と家族にとっての目に見えない災難

Chapter 6

.... 137

ベッドの反対側から見た風景
病気を見直す

Chapter 7 ··· 147

進むべき道を決める
臨床と研究の融合

Chapter 8 ··· 163

脳を解き放つ
ICUで意識を見つける

Chapter 9 ··· 189

目覚めの変化
患者が再浮上する

Chapter 10 ··· 221

情報を広める
新しいアイデアの実践

Chapter 11 ·· 257

患者の中に人を見出す
人間らしさによる希望

Chapter 12 ·· 303

ICUでの終末期ケア
患者と家族の望みが実現する

エピローグ
·· 337

謝辞 ·· 357

許諾一覧 ·· 362

書籍案内 ·· 363

原著付録の「患者、家族、医療者向けの情報」についてはQRコードリンク先
もしくは（https://www.kinpodo-pub.co.jp/book/1937-9/）にてご覧いただけます。

略語一覧

略語	全文	和訳
ABC trial	awakening and breathing controlled trial	覚醒と呼吸コントロールに関する試験
ADRD	alzheimer's disease and related dementia	アルツハイマー病および関連認知症
ARDS	acute respiratory distress syndrome	急性呼吸窮迫症候群
BIS	bispectral index	バイスペクトラルインデックスモニター（麻酔状態のモニター）
CAM-ICU	Confusion Assessment method for the ICU	ICU用せん妄評価法
CIBS Center	Critical Illness, Brain Dysfunction and Survivorship center	集中治療・脳損傷・患者センター
CIT	constraint induced movement therapy	拘束誘発療法
CTE	chronic traumatic encephalopathy	慢性外傷性脳症
DNR	do not resuscitate	蘇生しないこと
ECMO	extracorporeal membrane oxygenation	体外式膜型人工肺
HQI	Hospital Quality Institute	病院の質研究所
ICDSC	Intensive Care Delirium Screening Checklist	集中治療せん妄スクリーニング・チェックリスト

IHI	Institute for Healthcare Improvement	医療の質改善研究所
IRV	inverse ratio ventilation	逆比換気
JAMA	Journal of the American Medical Association	米国医師会雑誌
MAC	minimum alveolar concentration	最小肺胞濃度
MENDS trial	maximizing efficacy of targeted sedation and reducing neurological dysfunction trial	鎮静効果の最大化と神経機能障害軽減に関する試験
NIH	National Institutes of Health	国立衛生研究所
PAPR	powered air-purifying respirator	呼吸保護具
PASC	post-acute sequelae of SARS-CoV-2 infection	SARS-CoV-2 急性感染後遺症
PEEP	positive end-expiratory pressure	呼気終末陽圧
PICS	post-intensive care syndrome	集中治療後症候群
PPE	personal protective equipment	個人用防護服
SCCM	Society of Critical Care Medicine	米国集中治療学会

謝辞

愛を捧げてくれる妻キムへ
言葉を教えてくれた母へ
技術を教えてくれた父へ
理解してくれる娘テイラー、ブレア、ブルックへ
何が大事か教えてくれる農場労働者、患者、その他の人々へ

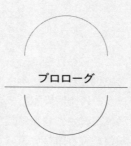

プロローグ

時に人生は芸術の形をとり、
人生の意義の大部分をその瞬間の名残が占めている……
長い間のある種の悲劇や、春の歌詞や詩が、
私たちのほとんどを占めている。

.... ノーマン・マクリーン『若者と火』より[1]

I

　間もなく日の出の時間で、私の勤務は終わりに近づいている。若い男性患者の脚の骨折を整復すれば、仕事を上がるところだ。ひとつ伸びをして顔を上げると、外傷治療室にアヒル婦人ことルージーがいるのが目に入る。汚れた白いアヒルが擦り切れたボール紙の靴箱に入って、上の穴から首を突き出して鳴いている。ルージーは地元では有名で、観光客に人気がある。フレンチ・クォーター地区[2]でアヒルと一緒にいるところを何度も見かけたことがあったが、病院で見るのは初めてだ。眉が切れて血が滴り落ちている。暴漢にひどく殴られたのだ。（貧しい）ニューオーリンズの人々が医療を必要とするときのつねだが、彼女もチャリティー病院に歩いてやってきていた。私はすぐに彼女の傷を洗浄して、縫合しながら、アヒルの鳴き声に負けないように声を張り上げてこれまで聞きたいと思っていたことを山ほど尋ねる。

　傷の処置が終わると、ルージーはアヒルの入った箱を私に手渡し、救急室にいる私たち全員への感謝の印として熱狂的なジグを踊りはじめる。彼女の脚はコサックの伝統舞踊ホパークをするように飛び跳ね、私もすぐに参加する。私は学生時代からホパークを踊っていたが、アヒルを手にして踊るのは初めての経験だ。みんなで大

1　　ノーマン・マクリーン（水上峰雄 訳）. マクリーンの渓谷 若きスモークジャンパーたちの悲劇：集英社；1997.

2　　訳注：ニューオーリンズの人気観光地。合衆国以前のフランス植民地時代・スペイン植民地時代の歴史的建造物が並ぶ。

笑いする。こんなことが起こるのはチャリティー病院だけだ。書類作業に悩まされることもない。医療保険がなかったり診療費を払えなかったりという理由で、診療を拒否されるようなことは一度も見たことがなかった。発泡スチロールのクーラーに入ったザリガニのシチューや、ゆでたカニ、ケイジャン風味のソーセージなどで支払われることもあった。ルージーが帰ると、朝日がガラス戸の隙間から救急室に差し込み、さらに多くの患者がやってきた。

　私がニューオーリンズに来たのはそれより2年前のことだ。1985年にテュレーン大学医学部に入学した。チャリティー病院は、暑い南部に250年前に建てられた、貧しい人々に医療を提供する避難所だった。アルトン・オクスナー、マイケル・デベイキー、ルドルフ・マタスといった、内科・外科の有名な医師たちが、それよりも数十年前に研修を受けて優れた業績を残しており、病院の空気からは歴史の重みを感じた。チャリティー病院は何年にもわたってこの地区で最大の病院であった[3]。私たち医学生は、夜になると20階建ての中央タワーの屋上にこっそり上って、2,680床の巨大な病院を眺めながら、今の自分たちと、医師として自分たちがあるべき姿との間の大きな溝について考えた。診療を必要とする全ての患者が私たちを信頼しているのは、目眩がするような感覚だった。そんなある夜、ルームメイトのダリン・ポートノイと私は、私たちを最も必要としている人々、すなわち声なき人たち、おそらく世界中のルージーのような人たちを助けるために、医学の道を歩むことを約束し

3　Charity Hospital, a 250-year-old refuge: Salvaggio JE. NewOrleans' Charity Hospital: A Story of Physicians, Politics, and Poverty: LSU Press; 1992.

た。

1980年代、チャリティー病院は主に連邦政府と州政府からの資金で運営されていて、莫大な数の保険のない人たちへの診療を行っており、予算が足りないのは明らかであった。包帯やガーゼが足りなくなることは日常茶飯事で、X線写真は患者のマットレスの下に入れて保管していた。採血係や患者搬送係を雇う予算がないため、医学生や研修医が全て採血を行い、車椅子を押して患者を処置室に連れて行った。停電になることもあった。そんなときには、窓のない廊下は真っ暗になり、検査機は停止した。それでも、私たちはひたすら診療を続けた。ある停電の夜、私は口にペンライトをくわえて分娩を行わなければならなかった。ライトで照らすために母親の顔に首を向け、次に血圧計モニターを見て、赤ん坊を取り上げるために首を下に向けて。

救急室はいつも患者であふれかえっていた。患者があまりに多いため、診察を待つ人々の間を縫うようにして、ジグザグにいったり来たりしなければならなかった。地域の診療所であると同時に外傷センターとしての役割もあったので、インフルエンザや、進行癌、銃創などあらゆる患者が訪れてきた。痛みによる人々の叫びや、救いを求める声といった、絶え間なく聞こえる音がサウンドトラックとなり、私たちを仕事へ駆り立て続けた。チャリティー病院の思いやりは、じっくり煮込んだケイジャン料理のルーのように濃厚で、飽くことがなかった。

2

　大学に入学するまでの5年間、毎年夏になるとルイジアナ州シュリーブポートの南にある故郷の町で広大な農地の労働者として働き、エンドウ豆や、インゲン豆、ピーマン、トマト、オクラ、土のついた手掘りのジャガイモを採っては木製のかごに入れていた。私の家は裕福ではなかった。父は数年前に家族をおいて家を出て行ってしまい、母は地元のイエズス会の高校で英語教師をしていたが、収入はそれほど多くなかった。そのため、私が南部の厳しい太陽の下で稼いだ賃金は家族の助けになった。

　肌が黒い人も褐色の人も白い人も、正規の教育を受けた人もそうでない人も、若い人も年配の人も、一緒に働いた人たちは、誰もが毎年私が来るのを歓迎してくれた。夜明け前の薄明かりの中で、古い納屋の埃っぽい垂木に干し草を投げ入れながら話をしていると、自分も仲間になったように感じた。しかし、実際はそうではなかった。成長するにつれて、他の労働者たちと自分の人生を隔てる溝がわかってきた。まず明らかな違いは、私がいずれは農場から広い世界へ出て行く一方で、彼らは同じところにとどまり常に畑仕事に身を捧げ、前進することがないことだ。農場での生活が彼らの人生のすべてであり、どんなに努力しても、夢を見ても、変化は訪れないかもしれない。それ以外にも、一見小さく見える違いがある。歯周病で歯が抜けたために笑うと隙間ができたり、足の打撲が治らなかったり、切り傷や擦り傷を縫合しなかったために浸出液が出てハエがたかったりなどがそうである。些細な病気を1ヶ月とか、1年

や2年放ったらかしにして、笑い飛ばしているうちに、それほど些細ではなくなることもある。それどころか、仕事をして生計を立てることができなくなるかもしれない。たとえ命がかかっていたとしても、労働者たちには仕事を休んで健康を気遣うだけのゆとりがないことがわかってきた。私と違い、彼らにはセーフティーネットがない。それに比べて、私の周りには支えてくれ、導いてくれ、持ち上げてくれる人たちがどれほど多いことか。私がもし困ったことに陥ったとしても、セーフティーネットのおかげでそれほど大事になることはないだろう。

　農場で働き始める前の年の夏、私と水泳チームの友人5人のために母がブッククラブを開いてくれた。太陽が沈むまでに一日2回に分けて約14キロメートルを泳ぎ、その合間に母が勧めてくれた本を読んで議論する。ジョン・スタインベック『はつかねずみと人間たち』[4]、ジョン・ノールズ『友だち』[5]、S・E・ヒントン『アウトサイダーズ』[6]など。マヤ・アンジェロウの自伝『歌え、翔べない鳥たちよ』[7]は夢中になって読んだ。アーカンソー州スタンプスで育ったマヤのこの自伝を読んで、自分のいるところからすぐ北側の町にいる彼女の姿を想像する。その時までこのような本は読んだことがなかったので、彼女の人生に起こったトラウマや不正が落とす長い

4　ジョン・スタインベック (繁尾 久 訳). はつかねずみと人間たち：グーテンベルク21；2012.

5　ジョン・ノールズ (須山静夫 訳). 新しい世界の文学〈57〉友だち：白水社；1972.

6　S.E. ヒントン (唐沢 則幸 訳). アウトサイダーズ：あすなろ書房；2000.

7　マヤ・アンジェロウ (矢島 翠 訳). 歌え、翔べない鳥たちよ：青土社；2018.

影や、沈黙の重さについて考えずにはいられなかった。農場で労働者と一緒に働きながら、幼い頃のマヤのことをよく考えた。自分の物語の中で声を上げることができないマヤの姿が、労働者たちの人生と重なる。マヤは後になって見事に声を上げられるようになったが、労働者の主力であるマルセロ、マルコス、チャーリー、ガーマインはそうではないことが心配だった。もし彼らが大声を出したとしても、誰も耳をかたむけない気がした。

　医師になりたいと私が思ったのは、人の役に立ちたいという若き日の思いと、スタインベック『はつかねずみと人間たち』の中で大切にしていた言葉があったからだ。

　　ジョージが「おれたちにゃ望みがあるんだ……」と言った。レニーが割って入った。「どうしてかだって？　そりゃなあ……おれにゃおまえがついてておれの面倒をみてくれるし、おまえにゃおれがついてておまえの面倒を見るってことになってるからさ。だから、なのさ」。（『はつかねずみと人間たち』繁尾久訳）

3

　自分を必要としている人のそばにいる、という考えが気に入ったのだ。チャリティー病院に来て、本当に自分の天職を見つけたと感じた。

　医学部3年生の時の最初の患者はサラ・ボリッチだ。サラは、東ニューオーリンズ第九区画のデザイア通りにある小さな家で育っ

た。彼女は当時23歳で、一週間前に赤ん坊を産んだばかりで、本来であれば家で赤ん坊と一緒にいるはずだった。しかし、実際には、重度のショックのために大部屋式の集中治療室で茶色の毛布にくるまっている。周産期心筋症という、妊娠中または分娩後の女性にまれに起こる重篤な心臓病を患っているのだ。初めて会ったとき、サラはまるで助けを求めているのに言葉が出てこないかのような恐怖に満ちた目で私を見た。自分が死んでしまうことを恐れていたのだ。サラは私と同い年だった。

　学生である私の役割はサラを見守ることだったので、塗装が剥がれた金属製のベッドの側で何時間も付き添い、視診、触診、打診、聴診という伝統的な順序で診察した。サラは息をするのが苦しく、首や胸の筋肉を使わなければ十分に息を吸えない。血圧を70mmHg以上に保つように指示されていたので、50mmHg台に下がるたびに不安になる。チャリティー病院には新型の輸液ポンプがなかったため、1分間に点滴バッグからチューブを通ってサラの静脈に流れていく滴数を数えて、手動でドパミンの量を調節した。滴数が少ないと血圧が下がってしまうので、指で点滴チューブの絞りを調節して滴数を調整し、血圧を上げようとする。手間のかかる作業だが、その分、サラの心臓が良くなることを願いながら、一緒に過ごす時間が長くなった。ベッドの周りに引かれたカーテンの外側では、モニターやアラームの音が鳴り、騒々しく動きのある忙しいICUの忙しい世界があった。しかし、カーテンの内側では私はサラに集中するだけだ。私が右手を握ると、サラは私の手を強く握り返してくる。その手は恐怖で汗ばんでいた。

「いったい私の身体に何が起こっているの、ウェス先生？」と何度も尋ねてくる。「どうして家で赤ちゃんと一緒に家にいられないの？」とも。覚えたての知識に自信が持てず、あれこれ調べてみた。血圧は低すぎで、心臓は悪くなってきている。良くなることを二人とも望んでいたが、死ぬ可能性が高いこともわかっていた。目を見れば彼女にはわかっていることが伝わってきたし、サラも私の目を見ればそれがわかっただろう。しかし、サラは私の行う医療と私を信じ続けた。

ある日の夕方、サラの血圧が再び急に下がり、40mmHg台になる。私は点滴速度を調節して、滴数を増やす。今回は、大量の輸液とドパミンが必要になるだろう。もう一度、安心させようとサラの方を向くと、その顔には紛れもない恐怖の表情が浮かんでいる。彼女は私の手をつかみ、私は固まったまま彼女の指をしっかり握りしめる。そのとき、心電図モニターに示されたリズムが、危険な頻脈である心室性頻拍に変わり、アラームが鳴り始めた。彼女の手から力が抜ける。看護師とレジデントが駆け込んできて、心肺蘇生を始める。喉にチューブを入れ、心臓マッサージを行い、サラの心臓のリズムを元に戻そうとする。私が心臓マッサージをする番になった。心臓マッサージをするのは初めてだった。胸を強く押し下げて、離し、また押し下げる。手のひらで胸を強く押し、脳に血液を送って生き延びさせようと必死だった。しかし、効果は無かった。彼女の体は限界を迎え、私には心臓が動いていないことを示す真っ平らな線を表示するモニターを見つめることしかできなかった。私たちはサラの心臓を治すことができなかった。そのための道具がな

かったのだ。

　サラの死を、恐ろしい病気による避けられない結末として受け入れるべきだったかもしれない。しかし、それはできなかった。私は傷ついた。医学生である私にとって、それは完全に間違ったことのように思えた。彼女は若く、健康で、まだまだ長い人生があったはずだ。ミシシッピ川を下るタンカーやパドルボートを見て育ち、それらがどこへ向かうのか、自分もいつかはそこに行くことがあるのかと考えていた。しかし、もはやそれも叶わない。死んでしまったのだ。このようなことがまた起こると考えると、私には耐えられなかった。人助け以上のことをしたいと考えたが、それは、まるでティーンエイジャーの中途半端な思いつきのように、無意味なものに急に思えてきた。私は死に立ち向かいたかった。その日、極限状態にある命を救う集中治療に身を捧げることが自分の使命だとわかった。私はこの決断に胸を躍らせ、最高のトレーニングと最新の技術に献身することを誓った。次に出会うサラと、そのあとに続くすべてのサラを救うために。

4

　1989年、私は医学部を卒業して、ウェイク・フォレストメディカルセンター（旧称ボウマン・グレイ）の研修医になっていた。ICUでの最初のローテーションで、テレサ・マーティンという患者を担当した。初めて会ったとき、テレサは生命維持装置が必要な状態だった。鎮静薬と筋弛緩薬を投与されて、喉に入ったプラスチックのチューブで人工呼吸器につながれている。腕や脚の皮膚の色は普通

とは異なり、血色が悪くまだらになっている。自殺しようとして救急車で病院に運ばれ、30分前にICUに入室したところだった。多量の薬剤を服用し、意識を失い、嘔吐して、誤嚥した。現在、肺、心臓、腎臓の機能が程度は違うもののいずれも低下している。すすり泣きながら、「バカなことをした、本当に死にたいわけではなかった」とブツブツ言っているところを救急隊に発見され、その後、彼女はまた気を失った。テレサは28歳だった。内科のインターン[8]の私は、彼女の命を守るためにできることを全て行うと誓った。チャリティー病院の時とは違い、今回はそのために必要な集中治療の機器がすべて揃っている。

　まずは、血圧を測定し、抗菌薬と輸液、薬剤を投与するために、中心静脈カテーテルを心臓の近くに挿入する必要がある。私たちインターンは、技術を身につけるために、このような複雑な手技の機会があると奪い合ったものだ。私はすぐに手技の準備を始める。首と胴体をポピドンヨード消毒し、空色の滅菌ドレープで彼女の体を覆う。穿刺針や、ダイレーターと呼ばれる穿刺部の皮膚を広げる器具など、一連の道具を使って、首にある内頸静脈から心臓近くまでカテーテルを挿入する。これで、テレサの体が回復し始めるまで時間を稼ぐことができる。私の役割は、人工呼吸器を操作し、薬剤を投与し、鎮静を調節して、臓器の機能が良くなってくるのをモニターすることだ。

　3日後、腎臓の機能が低下し始める。良くない徴候だ。しかし、

8　訳注：医学部卒業後1年目の研修医のこと。

対処する方法はある。脚の付け根にカテーテルを挿入して（また穿刺針など一連の器具を使って）、透析を始めるのだ。透析とはプラスチックの腎臓で血液を濾過することである。透析の機械が気をつけの姿勢をするかのように、テレサの枕元から数メートルのところに立っている。手を止めてテレサを見ると、病院のベッドの上で小さくひとりぼっちで、意識がなく、その周りでは生命を維持するための機械のアラームが鳴っている。彼女は声なき患者であり、私は彼女のために最善を尽くしたいと思った。

　私は数週間にわたってテレサを治療した。あちこちに管が入り、彼女の身体はあたかも針山のようになっている。度重なる採血のために皮膚は傷つき、あちこちから血がにじみ出ている。肺炎で硬くなったテレサの肺は6回も破裂し、何度も虚脱した。そのたびに、胸を切開して肋骨の間からプラスチックのチューブを挿入することで、命を救うことができた。死を遠ざける方法がこれほどあることは、驚異的なことに思えた。

　数々の手技を行って治療している間、私たちは深く鎮静するためにベンゾジアゼピン系薬剤を点滴し、痛みを抑えるためにモルヒネを投与していた。これは、ICUにいることによる不安を和らげ、恐怖を感じないようにするために、ICUではすべての患者に行っていたことだった。テレサの両親は、一日に2回、病院の面会時間になるとやってきて、意識のない娘を引きつった顔をして見つめる。私にははっきりしたことは何も言えず、最新の技術を駆使してテレサの命を救うために最善の努力をしていることを伝えるだけだ。テレサの母親は、枕元でよく涙を流す。「娘がなぜあんなことをしたの

かわかりません。あんなに幸せそうだったのに……」。私は何と応えていいのかわからなかった。

　とうとうテレサはショックから回復し、血圧が安定した。人工呼吸器を外すこともできた。それはまるで、臓器一つずつ彼女がゆっくりと生き返り、自分自身に戻っていくかのようだ。しかし、腎臓にはまだ問題があり、人工透析を続けなければならない。入院してからすでに何週間も経っている。彼女の両親は疲れ果て、言葉も少なく、希望を持つ勇気もなく、かといって持たない勇気もなかった。それから数日して、腎臓が徐々に回復してくる。テレサが入院して以来、ずっと息をこらえていたかのように、私は大きく安堵のため息をつく。さまざまな機械を見渡し、ダイヤルを回し、アラームに対応した後、私は自信を持って彼女の両親に言った。「もう大丈夫」。困難を乗り越えて、テレサは生き延びたのだ。

5

　さらに回復してから、テレサは退院して家に帰ることができた。その6週間後、彼女は胸の傷の経過観察のために来院した。順調に良くなっていることを私は祈っていた。車椅子に乗った彼女が、母親に付き添われてゆっくりと診察室に入ってくる。視線は前を向いたままで、目の下の皮膚がたるんでおり、若い女性の面影はない。挨拶も、笑顔もない。ぼんやりと私の方を見ていて、私のことを覚えているのかどうかも定かでない。

　テレサの母親がすぐに質問してきた。「どうして肘を曲げたり、肩を動かしたりできないのでしょうか？」母親は、入院中のテレサ

を見舞いにきたときよりも疲れた顔をしている。私たちは、テレサが抱える数多くの問題について話す。うまく飲み込めない。眠れない。一人ではトイレに行くことができない。シャワーを浴びたり着替えたりすることも自分でできない。一度に数歩しか歩けず、階段を上り下りすることはできない。重役補佐としての以前の仕事に戻ることは、考えるだけでも難しかった。問題は山積みだ。どれ一つとしてすぐに解決できるものはなく、問題の原因がどこにあるのかすらわからない。そこで、私はひとまずできることとして、血液とＸ線の検査をすることにした。

　血液検査では特に異常はなかったが、腕と脚のＸ線では、肘、肩、膝に大きなカルシウム沈着が見つかる。テレサは異所性骨化を起こしているのだ。これは、極度の炎症と長期間の安静のために、本来あるべきでない箇所に骨ができてしまう状態だ。まるで、関節の中に石ができたようだった。このような状態は今まで見たことがなく、どう考えればいいのか見当がつかない。

　テレサはＸ線の結果を見ても全く反応しなかったが、母親の方は他の心配事を話す許可を得たとばかりに頷く。母親は、テレサの脳が正常に機能していないこと、物忘れして人の名前を覚えられないこと、怖がりになってしまったことなどを話す。母親が話すのを止めて、座り直す。隣で車いすに座っている娘を見て、「この子はもうすっかり別人になってしまった」とため息をついた。

　テレサと彼女の母親が帰った後、私は一人になるために部屋のドアを閉めた。いつもなら、診察が終わればすぐに次の患者を呼び入れるのだが、今回は違う。その日の朝、私は予約患者の一覧にテレ

サ・マーティンの名前を見つけ、勝利の再会をするものと想像していた。「先生のおかげで新たな人生を生きています！」という元気な言葉。せめて、笑顔だろうと。すでに仕事に復帰し、友人と笑い合い、あやうく死にかけたあとの人生を楽しんでいるだろうと思っていた。しかし、彼女は今や車いすが必要な、壊れた若い女性で、今の人生はICUに入院する以前の数ヶ月前よりはるかに悪くなっている。もし二度と歩けなかったら？　もし脳の障害が永久に残ったら？　私は、ICUで受けた治療の何かがテレサにダメージを与えたのだと直感した。臓器の機能が低下していたのを治療したが、なぜかまったく異なる病気になってしまったのだ。彼女の体と脳に新たなトラウマができてしまったのだ。患者を死の淵から救い出すのが自分の天職だと思っていたが、今では本当にそうなのかわからなくなってしまった。命を救うことが害にもなるのではないかと考え始めた。

　この本は、現代医学の世界で歩んできた私の道のりがもととなっている。テレサ・マーティンを治療したあと、集中治療が希望に満ちた始まりからいかに逸脱し、道を踏み外したかを考え始めた。最先端の技術によって、重症患者の生存率が飛躍的に向上する一方で、多くのICUサバイバーの生活の質を意図せずに低下させているのはなぜか。そして、命を救うことをICU医師の唯一の目標とすべきなのか。その過程で、過去50年間に医療の中で人間性が失われたことが、この物語の本質的な要素であることを発見した。私たち全員が、凝り固まった集中治療の文化を変え、ICUで行われている医療のあり方を修正することが必要である。患者の命はそれに

かかっている。患者の物語を通じて、命が助かるというのはどのようなことなのか経験するだろう。医師にとっては「良い結果」であっても、患者にとっては家に戻っても生活が非常に限られていて「生きのびなければ良かった」と思うのがどのようなことなのかを。また、ICUで人工呼吸器を装着している患者を治療するときに、古典的な「鎮静と安静」の価値観を捨てなければならない理由もわかるだろう。そして、私の病院を含む何千ものICUで進んでいる、医療において人間性を取り戻すすばらしい動きを目の当たりにするだろう。そこでは、医師と看護師が、技術とふれあいの両方による包括的な医療で重症患者を治癒している。人間性への回帰、包括的でエビデンスに基づくアプローチは、重症患者とその家族に希望を与える。今こそ、どこの施設でも行うべきだ。

　米国だけでも、人は一生のうちに平均で1回以上ICUに入院し、毎年600万人以上がICUで治療を受ける[9]。その中には、あなたやあなたの大切な人が含まれているかもしれない。ICUであなたが受ける治療は、自宅に戻った後のあなたの生活の質に直接影響する。この本は、よりよい医療、すなわち患者を第一に考え、ICUから退院したあとの生活に焦点を当てた医療を求めるあなたの力になるだろう。もしあなた自身が重症疾患から回復したか、あるいはそういった人を知っている場合、本書に書かれた物語に自分自身を重ね合わ

9　E.Milbrandt, R. Watson, F. Mayr, et al. How Big Is Critical Care in the US?. Critical Care Medicine 36 (2008): A77.
　Coopersmith CM, Wunsch H, Fink MP, et al. A comparison of critical care research funding and the financial burden of critical illness in the United States. Crit Care Med 2012;40:1072-1079.

せ、他にも苦しんでいる人がいること、そして助けになるリソースがあることを実感できるだろう。私はそう願っている。

　重症疾患は、患者がICUを退室すれば終わるわけではないのは明らかだ。病院をはるかに超えて、家庭、家族、地域社会にまで及ぶ。患者と共に歩み、救った命をサポートし、一人一人の患者が声を上げられるようにし、患者の言うことに耳を傾けるのが、私のような集中治療医の責任である。

Chapter

1

壊れた命
新しい日常を受け入れる

重症疾患は人生を変えてしまうのではない。
粉々にしてしまうのだ。

ポール・カラニシ『いま、希望を語ろう』[1]

I

　リチャード・ラングフォードは宣教師の息子として1955年にテネシー州で生まれた。当時停滞していた州都ナッシュビルで、社会的弱者のリーダーとなり、奉仕者となることを運命づけられていた。リチャードの祖父はミズーリ州とテネシー州で教会を設立し、両親はミュージック・ロウ[2]のすぐそばに自分の教会を持っていた。そこでリチャードは育ち、自信を持って話すことや、ささやかな生活の中でも自分の道を見つけることを学ぶ。朝、学校に行く前に一軒ずつ家を訪問して、ゆかいなボゾ[3]のカードを1枚1ペニーで売って回った。数年後、リチャードは生徒会長に選ばれ、大学では学生自治会を率いた。このような経験を積み重ねて、3代目の宣教師という天職に就くことになる。

　しかし、その前にリチャードは結婚し、2人の娘を授かり、苦い離婚を経験する。博士号を取得した後、ナッシュビルの18番街南に教会を開き、牧師を務めた。その後、貯金を取り崩してカリブ海やエチオピアで宣教師となり、世界保健機関（WHO）にも勤める。何千もの聖書の節と章を暗唱し、解釈して、人々の苦悩に織り込んで癒しを与えることができた。

　「人生の中で最も豊かな年月だった」とリチャードは言い、頷く。

1　ポール・カラニシ（田中 文 訳）. いま、希望を語ろう 末期がんの若き医師が家族と見つけた「生きる意味」: 早川書房；2016.

2　訳注：テネシー州ナッシュビルのダウンタウンの南西の地域にある音楽産業の拠点。

3　訳注：アメリカのテレビ番組「Bozo The World's Most Famous Clown」のキャラクター。

眼鏡が少し傾いている。私は彼の人生についての話を聞いたことがなかった。一人の友人として、最近腹部の手術をした彼の様子を見に来たのだ。リチャードは思い出し笑いをして、ベージュ色のリクライニングチェアに深く腰掛けた。木目調の内装を施した母親レタの家で、プラスチックの花や燭台に囲まれている。リチャードは牧師を辞めてからの12年間、93歳になる母親と一緒に暮らしている。毎日18時間寝て、時々ピアノを弾き、テレビを見る。病院の予約が入っていたり、セラピーがあったり、友達が来る予定があったりすると、準備するのに1日中かかると言う。午前半ばに起きて、まだ疲れが残ったまま、2時間ほどかけてシャワーを浴びる気力を奮い起こす。着替えがすむ頃にはもう昼を過ぎている。「昔はあんなに活動的だったのに……」と言って、リチャードはため息をつく。今は、私のように訪ねてくる人がいると疲れ果ててしまうのだ。

　2008年、リチャードは膝の具合が悪いために思うようにテニスができないことに気付き、人工膝関節置換術を受けることにした。よくある手術で、世界中で1日に何千件も行われているものだ。1週間以内には退院して松葉杖で歩き、3カ月でテニスコートに戻れるはずだった。しかし、手術後に重篤な肺の感染症を起こし、ICUに入室する。気管挿管され、4週間にわたって人工呼吸器を必要とした。ようやく退院できたときには、彼の生活は一変していた。一時的なものだと思って母親と同居を始めたが、それ以来、自分の家に戻れていない。ひとりでは身の回りのことをできず、何時に薬を飲むかとか、どこに車を停めたかなどの簡単なことも思い出せない。

「一番の問題は、頭の中がゴチャゴチャしていることなんだ」とリチャードは言う。それは今でも続いている。話をするときに、頭の中でいちばん重要な部分を思い出せなくなる。「最後には意味のわからない話になってしまうんだ。これでは、信徒への説教も、困っている人へのカウンセリングもできない」。リチャードは、好きだった仕事を引退するよりなかった。まだ53歳で、今の私よりも若かったのだが、かつては充実していた人生が少しずつ小さくなってしまった。

「神に見放されたような気がしたよ」とリチャードは言う。「私の人生、私はただ…。何も考えることができなかった。何も考えられなかった。それはまだ…」言葉を探していったん話をやめ、言葉を見つけたかのように口を1、2回開く。「まだちょっと難しいんだ。本当にイライラする」と頭を振る。涙を流していた。湿度の高い部屋の中で、彼の苛立ちが伝わってくるようだ。

リチャードの娘アシュリーは私にこう言った。「父には以前の記憶はありますが、実行する能力はもうありません。それはまるで、かつてのチェスの名手がチェス盤の前に座っていて、チェスのやり方は知っているつもりだけど、駒が並んだボードを見ても、ルールはおろかゲームの名前すら思い出せないようなものなのです」。

リチャードは集中治療後症候群（post-intensive care syndrome: PICS）[4]に

4　Needham DM, Davidson J, Cohen H, et al. Improving long-term outcomes after discharge from intensive care unit: report from a stakeholders' conference. Crit Care Med 2012;40:502-509; Stollings JL, Bloom SL, Huggins EL, et al. Medication Management to Ameliorate Post-Intensive Care Syndrome. AACN Adv Crit Care 2016;27:133-140.

なっていた。これは、首から上の「脳の問題」と、首から下の「身体の問題」が両方ある衰弱した状態で、重症患者がICUから退室した後に起こすことが多い。当時はまだ知らなかったのだが、テレサ・マーティンは私が診た最初のPICS患者だった。テレサの人生もリチャードと同じようになったのではないかと思うが、彼女を探し出すことはできず、確かなことはわからない。現在、世界中で何百万人ものICUサバイバーがPICSに苦しんでおり、そこには新型コロナから回復した患者もいる。多くはPICSが現実の問題であるとは知らず、対処するのに必要な医療資源を利用できている者はほとんどいない。ICUで勤務する看護師や医師を除くと、医療従事者でもPICSについて聞いたことがある人はほとんどおらず、ましてや一般の人にはまずいない。

　PICSの最大の特徴は、ICUに入室するもともとの原因による後遺症として起こるのではなく、救命のための治療によって新たに引き起こされるという点である。リチャードのように脳に問題がある場合は、ICUで起こった認知症と考えられ、身体的な障害がある場合は、ICUで起こった神経・筋肉の病気と考えられる。また、PICSは、うつ病やPTSD（心的外傷後ストレス障害）などの精神的な問題として現れることもある。PICSは、若い人に起こることも、年配の人に起こることもある。また、社会経済的に貧しい人、豊かな人、その間のどの層にも起こり、どの程度の教育を受けたかにかかわらず起こる。

　米国と欧州だけでも年間に何千万もの人がICUに入院し、そのうち半分から4分の3が退院してから何年もの間、新たな認知機能、

精神機能、生理機能の障害に悩まされることになる。最も深刻な
PICSは、ICUに緊急入院した患者に起こることが多いが、リチャー
ドのように緊急ではない手技の合併症として起こることもある。患
者とその家族のほとんど、そして医師の多くは、ICUから退室でき
れば重篤な病気との戦いに勝利したと考える。しかし、最も困難な
戦いは始まったばかりであることが多い。

　新型コロナパンデミックには、数週間から数ヶ月に渡る入院期間
を経て退院する際に、盛大にお祝いしている動画を目にした。退院
するのはもちろん祝うべきことである。しかし、そのあと家に帰っ
て、1時間も経たないうちに、立ち上がって一二歩歩くことも、以
前の生活では当たり前だったことを思い出すこともできなくなって
いるのに気付いたときのことを思うと心配になる。ICUから退院し
た他の患者と同様、彼らは新しい日常を体験することになるのに気
づいていないようだった。生き延びるため払った代償はあまりに大
きく、「生きていられて幸運だ」と誰もが言っても、そう感じられ
ないことすらある。

2

　自分の人生が二度と元には戻らないと悟ったとき、リチャードは
どう感じただろうか。リチャードに最初に会ったのは、バンダー
ビルト大学の集中治療・脳損傷・患者（CIBS）センター[5]の主催する
ICUサバイバーのサポートグループのセッションでのことだった。

5　Critical Illness, Brain Dysfunction, and Survivorship (CIBS) Center for ICU Delirium and Dementia, 2020, https://www.icudelirium.org/ （2023年1月12日閲覧）

CIBSセンターは、私が20年前に設立し、現在は同僚のプラティック・パンダリパンデ医師と共同で運営している。CIBSセンターには90人以上の医療従事者が勤務しており、重症疾患に罹った人たちの研究と継続的な治療に力を入れている。神経心理学者の「ジム」ことジェームズ・ジャクソン博士と集中治療医のカーラ・セヴァン医師が中心となって、毎週、ICUサバイバーのための懇親会やカウンセリングを行っている。

　リチャードを含めたこのグループのほとんどの人たちは、ICUで私が直接担当したわけではないが、退院後に助けを求めて私たちの元へやってきた。地元ナッシュビルの人もいれば、アメリカ中の他の場所から電話をかけてきたり、海外からZoomで参加したりする人もいる。ICUの枠を超えて患者と接することは、集中治療にとって健全なことだ。患者は退院後も我々の助けを必要としているし、患者同士のサポートも必要なのだ。初めて会ったとき、リチャードは長い会議用テーブルにつき、笑いながら、サラ・ベス・ミラーと話していた。サラもかつてICUで治療を受けており、私とは長年の付き合いだ。混雑した高速道路や繁華街を移動するストレスを避けるため、リチャードは通常の2〜3倍の時間をかけて遠回りの運転をしてサポート・セッションに来ていることを後に知った。それからは、セッションの時間帯や曜日を、ラッシュアワーの時間に重ならないよう慎重に選んでいる。運転するのに余計に注意を払わなければならないのは、ICUサバイバーの彼らにとって新たな日常なのだ。

　会議用テーブルの反対側に座った私には、リチャードとサラ・ベ

スの会話が途切れ途切れに聞こえてくる。話題はアカデミー賞から
ピューリッツァー賞へ、子供時代から現在の生活へと移り変わって
いる。会話からは認知機能が低下している様子はどこにも感じられ
ない。彼らが苦しんでいることも、恥ずかしく引け目を感じている
ことも、今にも脳が自分を裏切るのではないかと心配していること
も、気付くものはいなかっただろう。そのあと、グループセッショ
ンの中で、リチャードが特定の質問に答えようしているのを聞いて
はじめて、私は彼の脳が混乱しているのに気づく。以前、リチャー
ドは脳の混乱は突然起こるものだと言っていた。彼の話は、回りく
どく、あちこちに飛び、堂々巡りをしている。まるで、高速道路を
避けて、目についた一般道を手当たり次第に通って、引き返そうと
延々と努力しているかのようだった。彼の話を聞くのは心が痛ん
だ。彼の苦しみがわかり始めた。

　リチャードは、サポートグループに参加するときはアイロンのか
かったシャツを着てネクタイを締めるが、今日は自宅で色あせたネ
イビーのパーカーを着て、疲れた顔をしている。そろそろいとまを
告げる時間だと思い、立ち上がって帰ろうとした。散らかったキッ
チンに目をやると、リチャードが1日の活力源にしているという
A&Wのダイエット・ルートビアのケースが目に入った。
　「あ、ちょっと待って」と言い、リチャードはピアノへ向かう。
「弾いてみようか？」ベンチを出して腰掛けると、満面の笑みを浮
かべている。玄関口に立つ私に首を傾けている。夕日の光が木製の
羽目板や額に入った昔の賞状を照らしている。ピアノは少し調律が

狂っているが、リチャードの声は空に向かって響いていく。「月星
眺むるとき雷鳴り渡るとき……」宣教師としての日々を思い出し
ているのだろうか、それとも今ここに留まっていることをただ喜ん
でいるのだろうか。私は立ち止まって、心に響くリチャードの歌
を聴きながら、ICUサバイバーたちの生の勇気に改めて感銘を受け
る。粉々になってしまった人生の断片を再び構成する彼らの能力
に。

3

　サラ・ベス・ミラーとは2003年以来の付き合いになる。最初は、
彼女をICUで治療した医師が、神経心理学的テストのためジャク
ソン博士と私に紹介してきたのだ。白髪の頭をショートカットにし
ていて、笑うとえくぼができるサラ・ベスからは、ポジティブなエ
ネルギーがあふれている。ナッシュビルからほど近いグッドレッツ
ビルの農場で、馬に囲まれて育った彼女は、馬に振り落とされても
すぐに背に戻る方法をよく知っている。私のオフィスで、サラ・ベ
スは最近亡くなったという母親の話をしていた。母親について饒舌
に語る彼女の目は、涙に加えて喜びで輝いていた。サラ・ベスはい
つまでも悲しみに浸っているタイプではない。

　サラ・ベスの話は、独特であるが同時に聞いたことがあるもので
もある。突然起こった重篤な病気によって人生が狂わせられたの
だ。すべてが順調に見えた2002年5月27日、彼女はICUに入室し
た。30年前にテネシー州のサウス・セントラル・ベル社に採用され
た最初の女性エンジニアの一人で、その後会社がAT&Tに変わっ

ても勤務していた。メモリアルデーの週末をのんびり過ごすことを楽しみにしていたが、高熱と疲労感のために、救急室へ搬送され、そこで意識を失って倒れてしまった。

　その後の12時間に、サラ・ベスは肺炎、敗血症、急性呼吸窮迫症候群（ARDS）を発症する。肺には水がたまり、心臓と腎臓の機能が低下し始める。緊急でICUへ搬送されて、生命維持装置である人工呼吸器が装着され、鎮静薬を投与される。もう少しで死ぬところだった。意識状態は昏睡とせん妄の間を行ったり来たりし、幻覚が起こり、恐れ、混乱していた。次にはっきりと記憶しているのは7月4日に部屋で聞いた花火大会の音だ。ICUに入室してからそのときまでに5週間以上経過していた。

　ジャクソン博士と私に紹介されてきたときには退院から1年経っていたが、サラ・ベスは何かが明らかにおかしいと言った。ただ、それが何なのかがわからなかった。死の淵から自宅に戻ってからの数ヶ月間、体力を回復させようと努力した。「最初はフォークを持ち上げることすらできなかった」と彼女は言う。母親が同居することになった。それ以外に生き延びる術がなかったのだ。姉のダイアンと弟のケンを呼び寄せ、日々の生活を手伝ってもらった。理学療法を受けたが、あまり効果はなく、階段を数段上り下りするだけでもひと仕事だった。

　3カ月後、サラ・ベスは仕事に戻るべきだと考えた。入院して、退院した。病気になり、回復した。次のステップに進む時が来たのだ。彼女は勇気と体力を振り絞って職場に戻り、以前にやっていた仕事をしようとするが、話はそう簡単ではなかった。

　サラ・ベスはこう説明する。「オフィスに戻った最初の日、コンピューターを立ち上げて、いくつかの資料を見て、『うーん、何をすればいいんだろう？』と思ったの。仕事仲間のドナに電話すると、彼女は『じゃあ、レポートを実行してみたら』と言ったのだけど、私は『レポートって何のこと？』と尋ねたの」。サラ・ベスは、大学で微分方程式、複素数、数学理論などを学んでいて、電話会社では複雑な工学的概念の専門家として認められていた。それが、今では、自分の仕事が何であるかすらほとんど覚えていない。

　サラ・ベスは自宅で仕事をするようになり、以前なら8時間で行っていた仕事を、朝6時から夜の10時頃までかけてようやくこなすようになった。

　彼女の最大の問題は、集中力の欠如だった。注意を持続できなくなってしまったのだ。部屋の中のハエや外の物音に気を取られると、仕事の手を止めて15分もそのことを考えてしまう。ICUに入る前は読書家で、どこに行くにも本を持ち歩いていた。「でも、今では、本を読んでいて例えば〈黒〉という単語があると、「これは意味が通じない」と考え始める。そこで読み直してみると書かれているのは〈黒〉ではなく〈裏〉だったことに気付くという始末。どんな文章でも同じことが起こるから、読み進められない。もう単語が意味を成さないの」。

　ジャクソン博士と私がCIBSセンターで会ったとき、サラ・ベスは答えを求めていた。筋力の弱さと疲れについてや、1日に16時間も働かなければ仕事を終えられないことなどを話してくれた。全くの別人になったように感じていた。一番の問題は、彼女がまだ治っ

ていないとは誰も考えていないことだった。私にもそれはよくわかった。彼女は完全に元気なように見えたのだ。

　まず、サラ・ベスが受けたのは、ジャクソン博士によるウェクスラー成人知能評価尺度[6]を使った2時間の神経心理学的検査だ。その結果を3人で見たとき、彼女は真っ先に「私のIQは？」と尋ねた。とても知りたがっているようだった。IQは、車の運転や仕事など、日常生活を送る上での能力を測るのには最適な指標ではないので、我々は普段はあまり気にしていない。

　ジャクソン博士は検査の結果を見ながら、「ああ、いいね」と言う。「110台なので、平均以上だ」。

　「えっ？」とサラ・ベスは叫ぶ。動揺した様子だった。「いつもは140くらいだったのに！」

　私は彼女をじっと見る。110と140は大違いだ。サラ・ベスは仕事で何度もIQテストを受けていたことがわかった。

　「どうりで仕事を終わらせられないわけだ」と彼女は静かに言った。

　彼女のIQの低下はひどかった。認知機能テストのIQは年齢で調整されているので、歳を取っても安定しているはずだ、とジャクソン博士が説明する。正常な老化の一環として、20代や30代の頃より脳の機能が低下したとしても、IQはほぼ変わらないはずなのだ。IQテストでの15点は、年齢、学歴、性別で調整した正常値からの標準偏差1つ分に相当するので、サラ・ベスのIQが140から110へ

6　Wechsler D. WAIS-III: Administration and scoring manual: Wechsler Adult Intelligence Scale. 3rd ed: Psychological Corporation; 1997.

と30近く低下したのは、平均的なIQ（100）が、標準偏差2つ分下がって70に低下するのに相当する。70というのは知的障害を表す数字だ。サラ・ベスにとっては、認知能力は以前より著しく障害されていて、彼女はそれに気付いていたのだ。彼女は眼鏡を外して、ブラウスの裾でレンズをゆっくりとこすった。

　後日、サラ・ベスは私に、自分が失ったものの大きさを実感した瞬間だったと話してくれた。数学を専攻していた自分が、家計の収支も計算できなくなり、何かおかしいのはわかっていたが、認知機能がどの程度低下したのかは分かっていなかった。今、彼女はそれを証明する数字を手にして、ようやく実感する。彼女はかつての自分を思い出し、新しい自分との間の距離を理解した。その実感はとてもつらいものだ。

　それ以来、私は何度もこの瞬間に立ち会った。ICUに入る前と入った後の自分の人生の隔たりに気付き、ICUでの治療は受ける甲斐のあるものだったのか尋ねる瞬間だ。複雑な方程式を楽々と解いていた数学の天才であるサラ・ベスが、命にかかわるような肺炎を発症し、生きて退院できたものの、何十年も得意としてきた仕事のきわめて基本的な部分さえ思い出せなくなっているのが、どのようなものなのか想像してみた。特に、知り合いがみな、彼女は元気そうだと言って取り合わないような時にはどうなのか。サラ・ベスにとって、ICUを退院した後の生活の中でこれが最も困難なことだった。友人、家族、同僚、そして医師にさえも見えない病気を抱えて生きていることが。

4

　サラ・ベスがICUから家に戻って15年以上経つ。1日16時間の過酷な勤務を続けられず、予定よりも10年以上も早い52歳で退職し、それまでとは異なる人生を歩んでいる。新しい人生は、予定していたよりもある意味小さいものだが、彼女はそのように考えようとはしない。数独、スクラブル、ワードジャンブルなどを積極的に行う訓練法を編みだし、それに読書も再開した。サラ・ベスは「脳のリハビリ」が神経回路をつなぎ直すのに役立っていると信じている。ICUでの治療の後に苦労している人たちへのアドバイスを求めたところ、「過去や未来にとらわれないこと。そして、自分が情熱を持てるものを見つけること」と即座に答えた。彼女は、特別支援を必要とする子供たちのための乗馬プログラムで、忙しくボランティア活動をしている。「ウィンストン・チャーチルが『馬の外側には人間の内面にとって良いものがある』と言ったのを知ってる？」と彼女は聞いた。私は知らなかった。彼女は、重度の自閉症でほとんど言葉を話さない3歳の女の子が、初めての乗馬で「ママ！」と叫んだことを話してくれた。

　「信じられないことで、みんな泣き出してしまったの」。サラ・ベスはいったん口を閉じた後こう言う。「電話会社ではそんな経験をすることはなかった」。

　サラ・ベスのように、今の自分がどこにいて、誰なのかを（たとえそれが気に入らなくても）受け入れる患者こそが、回復に向けて最も前進することに私は気がついた。また、苦しみを分かち合える自分と

同じような仲間を見つけたと感じた患者は、自分の置かれた状況を耐えやすくなるだけでなく、時間とともに真に受け入れられるようになる。ビクトール・フランクルがナチスの強制収容所での囚人としての経験を綴った『夜と霧』[7]という本を、娘のブレアが教えてくれた。この本のおかげで、生き延びた人たちが自分の状況を捉え直し、期待していた生活の質と実際のものとの間の重苦しいギャップを縮め、自分にとっての新しい意味を見つける能力がいかに価値のあることか理解できた。

5

2012年10月、私はサクラメントで、何百人もの病院管理者、医師、看護師を対象に、ICUでの患者ケアを向上させて、ICU後の生活を改善する方法（「患者、家族、医療者向けの情報」を参照）について講演を行った。そのときに、ICUサバイバーの一人アンソニー・ルッソが、ICU後の生活について語っているのを聞いた。彼は、認知障害、うつ病、不安で日々苦しんでいることを詳細に語った。そこで語られたことは教科書的なPICSだった。予期せぬICUへの入室で人生がひっくり返ってしまったのだ。アンソニーの場合、毎日8キロメートルのランニングをしていた元気な時期に、役員会での席で鼻をすすっている男性の隣に座った。それは2009年のことで、アンソニーはH1N1インフルエンザに感染してしまう。1日も経たないうちに、ウイルスは破裂したパイプが家中を水浸しにするように

7　ヴィクトール・E・フランクル（池田香代子 訳）. 夜と霧：みすず書房；2002.

アンソニーの全身を攻撃し、肺の内部を水漏れで水浸しにして、血圧を下げてショック状態にし、腎臓と脳に十分に血液が行き渡らないようにし、人工呼吸器と透析が必要な状態にして、数週間にわたってせん妄に陥れた。その後、彼の人生は変わってしまう。

　サクラメントでの会議から数年後、アンソニーと妻のデブラがナッシュビルのCIBSセンターまで私に会いに来た。アンソニーは本当に悩んでいて、二人は自分たちの結婚生活が破綻してしまうのではないかと心配していた。アンソニーは塞ぎ込むのと怒るのを交互に繰り返し、デブラは突き放されたように感じていた。デブラにはアンソニーをどう助ければよいのかわからない。話をしているうちに、二人が口をそろえて言ったことに私は驚く。彼らが初めてPICSについて聞いたのは、私がカンファレンスで話したときだったのだ。アンソニーは、満員の聴衆の前で、ICUへの入院後に手に負えなくなってしまった自分の人生を語っていたが、自分が病気だとは知らなかった。彼の症状のすべてを説明できる病気だ。彼は同じ話を多くの医療従事者にしたはずだが、誰も教えてくれなかった。集中治療医として、集中治療の学会や学術誌の枠を超えてPICSについて啓蒙することに、私たちはそこまで失敗していたのだろうか？

　2019年、病院の質研究所（HQI）のカンファレンスのため、私は再びサクラメントで講演した。そこでは、私と並んでアンソニー・ルッソとデブラ・ルッソ夫妻が壇上に立ち、PICSを抱えて生きることの悲惨さを聴衆に伝えた。私の娘のブルックも一緒に会議に参加しており、カンファレンスの後、ルッソ夫妻は私たちを夕食に招

待してくれた。彼らの家は、ナパのすぐ南にある70エーカーのブドウ畑の中にあって、絵に描いたような素晴らしいところだ。夫妻は建設業と不動産業を営んでおり、ブドウも盛んに生産している。毎シーズン、彼らのブドウ畑からは1エーカーあたり約8トンのブドウが収穫されていて、赤は映画監督フランシス・フォード・コッポラのワイナリーのカベルネ・ソーヴィニヨンに、白は高級ワイナリーであるエモローに使われる。

<h1 style="text-align:center">6</h1>

　アンソニー、デブラ、彼らの娘ライリーとその夫のジェフ、まだ幼い息子のマックス、そしてブルックと私は、彫刻された石細工と完璧に手入れされたツタの壁に囲まれた中庭に座って夕食をとる。とても天気の良い夕方で、新鮮な野菜、レモンチキン、リゾット、フルーツコブラーなどの豪華な料理を、彼らのブドウから作ったカベルネ・ソーヴィニヨンのワインと共に味わう。ルッソ夫妻は、長年の努力の末に手に入れた夢を実現しているよう表面上は見える。しかし、その裏には並々ならぬ苦労があることを私は知っている。

　アンソニーは、ICUでの経験から10年経った今でも、ひどいうつ病に悩まされている。彼は、「生き延びなければよかった」と思う日があると言う。生き延びる価値などなく、もう諦めたいと。他のICUサバイバーたち同様に、彼もPTSDに苦しんでいる。PTSDとは死の危険にさらされているという感情で、あたかも自分では把握できないほどの危険に囲まれているかのように感じる。多くのICUサバイバーにとって、PTSDは生命維持装置を要していると

きに見たせん妄状態での夢と結びついている。このような夢の多く
は暴力的で、中にはMRI検査やカテーテルの挿入といったふつう
の医療行為を脳が理解しようとした結果、危害が加えられたように
解釈してしまって起こるものもある。せん妄状態での夢は、実際に
経験したことのように感じられ、頭から振り払うことは非常に難し
い。眠ると悪夢が戻ってくるとわかっているので、アンソニーは眠
るのを恐れている。ただ、彼はそれらを夢とは呼ばない。「それは
実際の出来事なんだ」と言う。娘のライリーを助けられず、目の前
で死んでいくのを何度も何度も見るという出来事。今でも毎晩のよ
うに脳を駆け回る出来事。

　ICUサバイバーの約5人に1人がPTSDを発症し、3人に1人がう
つ病や不安を発症する[8]。このような心理的障害のために、身体機能
の障害や認知機能の障害が悪化することも多く、外に出かけて人に
会ったり、用事をすませたり、仕事に戻ったりすることがさらに困
難になる。その結果、孤立感や挫折感によって問題がさらに大きく
なる。PICSを起こした患者の半数以上は、ICUから退室して1年
経っても仕事に復帰できない[9]。

　夕食時、おしゃべりや笑い声の中で、アンソニーは席を立って歩
き回ったり、キッチンに消えていったりすることがあった。まるで

8　Jackson JC, Pandharipande PP, Girard TD, et al. Depression, post-traumatic stress disorder, and functional disability in survivors of critical illness in the BRAIN-ICU study: a longitudinal cohort study. Lancet Respir Med 2014;2:369-379.

9　Norman BC, Jackson JC, Graves JA, et al. Employment Outcomes After Critical Illness: An Analysis of the Bringing to Light the Risk Factors and Incidence of Neuropsychological Dysfunction in ICU Survivors Cohort. Crit Care Med 2016;44:2003-2009.

心の底からはリラックスできないかのようだった。自分の中で始終モーターが回っていて止められないような、アカシアのような状態なのかとも思ったが、おそらく不安なのだろう。彼はとても緊張していた。アンソニーが席を立つたびに、デブラが彼を目で追って様子を見ているのに気付く。彼の苦悩は、明らかに家族全員に影響を与えている。このように、ICUサバイバーの大切な家族が喪失感と痛みの渦に巻き込まれ、時には自らもうつ病や不安、PTSDを発症してしまうのを幾度となく見る。これは家族の病気であり、私たちはこれをPICS-F（FはFamilyの略）と呼ぶ[10]。PICSの影響に耐えられない家族も多い。対処できずに、夫婦は離婚し、兄弟は喧嘩し、友人は去って行く。困難はあるが、ラッソ家にはお互いの存在があってよかったと思う。

　日が暮れて夕食が終わると、幼いマックスがアンソニーの膝の上によじ乗ってきた。マックスだけが祖父の痛みを知らない。私は2人が寄り添うのを見て、この瞬間、アンソニーは苦悩を忘れ去ってしまっていることを願った。生きていてよかったと彼が思えるように。

7

　集中治療医である私にとって、リチャード・ラングフォード、サラ・ベス・ミラー、アンソニー・ルッソの3人が、ICUにいる間に脳と身体の一連の疾患を発症し、10年以上経った今でも苦しんでい

10　Davidson JE, Jones C, Bienvenu OJ. Family response to critical illness: postintensive care syndrome-family. Crit Care Med 2012;40:618-624.

ると認めることは耐えがたい。私たちは医師として最善を尽くし、数十年前なら失われていたであろう命を救っているつもりだった。私たちの唯一の目的は患者を助けることだった。しかし、今ではその弊害も見えてきた。私たちがCIBSセンターで行っている活動を通じて、患者の苦しみを和らげることはできても、完全になくすことはとうていできない。彼らや彼らの愛する人たちは、痛みや課題から逃れられないのだ。

　リチャード、サラ・ベス、アンソニーの3人の状態は、何が何でも命を救うという昔ながらの集中治療文化が生んだ副産物である。この昔ながらの文化では、人工呼吸器を使うときには深く鎮静して、薬剤で筋肉を弛緩させて、患者はしばしばせん妄状態にあり、ベッド上で身動きせず、家族や友人から隔離されているのが当たり前だった。今考えると、PICSを引き起こすための環境として、これ以上のものはなかったのではないだろうか。若手医師の頃は、患者を助けて人の命を救いたいと思っていた。しかし、もう一歩踏み込んで、生存した後に患者がどのような人生を歩むのか考えるべきだった。20年以上の旅を経て私はそれに気がついた。

集中治療初期の歴史
ICU という高速道路に向かうデコボコな砂利道

進歩の過程は早くもなければ容易でもないことを学んだ。

マリ・キュリー[1]

I

　ある夏の週末、テネシー州のスモーキー山脈にあるクリングマンズ・ドームまで家族とハイキングに出かけた。森の中を流れる川のせせらぎを聞きながら、高原の草原に出る。このように自然の中に身を置くことは、頭をスッキリさせるのに役立つ。熊が出るかもしれないという脅しに少し興奮し（普通は出ない）、山頂の景色にはいつも驚かされる。このときも例外ではなく、160キロメートル近く離れた遠くの山々を眺めていると胸が高鳴った。この日はうだるような暑さだったが、頂上は肌寒く、天候が数分で変わることを思い知らされる。私は、この広大な宇宙の中の小さな存在であると感じると同時に、今ここに根ざして、これ以上ないほど生きていると実感する。

　下山している途中、どこからともなく大雨が降ってきて、私たちはびしょ濡れになった。森の中の雨宿りできる場所に向かって、急いで山道を下る。ようやく土砂降りの雨から逃れられたとき、私たちは立ち止まって、滴る髪や顔、肌に張り付いた服、ぐっしょり濡れて音を立てるブーツを確認する。アドレナリンと自然の力、そして自然の中での自分の無力さに高揚して、私たちは笑いはじめる。

　私がICUで感じるスリルはそれとは異なる。何年もICUで働いているが、今でも重いドアを開けて中に入るとスリルを感じる。病院では、何が起ころうと私にはそれを食い止める準備がある。突

1　未訳：Curie M (translated by Kellogg C and Kellogg V). Pierre Curie: Macmillan Company; 1923. p167.

040

然、重症疾患に襲われても、簡単には屈することはない。一日の始まりには、自分の人生が多くの人の人生と交わることを意識する。この瞬間にも、人生最悪の日を迎えた患者が、ストレッチャーに乗せられて私のもとに運ばれてきているかもしれない。私の役割は、この患者を助ける最善の方法を見つけることだ。誰の目にも明らかなコードブルー[2]ではないにしても、私たちが行うことには切迫感、興奮、危機感がつきまとう。常に何かが起こりそうで、準備をしていなければならないという感覚だ。集中治療医であることは、「どうやって我々のチームは今日も死を打ち負かし、患者を生に向かわせられるか」考えることを意味する。

　新型コロナ専用ICUに入ると、進化したウイルスによる死亡者がどんどん増える中で、それを押しとどめようと熾烈な戦いをしているのを特に実感する。透析や人工呼吸器を要する患者が数多くいて、ECMO（体外式膜型人工肺）を装着している患者も何人かいる。肺は肺炎によってひどいダメージを受けると、人工呼吸器で手助けしても酸素と二酸化炭素をうまく交換できない。ECMOとは、このようなときに体から取り出した血液に酸素を補充して静脈へ戻すことで、肺の代わりを務める機械だ。このような機械は病室の中にも外にも、場所によっては2～3列に並んで置いてある。新型コロナという致命的な病気に対するわが軍には、ナースプラクティショナー[3]、看護師、薬剤師、呼吸療法士、理学療法士、作業療法士、医

2　訳注：心肺停止のこと。

3　訳注：米国の医療制度で、一般の看護師よりも、病気の診断や処方についての権限をもっている上級看護師のこと。

師で構成された部隊が、防護服のために誰とは区別が付かないが、いたるところに配置されている。私たちは動員されたのだ。今の状況は、軍隊の比喩で考えざるをえない。

昼前にまたしても予見できない急変が起こる。ナースプラクティショナーのチームは、度重なる急変に苛立ちを見せながらも、素早く対処している。患者の一人の肺が破裂し、緊急で胸腔ドレーンが必要になったのだ。

ひとりの医者が首を振っている。「この患者さんの胸部X線を見て。巨大な気胸があるの」。

私はうなずいて、片方の肺が完全に虚脱してしまったX線を見る。患者が息苦しそうにしているのも当然である。新型コロナの患者には、予想外の合併症が数多く起こる。それは、あたかも全方向から同時に体が攻撃されているかのようだ。一つ問題を解決しても、その途端に別の問題が発生する。

この数週間で、新型コロナの患者たちは、まず肺が障害され、次に腎臓、それから脳と、次々と悪化していった。それだけでは十分ではないかのように、何人かの患者は、皮下気腫という珍しい形で体中に空気が漏れた。これほどひどいのは見たことがない。現在、私たちが担当している患者のうち、皮下気腫のある3人は、胸部や、腹部、さらには顔面、眼瞼、性器の皮下にまで空気が入り込み、原型がわからないほど変形してしまっている。愛する人が新型コロナに破壊される姿を目の当たりにできないのは幸せなことかもしれないと一瞬思ったが、すぐにその考えは捨てた。家族は、重症の時は特に愛する人に会いたくて仕方がないのだ。

　医師として経験が少なかった頃は、体の器官はバラバラだと思っていたが、実は人体は映画に出てくるマンションのようなもので、気づかれずに脱出できる秘密の抜け道や通路がいたるところにある。このことを知ったのは、何年も前のある夜のことだった。当時の私は、救急医療での勤務が1万時間に近づき、技術を磨くのにこれだけの時間費やしたのだから専門家としての地位を確立したものと考えていた。若い男性が胸痛を訴えて来たので、心電図とX線をオーダーして、次の患者の診察に移る。検査結果が帰ってきて画像を見ると、心臓の周りに空気があることがわかった。困惑して、「今日は何をしましたか？」と尋ねる。患者は「歯医者に行った以外は何も」と答えた。歯医者は空気タービンドリルを使って抜歯したので、空気が歯茎から首の中の秘密の通路を通って胸の中に入り、心臓の周りに入り込んだのだろうと気がつく。空気は自然に吸収されるから大丈夫だと伝え、次の日、念のため彼の様子を見に行った。

　しかし、皮下気腫のある新型コロナ患者3人はそう簡単にはいかない。抜け道から流れ出す空気の量は危険なくらい多く、人工呼吸器から肺に空気が送られるたびに体の形が崩れていく。これは、彼らの状態が非常に重篤であることを示している。皮下気腫を初めて新型コロナ専用ICUで見たときに、どのように解決するのが最善なのか、そもそも解決することは可能なのかを話し合った。医学の世界ではよくある「そういえば、こんな症例が…」という会話の中で、胸部外科のマシュー・バチェッタ医師に相談したところ、何年も前ニューヨークにいるときにこの珍しい問題を経験したことがあ

るのが判明した。エラ切開と呼ばれる手法で対処したという。彼に
習って、現在はこの方法を採用している。患者の乳首の上方で2箇
所皮膚を切開して、皮下に漏れた空気をゆっくりと大気に逃がすの
である。また一つ侵襲的手技を行って、また一つ戦いに勝利した。
戦いというよりは、単なる小競り合いかもしれないが。それでも今
のところは勝利だ。

2

　認定急性期病院のICUで目にするのは、今ではすっかり当たり
前になっているものだ。つい15年ほど前までは、薄暗いいくつか
の小部屋に煩雑な機械が置かれていたのが、今では明るくてピカピ
カの広々としたスイートルームに、最先端の技術を駆使した100万
ドル以上の価値がある多数の機器が勢揃いしている。塗装がはげ
た金属製のベッドが並んだチャリティー病院の大部屋ICUからは
隔世の感がある。これらの機械は、人間の体の中で起こる戦争を
戦うため、精密に調整されている。一度に患者ひとりずつ。米国
で近代的なICUの部屋を作るには、0.1平方メートルあたり約2,000
〜4,000ドルかかる[4]。リッツホテルの部屋は0.1平方メートルあたり
400ドル近くなので、最新設備の揃ったICUの部屋は、おそらく地
球上で最も「贅沢な」ベッドルームと言えるだろう。ここにさらに
医療従事者の給料の他、薬剤や食事の費用、血液検査、輸液、画像
検査、生命維持装置などの日常的なケアの費用が加わる。1週間滞

4　Angus D. personal communication, March 20, 2020.

在すると、平均で10万ドルかかる。

臓器不全を起こした重症患者は、このようなICUの病室で、現代医療が提供する全てを享受することになる。そこには、24時間体制の高度なコンピューター制御のモニター、複数の中心静脈カテーテル、栄養チューブ、カテーテル、気管チューブと人工呼吸器、透析、超音波検査、MRI、そしてジェット機のフライトパネルのように見える多数のポンプで投与される数多くの薬剤が含まれる。このような機械や技術がなければ、重要臓器は機能を停止し、生命は終わりを迎えるだろう。しかし、最近では集中治療によって、死を遠ざけられることが増えてきた。

米国は医療費に年間3兆ドル以上を費やしており[5]、今後10年間でGDPの約5分の1にまで増加すると予測されている[6]。これに対し、他の先進国では平均してGDPの10分の1程度である。過去20年間で、集中治療に費やす費用は2倍以上に増えて1,000億ドルを超えており、今後も増加することが確実視されている。興味深いことに、全米の病院の全病床数は横ばいなのにも関わらず、ICU病床

5 REID TR. How We Spend $3,400,000,000,000. The Atlantic, 2017. https://www.theatlantic.com/health/archive/2017/06/how-we-spend-3400000000000/530355/（2022年7月1日閲覧）

6 Meyer H. Healthcare spending will hit 19.4% of GDP in the next decade, CMS projects. Modern Healthcare, 2019. https://www.modernhealthcare.com/article/20190220/NEWS/190229989/healthcare-spending-will-hit-19-4-of-gdp-in-the-next-decade-cms-projects（2022年7月1日閲覧）Healthcare spending near 20 percent of GDP, more than any other country," Healthcare Finance News,2018. https://www.healthcarefinancenews.com/news/healthcare-spending-near-20-percent-gdp-more-any-other-country（2022年7月1日閲覧）

の割合は着実に増加している[7]。医学知識と救命技術が発達するにつれ、かつてなら自宅や介護施設で死を迎えていたであろう重症患者が、病院で治療を受けるケースが増えている。驚異的な治療が可能になり、ときには治癒に到ることも出てきたため、命をつなぐ機会を求めて患者は大挙してICUにやってくる。

　救命技術が小型化され、一般的になり、より多くの医療従事者が簡単に使用できるようになったことで、ICU以外の病棟でも重症患者がますます複雑な治療を受けるようになっている。ICUでは、米国内の約3,000の病院にある10万床以上の病室で、死の淵に立たされている患者が毎日治療を受けている。重症患者がICUで過ごす日数は、米国だけで2,500万日を超えており[8]、世界的に見ると膨大な数字になる。

　世界中で重症患者の数が増加するにつれ、われわれ医療従事者はより多くの命を救うことができるようになってきた。1988年から2012年までの間で、ICU患者の死亡率を3分の2に減らすことができた[9]。ICUに緊急入院する一番の理由は敗血症だ。敗血症とは、細菌や、ウイルス、真菌などの感染に対して免疫系が過剰に反応す

7　Halpern NA, Goldman DA, Tan KS, Pastores SM. Trends in Critical Care Beds and Use Among Population Groups and Medicare and Medicaid Beneficiaries in the United States: 2000-2010. Crit Care Med 2016;44:1490-1499.

8　Halpern NA, Pastores SM. Critical care medicine in the United States 2000-2005: an analysis of bed numbers, occupancy rates, payer mix, and costs. Crit Care Med 2010;38:65-71; SCCM. Critical Care Statistics, 2020. https://www.sccm.org/Communications/Critical-Care-Statistics（2022年7月1日閲覧）

9　Zimmerman JE, Kramer AA, Knaus WA. Changes in hospital mortality for United States intensive care unit admissions from 1988 to 2012. Crit Care Med 2013;17:R81.

ることで、複数の臓器が機能不全に陥る状態である。2000年には、治療不応性の敗血症性ショック（心血管システムが極度に虚脱するため、薬剤と何リットルもの輸液を使って血圧を上昇させなければ死を避けられない状態）を発症した患者の60％以上が死亡していた。しかし、ピッツバーグのデレク・アンガス医師、ロンドンのキャシー・ローワン博士、ブリュッセルのジャン・ルイ・ヴィンセント医師、トロントのジョン・マーシャル医師、シドニーのサイモン・フィンファー医師をはじめとする何百人もの世界的な科学者と研究チームが、何十年にもわたって敗血症の研究を続けてきた結果、2020年には、敗血症性ショックで死亡する患者の割合は半分の約30％となっている。このように、より複雑な救命処置が求められるようになる中、重要な疑問を抱くようになった。ICUの医師が最も重視すべきなのは、命を救うことだろうか？　救命は成功の指標として本当に最善なのだろうか？

3

すっかりあたりまえになって、有名なテレビ番組でも見かけるようになったため想像しにくいかも知れないが、長く豊かな医学の歴史の中で集中治療はかなり新しい分野で、わずか150年ほど前に始まったばかりだ。1850年代のクリミア戦争の際、イギリスの看護師で医療改革者のフローレンス・ナイチンゲールは、より注意深く観察できるよう重症患者をナースステーション近くに配置することを要望した。このように、重症患者を他の患者とは別の特定の場所で治療することが集中治療の本質である。1920年代半ばには、神

経外科医のウォルター・ダンディが、ジョンズ・ホプキンス病院で手術後の重症患者を対象とした24時間体制の病棟を立ち上げ、現代の集中治療室の先駆けとなった。第二次世界大戦中、イタリアや北アフリカでは、重傷を負った多数の兵士を蘇生するために、専用のショック病棟を使った。1942年にボストンのナイトクラブ「ココナッツ・グローブ」で起こった悪名高い火災では、マサチューセッツ総合病院が数時間のうちに即席の熱傷治療病棟を作り、39人の重症患者を治療した。同じ頃、ロチェスターのメイヨー兄弟、ニューオーリンズにあるチャリティー病院（私が数十年後に勤務した病院）のアルトン・オクスナー、ニューヨーク病院の医師たちは、肺や胃、食道の切除など、ますます複雑化する手術を受ける患者のために、大きな回復室を設けた。最重症の患者のために特別な部屋を用意するのは非常に賢明であることが判明し、患者の生存率は2倍に上昇した。しかし、米国の病院でこのような部屋が一般的になるのは1970年代に入ってからである[10]。

　当初、このような回復室は、重症患者をより簡便に監視するための場所でしかなかった。しかし、医療技術が急激に発展するのに伴い、回復室は重症患者と、その患者を治療する救命機械のための場所となった。多くの点で、現代技術が進歩するのに合わせて集中治療は進化を遂げてきたが、それは必ずしも常に患者の利益にとって最善とはいえない。

　大学在学中に、エベレット・ロジャーズ著『イノベーションの

10　Hilberman M. The evolution of intensive care units. Crit Care Med 1975;3:159-165.

普及』[11]を読んで、イノベーションが確立し、時間をかけて採用され、主流になるまでの過程を説明した理論に魅了された。私は、ロジャーズが考案した「イノベーター」、「アーリーアダプター」、「アーリーマジョリティ」、「レイトマジョリティ」、「ラガード」といったカテゴリーを使って、自分の周りの世界を見るようになった。私がかつて労働者として働いた農場のオーナーのマービン・レスマンは、典型的なアーリーアダプターだった。彼は、毎年春になるとテキサス州のリオ・グランデ・バレーまで出向いて、早生のオクラやトマトの苗、収穫量の多い新種の種子を購入して、競争に先んじていたのだ。私も何度か一緒に行って、彼の戦略を聞いたことがある。確かにうまくいっていた。マービンの農場での野菜の収穫量は、たいてい周囲数キロメートル内で最も多かった。いったんこの理論を学ぶと、頻繁に目にするようになり、特に医学ではその傾向が強かった。イノベーターとアーリーアダプターは、常に私たちを前進させ、驚くべき速さで新境地を開拓する。

　人工呼吸器の到来はまさにその一例である。新型コロナの流行で明らかになったように、この救命装置は現代ICUの主力であり、毎年何百万人もの患者を死の淵から救っている。人工呼吸器は、肺が損傷して自力では呼吸できない患者に代わって呼吸をして、回復するまでの時間を稼ぐ。しかし、人工呼吸器が発明されたのは、かなり最近のことである。19世紀末には、ごく初歩的な人工呼吸器で患者の呼吸を助けていたが、現在の人工呼吸器には遥かに及ばな

11　エベレット・ロジャーズ（三藤利雄 訳）. イノベーションの普及：翔泳社；2007.

い。当時の人工呼吸器は、患者を箱に入れ、ふいごで胸を膨らませ
ることで肺に空気を送り込むものが多かった。このいわゆる「陰圧
呼吸器」はその後の40年間で進歩し、1928年にフィリップ・ドリン
カーとルイス・アガシ・ショー・ジュニアが発明した「鉄の肺」で頂
点を迎え、1940〜50年代にかけてポリオ流行時に使用された。当
時の写真を見ると、体育館ほどの広さの病室に鉄の肺が何列にも
並んでいて、何十人ものポリオ患者の呼吸を助けている。この装置
は、呼吸不全によるポリオ患者の死亡率を劇的に低下させ、並外れ
た功績を果たすことになる。

　鉄の肺は大いに成功したものの、現在使われている「陽圧呼吸器」
の前身ではない。「陽圧呼吸器」は1950年代以前に開発されていた
が、デンマークでポリオが大流行し、感染して息が出来なくなる患
者の数が急速に増えて、鉄の肺が足りなくなるまで使われたことは
なかった。「必要は発明の母」という格言があるように、新しい病
気が発生したり、これまでにもあった病気が変化を遂げたりしたと
きには、医学は迅速に順応しなければならない。デンマークのコペ
ンハーゲンでは、何十人もの患者が亡くなっているのに、鉄の肺が
街全体で1つしかないという状況だったため、イノベーターであり
アーリーアダプターである麻酔科医のビョーン・イプセン医師が画
期的な解決策を編み出すことになった。

　1952年の夏、コペンハーゲンではポリオの患者数が900人に膨れ
上がった[12]。デンマーク国立病院に呼吸麻痺で入院した最初の患者

12　LASSEN HC. A preliminary report on the 1952 epidemic of poliomyelitis in Copenhagen
　　with special reference to the treatment of acute respiratory insufficiency. Lancet 1953;1:37-41.

数十名のうち、27人が72時間以内に死亡する。その多くは、ポリオウイルスが神経を攻撃して呼吸を止めてしまったため、自分の痰に溺れてしまったのだ。医療スタッフが武器を持たずに必死に戦争を戦っている中、デンマーク国立病院の責任者であるヘンリー・ラッセン医師には打つ手がなかった。同僚のモーンス・ビョーネボー医師が一つの案を思いつく。彼は上司であるラッセンに、デンマーク国立病院に臨時で勤務していたビョーン・イプセン医師に相談することを勧めたのだ。しかし、デンマーク医学界の厳格なヒエラルキーの中、多くの医師と同じく、ラッセンの考え方も戦前のままであった。13年間トップに君臨してきたラッセンは、新参者の奇抜なアイデアに与するつもりはなく、代わりに自分の友人をコンサルタントとして呼び寄せる。その間も、疫病は猛威を振るい続けた。

　しかし、ビョーネボーはイプセンなら解決できると確信していた。2年前、ニューヨークからデンマークに向かう船で、ビョーネボーはボストンから帰国するところだったドリス・イプセンと出会った。彼女は、夫のビョーン・イプセンがマサチューセッツ総合病院の麻酔科で働くことになり、デンマークでは認定されて間もないこの分野に従事できることをとても喜んでいると、ビョーネボーに説明した。その後、イプセンはボストンでの研修を終えてデンマークに戻っていた。1952年6月、ビョーネボーは破傷風で麻痺した乳児の難しい症例で手助けが必要になることがあった。ラッセンは短期休暇で不在だったため、麻酔科医のイプセンに連絡を取ったところ、イプセンは植物から抽出した毒物のクラーレを使って乳児

の筋肉を弛緩させ、気管にチューブを入れて手動で呼吸を助けた。結局、乳児は死亡してしまったが、夏の終わりにポリオが猛威を振るうと、ビョーネボーは再びイプセンのことを思い出す。破傷風とポリオ。似ているところがある。

ついに、ビョーネボーはラッセンを説得して、イプセンがポリオ患者のカルテや解剖を調べて、可能な解決策を探ることを許可させる。そして、イプセンは解決策を見つけた。それは、鉄の肺の中に陰圧をかけて胸壁を外側に引っ張るのではなく、患者の気管（肺への空気の通り道）に穴を開けてチューブを挿入し、陽圧をかけて体内に直接空気を送り込むというものだ。この案が提示されたとき、ラッセンはうまくいくかどうか半信半疑だったが、非常に謙虚に承諾した。イプセンの理論が試されることになったのである。

8月に、12歳の少女ヴィヴィ・エーベルトが呼吸麻痺のためにデンマーク国立病院に入院した。ウイルスが脳幹と脊髄に侵入したため、息ができなくなっている。イプセンとラッセンによると、「四肢麻痺があり、非常に危険な状態だった。息をしようとあえいでいて、自分の分泌物に溺れ、チアノーゼを起こし、冷汗をかいていた」。このままではヴィヴィの死は確実だ。彼女は、呼吸のために気管にチューブを挿入された最初の患者となった。イプセンは、酸素で満たしたゴム袋にチューブを接続して、ゴム袋を押して彼女の体に空気を送り込む。これをバッグ換気という。ヴィヴィは最初もがいて、昏睡状態に陥り、死が間近になる。他の医師たちは終わりのときが近いとあきらめてその場を立ち去る。最後の手段として、イプセンはヴィヴィに麻酔薬のペントタールを100mg投与する。

　その途端、彼女はもがくのを止めたため、イプセンは空気の入った
袋を押して彼女の代わりに呼吸をすることができた。命を救ったの
である。ヴィヴィ・エーベルトは、陽圧換気のおかげで生き延びた
最初の一人となった。呼吸不全に対する新しいアプローチが確立さ
れ、救命医療は飛躍的に進歩することになった。

　気管切開を使った方法が成功したことで、イブセンとラッセンは
デンマーク国立病院で他のポリオ患者も治療できるようになる。病
院内に新たに作られた専門の病棟で全員を治療する。唯一の問題
は、チューブを気管に挿入した後、どのように肺に空気を送り続け
るかだった。それから数カ月間、気管切開された患者のベッドサ
イドには、コペンハーゲン大学の医学生と歯学生約1500人が座り、
昼夜を問わず手動でバッグ換気を行い、患者が自力で呼吸できるよ
うになるまで肺に空気を送り続けた。このような公衆衛生上の大惨
事にもかかわらず、11月中旬には、ポリオ患者の呼吸不全による
死亡率は87％から31％にまで激減する。

　イプセンとビョーネボーの先見の明によって、医療に大きな変革
が起こり、患者のケアにおいて機械やテクノロジーが果たす役割が
大きく代わった。それから1年も経たないうちにヨーロッパでの次
のポリオの流行が始まったとき、スウェーデンのストックホルムで
は、技術者と科学者たちがイプセンの救命方法を基に、第一世代の
陽圧式人工呼吸器を迅速に開発した。この装置は電気で作動したの
で、手動によるバッグ換気は必要なくなった。

　今日、最新のICUで見られる高度にコンピューター制御された
人工呼吸器は、コペンハーゲンでの初期の取り組みから生まれたも

のだ。さらに、重症の呼吸器疾患の患者のために、イプセンが専用の病棟を設置したことで、デンマークだけでなく世界中の病院が重症患者のための病棟を設けるようになった。

　ポリオ流行に直面した医師たちが創意工夫と決意を示し、学生たちを動員してバッグ換気したというこの話を私はいつも高く評価している。しかし、特に好きなのは、ビョーネボーとイプセンの妻ドリスが船上で出会い、最終的にビョーネボーとビョルン・イプセンの2人を結びつけることになったというセレンディピティだ。あたかも、そうなる運命だったかのように。医学の世界では、このようなことが大小さまざまな形でよく起こるようだ。

　ヴィヴィ・エーベルトは、デンマーク国立病院を退院したときには四肢麻痺となっていて、生涯人工呼吸器の助けを必要としたが、その後20年以上生きて、貪欲に本を読み、水彩画を描き、恋をし、結婚したことを最近初めて知った。彼女の運命は、イプセンの創意工夫を否定するものではなく、コペンハーゲンでの1952年のポリオの流行が集中治療医学の発展に果たした重要な役割を損なうものではない。むしろ、重症疾患を生き延びた患者、命を救われた後に苦労している人たちこそが、この物語の中心であることを思い出させてくれる。しかし、彼らの物語は表に出ないことが多い。

4

　集中治療では革新が続いた。1940〜1960年は、新しい発明が次々もたらされ、医療技術にとってはエキサイティングな時代となった。1944年に誕生した人工腎臓は、1960年代に機械が開発さ

れ、臨床で使用できるようになる。同時期に、ペースメーカー、心肺バイパス装置、超音波診断装置、除細動器、そして様々な最新の人工呼吸器が登場する。最新の人工呼吸器では、酸素や呼吸を供給する方法が多様化し、空気圧の問題を知らせるアラームが装着されるようになる。奇跡の薬ペニシリンを大量生産できるようになる。血液型と血液保存に関する知識が発展したことで、重症患者へ輸血するために血液を採取して利用できるようになる。当初、第二次世界大戦に参加したアメリカ人兵士が多数いたことが、血液製剤の進歩を促進した。外科医であり医学研究者でもあった黒人のチャールズ・ドリュー博士は、血漿（血液から赤血球を除いた液体部分）を処理して保存する方法を考案し、輸送して使用するときまで保存できるようにした。ドリュー博士は、アメリカ赤十字社の活動を指揮し、戦争の後方支援として国民に献血を呼びかけて血漿に加工する。これが多くの命を救い、現代医療では輸血が一般的となった。

　驚異的な進歩を遂げる一方で、同時に人種隔離や人種差別という恥ずべき状況があったことも忘れてはならない。最初は白人だけが献血を許されており（つまり、ドリュー博士自身は献血を禁止されていた）、その後の抗議によって、黒人も献血が許されるようになる。しかし、血液には人種ごとに「白人」や「黒人」などのラベルが貼られていた。1964年に公民権法が成立するまで、アメリカ中の医療システムの中でこれは標準的に行われており、1960年代後半から1970年代前半にかけて、アーカンソー州とルイジアナ州が初めてこの慣行を廃止するまで続いた。

　20世紀には、医療技術の革新が続き、肝臓、肺、膵臓、心臓の

移植が行われる。患者にとっては、医師が颯爽とやってきて最新の技術で命を救う良い時代だった。頭からつま先まで全身をガウンに包み、集中治療医学を専門とする医師と看護師たちが誕生する。彼らはこの革新的な分野に惹かれて、モニターやアラームの音に常に助けられながら、死の瀬戸際にある患者を見守ることになる。

1960〜70年代にかけて、集中治療を専門とする新しいタイプの医師たちは、イプセン医師が行ったように、病院内の特定の場所に患者と医療技術を集約し、24時間体制で集中治療を行うようになる。パリのクロード・ベルナール医師、モスクワのウラジミール・アレクサンドロビッチ・ネゴフスキー医師、ボルチモア市立病院とピッツバーグ大学のピーター・サファー医師とアケ・グレンヴィック医師、そしてロサンゼルスの南カリフォルニア大学のマックス・ハリー・ワイル医師が開設した近代的な病棟がその先駆けである。このような特殊病棟は、医師や一般の人々にも受け入れられ、すぐに全米中の病院で集中治療室が設置されるようになる[13]。

1981年までに、アメリカの病院の95％にICUが設置される。ごく短期間に、医療のあり方が変わったのである。わずか10年、20年前には生き延びることが叶わなかったようなきわめて重症の患者でも、生き延びる可能性ができたのだ。私はそれを目の当たりにした。子供の頃の親友で、夏のブッククラブのメンバーであり、水泳仲間でもあるスティーブン・ティーグルは、何度もICUで治療を受けた。スティーブンには生まれつき、肺や消化器などの臓器に障害

13　Weil M, Shubin H. The new practice of critical care medicine. Chest 1971;59:473-474.

をもたらす遺伝性疾患の囊胞性線維症があったため、たびたび重度の感染症にかかり、敗血症になった。彼はシュリーブポートのダウンタウンにあるICUに入り、水泳の練習を何度か休んでは、集中治療に命を救われて戻ってくるということを繰り返していた。私たちは皆、彼が休んだり戻ったりすることを当然のことと考え、彼の医療行為を完全に普通のことと考えていた。もし、スティーブンが10年早く生まれていたら、5歳の誕生日を迎えられなかったかもしれないとは思いもしなかった。

このような驚異的な救命機器の登場は、医療界の中の考え方にも変化をもたらす。ヒポクラテスの誓いには、医師が命を救うことは明記されていないが、医師たちは極限状態であっても、命を救うことが自分たちの仕事であると考えるようになった。そして、今やそれを実現するためのツール、あるいは少なくともその可能性を手に入れたのだ。これは、私が医学生のころに集中治療に惹かれた心構えだ。ICUの医師は患者の命を救う人たちである。生まれたばかりの赤ん坊を抱えた、私がかつて担当したサラ・ボリッチのような若い母親を死なせたりはしない。まばゆいばかりの技術を持つ医師たちは、患者が死を免れるための最後の希望なのだ。私もその仲間入りをしたかった。

5

1992年の秋、私は母に手紙を書き、自分が肺と集中治療の分野に進もうとしていることを伝える。私はウェイク・フォレスト大学で3年間に渡る内科のレジデントを終え、さらに3年間のトレーニ

ングを受けるためにフェローとしてそこに残っていた。医学部の初日にキム・アダムスに一目惚れした。キムはニュージャージー出身で、マサチューセッツ工科大学でがん細胞を研究して、顕微鏡の中でがん細胞が作る色のパターンの美しさに惹かれていた。生き生きとした楽しい女性で、世界に対する好奇心で目を輝かせていた。キムと私は結婚してウィンストン・セーラムに住み、共に医師としてのスタートを切る。私は自分が大人になったように感じた。集中治療部門の臨床と研究のディレクターであるエド・ハポニック医師というメンターまで手に入れた。母はこの手紙を読んで喜ぶだろうと思った。母はそれまでに多くの高校生のメンターを務め、モッキンバード・レーンにある自宅に招いて、自分が演出する劇のためにシェイクスピアのセリフを覚える手伝いをしたものだ。当時小学生だった私は、彼らの議論を聞くのが大好きだった。高校生たちはとても多くのことを知っているように見え、私も彼らの知識を吸収したいと考えた。

翌週、手紙を受けとったと母が電話してきた。仕事の詳細を聞かれたが、ハポニック医師の外来に遅れていた私は「生命維持装置の使い方を学んでいる。さまざまな病気のために臓器が機能しなくなった人を救うんだ。また電話するよ」と言った。

フェローとして、私は外来の患者(通常は慢性的な肺疾患のある患者)を先に診察し、ハポニック医師にプレゼンテーションをして、最善の治療方針を一緒に決めることになっていた。特に新しい患者の場合は、病歴聴取や身体診察に時間がかかるため、患者の生活を深く理解出来るよう気持ちの準備をすることにしていた。しかしその日

は、事前にカルテを読むヒマがなく、気持ちに余裕がなかった。最初の患者の部屋に入って自己紹介をしようとしたところ、患者の女性が「こんにちは、先生、今日はお目にかかれて光栄です」と挨拶してくる。私は驚いて声が出ない。どれほど準備していたとしても、驚かずにはいられなかっただろう。そこにいたのは、マヤ・アンジェロウ博士だったのだ。

　15年前に、母が主催する夏のブッククラブで読んで以来、彼女の自伝『歌え、翔べない鳥たちよ』を忘れたことはない。私にとっては、逆境に立ち向かう勇気とは何か、打ち勝つとはどのようなことかを示した女性が、今、目の前にいるのだ。彼女の最初の自伝は、弱者のために立ち上がり、声なき農場労働者のために戦うよう私を鼓舞した。一息ついて冷静さを取り戻した私は、彼女自身のことや、彼女の病気のこと、病院に来た理由を尋ね始める。彼女の本を読んだことがあると告げると、笑顔が返ってくる。そして、身体診察を行い、心臓と肺の音を聴き、爪の状態、呼吸の調子、息を吸うときに首の筋肉を使うさまを観察する。聴診器を通して右肺の下の方で雑音が聞こえる。息切れについて尋ねると、彼女は「歌ってみせましょうか」と言う。光栄のあまり倒れそうになる。彼女が歌い始める。声はよく響き、時に驚くほどハスキーだが、息継ぎのたびに苦しそうにするのに気付く。

　アンジェロウ博士は、クリントン大統領の就任式で詩を朗読するという特別なプロジェクトに取り組んでおり、息切れが悪化することを心配していた。アメリカの歴史上、大統領就任式で詩を朗読したのは、30年以上前にジョン・F・ケネディのために詩を朗読した

ロバート・フロストだけであった。その日は、風が強く、また、この日のために書いた詩「専心」の文字が読みにくかったため、別の古い詩の中から覚えている「まるごとの贈り物」を代わりに朗読せざるをえなくなった。アンジェロウ博士はそのようなトラブルを避けたいと考えており、呼吸を保ってうまく朗読できるようにハポニック医師と私を訪れたのだ。呼吸状態を整えるために、肺活量を増やす運動を勧め、軽い感染症を治療する抗生物質を処方した。その日、私たちは貴重な経験をした。

　その日の午後、母に電話をして、この日の外来のことを話すのが待ちきれなかった。アンジェロウ博士からは母に話しても良いと許可をもらっていた。母はいつものように、医学部に入学した最初の日に私に言ったアドバイスを繰り返す。「ウェス、あなたがアンジェロウ博士の目をまっすぐ見て、その瞬間に世界でたった一人の大切な人であるかのように話したのだと良いけど」。私はその通りにしたと答えた。アンジェロウ博士との出会いは、さまざまな理由で忘れられない物となる。それは、患者と医師との対話、つまり、患者の人生にとって最良の治療法を見つけるために形成するパートナーシップを、私がどれほど大事にしているかを象徴するものだったからだ。しかし、当時の私は、集中治療に専念するにつれてこの目標からどれほど離れることになるのか、その目標を取り戻すのにどれだけ時間がかかることになるのか、まだ知らなかった。

　それから数ヵ月後の1993年1月、私は大統領就任式をテレビで見て大いに興奮する。壇上に立ったアンジェロウ博士が感動的な詩「朝の鼓動に」を堂々と朗読し、その言葉が群衆に届くのを見て、

私は誇らしく感じた。

> 新しい日の鼓動よ。
> あなたが眼差し、見つめるものよ
> そして飾らずにいう
> 何も飾らずに
> 希望をこめて
> おはようと [14]

　彼女の肺の調子は良いようだ。かつては声の出なかった女性の声が届いているのだ。
　世紀の変わり目が近づくにつれ、医学界は彼女の楽観を反映しているように私には思えた。シンプルな始まりから大きく前進してきた私たちを妨げるものは何もなかった。

14　マヤ・アンジェロウ（矢島 翠 訳）．歌え、翔べない鳥たちよ：青土社；2018．p330.
　　を参照した。

集中治療の文化
深い鎮静と安静の時代

彼女の心は、再びよろめき、滑り落ち、土台から崩れ、
溝に落ちた車輪のように空回りする…彼女は深い闇の中を簡単に沈み、
人生の一番深い底に石のように横たわる…
腐敗の臭いが彼女の鼻孔を満たす…目を開けると、
顔にかかった粗い白い布越しに青白い光が見え、
死臭は自分の体にあることに気付き、必死に手を上げようとした。

キャサリン・アン・ポーター『幻の馬　幻の騎手』[1]

I

　看護師が助けを求めて声を上げる。患者の血中酸素飽和度が70％台前半まで低下し、心臓が停止したのだ。すぐに10人ほど駆けつける。ICUでは死が近づくと、途端に慌ただしく騒々しくなる。アラームが鳴り響き、医師は指示を出す。チームが形成され、機械が運び込まれ、自分の仕事を遂行するため皆は患者の周りで持ち場につく。

　研修医やフェローだった頃、コードブルーがあると私は真っ先に患者の枕元に行き、気管挿管の準備をしたものだ。気管挿管とは患者の気管にチューブを入れることで、そうすることで人工呼吸器を使って息を送り患者を救うことができる。しかし、その日は上級医のボブ・チン医師がすでに気管挿管の準備をしていたので、私は患者の足元に立って、コードリーダーとしてメンバーにそれぞれの役割を割り当てていった。大騒ぎになるコードブルーで、コードリーダーは私が2番目に好きな役割だ。交代で胸部圧迫をする2人、薬剤を投与する人、心肺蘇生の時間と薬剤投与を記録する人、脈拍を確認する人、血液ガスを採取する人、そして最も重要な役割として、バッグで患者に酸素を送り酸素飽和度を維持する人、それぞれの名前を呼んで、役割を割り振る。コードブルーでは、患者を死なせないという共通の目的に向かって、全員で協力する。

1　キャサリン・アン・ポーター（高橋正雄 訳）. 幻の馬 幻の騎手：晶文社；1980.
　　1918年のインフルエンザ大流行（スペインかぜ）におけるせん妄の経験を元に書かれた。

　チン医師が喉頭鏡を要求する。喉頭鏡とは金属でできた長いブレードで、喉に光を当てて、声帯のすぐ上にある軟骨でできた喉頭蓋を持ち上げるのに使う。喉頭蓋を持ち上げれば、気管をまっすぐに見ることができるので、舌をよけて声帯の間を通って、気道が左右の肺に分岐する手前まで気管チューブを通すことができる。

　バッグ換気をしても、患者の酸素飽和度は80％台前半にしか上がらない。ぐずぐずしている時間はない。チン医師が気管挿管を試みる。気管にチューブを入れることさえできれば、すべてが一気に好転するはずだ。まるで、車が崖から落ちたところに、突然、橋が現れて、そのまま向こう側に行けるかのように。部屋に緊張感が漂う。チューブを通して肺に空気が送り込まれて、すぐに皮膚の色が青からピンクに変わり、パルスオキシメーターが示す値が上昇し始めるのを皆が今か今かと待ちかねている。しかし、そうはならなかった。

　チン医師は完璧な角度で喉頭鏡を持ち、天井に向けて腕を持ち上げ、患者の唇の先を覗き込む。「喉頭蓋が邪魔で声帯が見えない」と言う。「グレード3だ。喉頭蓋がでかい。声帯が全く見えない」。気管挿管でグレード3が起こる頻度はおよそ100回に1回しかない。この場合、声帯が見えないので、気管にチューブを入れるのが非常に難しくなる。看護師が「酸素飽和度は60％台です。もう一度バッグ換気をしましょう」と言う。私は、エピネフリンとアトロピンの両方が投与され、全ての薬剤が使われていることを確認し、研修医に心肺蘇生（CPR）を再開するように言う。しかし、患者の皮膚の色は再び青くなり、唇の紫色も濃くなってきている。チン医師の表情にパ

065

ニックの色が浮かぶ。緊急時でも冷静に対応してくれると頼りにしている医師なので、これは良くない徴候だ。

「挿管するぞ！」と、チン医師は患者の顎に手を伸ばし、真っ直ぐ上に引き上げる。頭の位置を変え、喉頭鏡を喉に入れて持ち上げる。「喉頭蓋が邪魔だ！」ベテラン看護師が、チン医師の額に浮んだ玉のような汗を拭き、目に入らないようにする。目の前で今にも人が死のうとしている。チン医師は必死に集中して、気管チューブを入れた。「入ったぞ！」

患者の首の前面を圧迫していた医学生が、「チューブが通っていく感触がした！」と叫ぶ。私は研修医を脇にどけて、両方の肺に空気が入っていくのを聴診器で確認する。部屋にいた全員が息を吹き返す。患者の心臓が洞調律に戻り、血圧が安定するまで心肺蘇生を続ける。苦しく、疲れる経験だった。「入ったぞ！」というチン医師の声は、25年以上たった今でも耳に残っている。思い出すと、今でも胸がどきどきする。

誰かの命を救ったときには、いつも感情が高ぶる。どれほど死が近かったか気付いてチームの全員がほっと息を吐くと、興奮が訪れ、自信が満ちてくる。特に若手の頃にはそのように感じた。生死をコントロールしているというような幻想を抱いていたわけではないが、死を遠ざけることに少しでも貢献できたのではないかという満足感が常にあった。

医学部を卒業してからスタッフ医師になるまでの7年間の研修中、自分が関わった入院患者の記録を、インデックスカードに書き残した。年齢、職業、疾患名、検査結果、家族の名前や、犬の名前まで

の詳細と、治療している間に起きた大きな出来事を書き留めた。なぜこのようなことをしたのか分からない。理由があるとすれば、他人の命を預かる医師として、自分が進歩するのを具体的に記録する必要があるように感じ、自分の目的を確認するためだったのかもしれない。ウェイク・フォレスト大学での研修を終えるときに、ロッカーを掃除していてこのカードを見つけた。ロッカーの一方のかどには生き残った患者のカードが高く積み重なり、他方のかどには亡くなった患者のカードがそれより低く積み重なっている。生存患者のカードを取り出して、ざっと目を通してみる。テレサ・マーティンのカードがある。他のカードも見て、即座に患者を思い出す。敗血症の教師、双子の孫娘がいる79歳の男性、チン医師が気管挿管したグレード3の喉頭蓋の患者。この人たちは今、どこにいるのだろうか。ICUにいた期間の何を覚えていて、どれくらいの頻度で思い出すのだろう。彼らを想像して感謝する気持ちになり、生きて退院することにささやかながら貢献したのを誇りに感じた。

　亡くなった患者のカードの山は、生存した患者のよりは少ないとはいえ、それでもやはり多く、亡くなった人たちのことがどうしても気になった。それらのカードをまとめて手に取ってみる。想像以上に重く、まるで死という重荷を手に持っているかのようだ。見たくなかったが、覚悟を決めて一番上のカードをめくってみる。

　最初の患者はカラスだ。私は息をついた。彼女は、急性骨髄性白血病で若くして亡くなった。カードには彼女の両親の名前が書いてある。カラスが病気になり死ぬまでの間に、私は彼女の両親ナンシーとロッキーと親しくなった。彼らは娘の命を守るために並々な

らぬ努力をした。私たち全員がそうしたように。しかし、彼女の身体は感染症に耐えられなかった。私は気持ちを抑え込み、カードをすべてバックパックに入れる。後で、気持ちの準備ができてから読もう。

　その日の夜、家に帰るとすぐに、患者からの手紙を保管しているファイルに向かい、一通の手紙を探した。角が少ししゃくしゃになっていたが、その手紙が見つかる。カラスが亡くなった直後に読んだのを覚えている。ロッキーはこう書いていた。「今朝、カラスへの積極的な治療を中止しました。ナンシーからカラスへ白血球を移植することはできず、細菌感染が重篤すぎて治癒できません。カラスは苦しそうに呼吸をしているので、苦痛を和らげようとしています。あとは、体がどれだけもつか次第です。カラスが死ぬのを見守っていると、自分が心臓から血を流しているかのように感じ、悲しみに打ちひしがれています。この耐え難い悲しみがどれほど深いものか、言葉では表現できません」。

　私は、ロッキーの悲しみ、ナンシーの心の痛みを、自分の中でなんとか消化しようとした。彼らの娘を救えそうなところまで行ったのに、叶わなかった。生き残った患者のカードの山と、亡くなった患者のカードの山の間の距離は極めて近く、髪の毛一本分、時間では数分感、あるいは輸液数十mL分しかなさそうなのに気付く。しかし、それはぽっかりと空いた空間、世界全体のようにも感じられる。命を救うことが成功であり、患者を失うことが失敗であるというような、単純な方程式ではないことはわかっていたが、そのように感じられた。私がドップリと浸かっていた集中治療の文化が、そ

のように信じさせていたのだ。

　このような考え方を部分的にでも受け入れるだけでなく、生き残った患者の転帰は良くて、亡くなった患者の転帰は悪いと単純に分けるなど、自分がいかに浅はかだったか思い知らされる。まるで、その間の無数のニュアンスが存在しないかのように。

　1990年代に医師になった私は、熱狂的なICUの世界で起こっていることをすべて吸収しようとした。医学生時代には、古典的な教科書『ガイトン生理学』[2]に夢中になった。人体の仕組みについて書かれたこの本は、人によってはかなり無味乾燥に感じるかもしれないが、私にとっては、美しく複雑なメカニズムが生物を形作っていることを気付かせてくれた。生命を維持するには、膨大な数のシステムが、並外れたコミュニケーションを取り、絶え間なく調整を行わなければならない。新米の集中治療医として回診しているとき、私は頭の中に、よく読み込んだガイトン生理学のページを思い浮かべていた。文章は明確かつ正確で、イラストはどのようにすべてが機能すべきかを図示している。一方で、ICU患者では何もうまく機能していない。彼らのシステムは機能不全になっていて、死に片寄っている。

　ウェイク・フォレスト大学には、内科、心臓血管、外科、熱傷、外傷、神経の6つの成人患者用ICUがある。内科ICUを担当する私たちは、中でも最も重症で、多臓器不全に陥っていることが多い

2　Guyton AC. Hall JE. Human Physiology and Mechanisms of Disease. 4th: W B Saunders; 1987.（最新版はジョン・E・ホール（石川義弘 他訳). ガイトン生理学 原著第13版：エルゼビア・ジャパン；2018.）

患者を担当していることを誇りにする。状況が絶望的に見えるとき
に、他の医師から相談されるような医師であることを気に入ってい
た。私たちは、病院の中で最も高いレベルのケアを行うための門番
なのだ。私たちのICUに運ばれてきた患者には、医学が提供でき
る最高のケアが保証されている。患者がICUの入り口のドアを通っ
たら、患者の死を防ぐのは自分達しかいないというのが、暗黙の了
解だった。私たちが患者にとって最後で最高のチャンスなのだ。し
かし、どれだけ最善の治療を施しても、人工呼吸器を必要とする患
者の3人に1人は生きて帰れないという事実からは目を背けていた。

　最新鋭の機械を使えば勝利すると確信して、私たちはすばやく行
動を開始する。生命維持の永遠のシンボルである人工呼吸器は、驚
くべき進歩を遂げていた。1940〜1950年代に多くの命を救った鉄
の肺や、1960年代に製造された人工呼吸器は、かつて最先端の技
術を誇っていたが、今ではすっかり時代遅れの代物だ。1990年代
になると、人工呼吸器にはたくさんのダイヤルとさまざまな計器が
付き、より詳細に、よりカスタマイズして肺を治療できるように
なった。あたかも、高倍率のレンズを搭載したカメラを使い始め
て、肺にズームインし、肺だけに集中して治療できるようなったか
のようだ。私が呼吸器内科を専門とするようになった理由の一つ
は、このような技術の進歩だ。また、肺は人間が生きていく上で欠
かせない役割を担っている。つまり、呼吸ができなければ、人は死
んでしまう。肺を専門とする医師になれば、より多くの命を救うこ
とができるのではないかと考えたのは、私にとってはもっともなこ
とだった。

　私たちは、呼吸できるのを当たり前のように考えている。何も考えなくても、何度でも繰り返して呼吸できる。しかし、肺は信じられないほど複雑で、呼吸器系は非常に多くの要素、構造、機能で構成されている。繊毛と呼ばれる毛状の突起のある細胞が液体を動かし、杯細胞が粘液を分泌し、柱の形をした細胞が並んで保護している。肺には、神経系、リンパ系、内分泌系、免疫系に不可欠な細胞が存在する。肺には、軟骨、弾性組織、結合組織、筋肉、腺があり、これらが約2500キロメートル——ニューヨークからダラスまでの距離に相当する——に及ぶ気道システムを生み出し、体内に入る空気をすべてろ過している。肺には、通常の気道を迂回する秘密の通り道があり、コーン孔、ラムバート管、マーチン通路などと呼ばれている。オスカー・ワイルドの喜劇のヒロインにちなんで名付けられた、レディ・ウィンダミア症候群という名の肺感染症もある。私はいつもこのようなことに魅力を感じてきた。私たちの体内にある6リットルの血液は、時速約6キロメートルの速さで体内を移動し、私たちが1分間に7リットル吸う空気との間で、二酸化炭素と酸素を交換する。1日で約1万リットルの空気が、約10万キロメートルに及ぶ血管を通る8千リットルの血液と、合わせるとテニスコートほどの広さになる「肺胞」と呼ばれる空気の袋の表面で接触することで、私たちは生物として生命を維持している。

　私にとってのテュレーン大学での最初の臨床教授はワッツ・ウェブ医師で、肺について生きた情報を教えてくれた。ウェブ先生はいつも肺に敬意を払い、体の中で果たすいくつもの役割に感謝しながら話した。当時、私は知らなかったが、ウェブ先生はジェームス・

ハーディ医師とともに、1963年に人間での初めての肺移植を行っていた[3]。ウェブ先生は、外来では喀血の患者や息切れのある患者を医学生に紹介し、手術室では腫瘍や気道の病変、自然の病気や喫煙による肺傷害のパターンを見せてくれた。肺が傷つく方法はたくさんあるように思えた。肺傷害を治し、元の生活に戻すための方法もたくさんあるということだ。

　初期の人工呼吸器は、「空気を入れて、出す」という単純な仕組みになっていて、肺の精巧な性質を考慮しておらず、ある意味では尊重していなかった。私は呼吸器内科を専門にしているが、『ガイトン生理学』を読むと、呼吸器系システムが組織立っていることに今でも感嘆し、魅了される。芸術家がレンブラントの絵を見て、光と色と筆致が一体となって素晴らしい作品になっているのを賞賛するように、呼吸器系の生理学に美しさを感じる。
　私の目標は、壊れた臓器を本来の機能、もしくはなるべくそれに近い状態に戻すことだった。ICUのベッドの周りに置かれたモニターや人工呼吸器に明るく表示された数値を見ると、患者の肺がどのような状態なのか、病気がどれほど進行しているのかがわかる。ひどい数値が表示されていることが多い。ICU患者の体は攻撃を受けている。私の仕事は、新たな脅威を避けながら、診断を下し治療をすることによって、いかに数値を操作するかだ。必要に応じて数字を上げたり下げたりする。それを、素早く大至急で行う。コツ

3　Hardy JD, Webb WR, Dalton ML Jr, Walker GR Jr. Lung Homotransplantation in Man. JAMA 1963;186:1065-1074.

は微調整することだ。なんであれ、ちょっとでも多すぎたり少なすぎたりすると、患者を崖から奈落の底に突き落としてしまうことになる。私はこの部分が気に入っている。機械から目を離さず、メッセージを読み取り、人工呼吸器の設定を調節して、数値が良い方向に向かい始める瞬間を探る。

　時に、患者の呼吸パターン——人工呼吸器で呼吸を送る速さや、呼吸を送る量——を設定するのが特に難しいことがある。そして、いったん適切に設定したあとは、ベッドサイドに座って、患者の胸が上下する様を見て驚嘆する。時間の経過とともに数値が改善し、治癒の可能性が出てくるのを見る。忙しいICUの中で、座ってこのように患者が良くなるのを見守ることで、いかに満足感を得られるか知って驚く。

　集中治療医として学ぶ最初の技量の1つに、呼気終末陽圧（PEEP）の使い方がある。PEEPとは風船を膨らませているときに感じる、胸が押しつけられるような重い感じと同じものだ。私はいつも、頬を膨らませてトランペットを吹いているルイ・アームストロングの姿を想像する。大学に入学してから医学部を卒業するまで、部屋の壁にニューオリンズ・ジャズ・フェスでのルイ・アームストロングの写真を貼っていたが、この頬を膨らませた姿が自分にとってどれほど重要なものになるかまだ知らなかった。PEEPを使って肺に空気を送ると、奥にある肺胞と呼ばれる空気の袋まで入り込み、何百万もの肺胞を開いた状態にして、虚脱するのを防ぐ。人工呼吸器を操作して肺にPEEPを供給することは、患者の命を救うために今でもICUで行われる主な治療である。新型コロナによる肺炎で絶

望的な低酸素状態に対処するには、常にPEEPを使用する。

　PEEPという救命処置が全くの幸運によって発見されたことにはいつも驚かされる[4]。1966年、コロラド州デンバーで呼吸器内科の研修を受けていたマイケル・フィネガン医師は、世界中の肺疾患の患者に携帯型酸素療法や在宅酸素療法を普及させたことで有名なトーマス・ペティ医師のもとで働いていた。そのときの患者は、重度の呼吸不全と低酸素状態で瀕死の状態だった。ペティ医師は、翌年この状態のことを「成人呼吸窮迫症候群」と定義したが、小児にも発症することがわかったため、のちに「急性呼吸窮迫症候群（ARDS）」と改名した[5]。患者を救う方法をベッドサイドで考えていたフィネガン医師は、人工呼吸器に「PEEP」と書かれたつまみがあることに気付き、回してみた。すると、より多くの空気を肺に送って、肺胞を広げておけるようになり、数分以内に患者の容態は安定した。いつか役に立つかもしれないと考え、技術者がこのPEEPの機能を人工呼吸器に取り付けていたのだ。フィネガンの好奇心によって、PEEPというARDS患者の命を救う最善の治療法が発見され、集中治療の分野全体の礎となった。

　陰圧から陽圧、さらにPEEPと、人工呼吸器は進歩を続け、技術が進化するにつれて助かる命が増えてきた。しかし、血中酸素飽和度が極端に低い重症の患者は依然として助からなかった。集中治療

4　Levine BE. Fifty Years of Research in ARDS. ARDS: How It All Began. Am J Respir Crit Care Med 2017;196:1247-1248.

5　Ashbaugh DG, Bigelow DB, Petty TL, Levine BE. Acute respiratory distress in adults. Lancet 1967;2:319-323.

医は、患者の肺に空気を送るための別の方法を必要としており、そのための新しい技術が開発された。逆比換気（IRV）は、人間の自然な呼吸と正反対であることからこのように呼ばれ、私が集中治療専門医としてトレーニングを受けていた当時は、非常に重症の患者に一般的に使われていた。人間の吸気と呼気の比率はおよそ1:3である。すなわち、息を吸う3倍の時間をかけて息を吐く。しかし、人工呼吸器でIRVを行うときには、およそ2:1の比率で息をさせる。試してみよう。大きく息を吸ってそのまま2秒維持し、1秒で空気を吐いて、すぐさまま大きく息を吸って2秒維持する。どれほど不快かわかるだろう。これを3〜4回続けると、胸が破裂しそうに感じる。今日だけでなく、明日も、その先もずっとこのような呼吸を強いられるのを想像してみるとどうだろうか。

　ICUで働き始めた頃、IRVを使って多くの患者を救った。中には、IRVがなければ死亡者のカードの山に仲間入りしたであろう患者もいた。一方で、空気で窒息したり、パニックになったり、人工呼吸器と抗ったりして、拷問のような目にあう患者を目の当たりにした。IRVを使った呼吸に耐えるには、深い鎮静と筋弛緩が欠かせないため、われわれ集中治療医は、初日から高用量の鎮静薬と筋弛緩薬を定時で投与し、患者自身には何が起こっているかわからないようにした。このようにして、絶望的な状態にある患者に人工呼吸器を使い、体が回復に専念できるようにしたのだ。そして、1週間、あるいは2週間たってから、昏睡状態から醒まし、病院内にあるICU以外の場所でステップダウン・ケアに移行した。また一つの命を救う。どれほど充実した気持ちになったことだろう。

私たちが命を救った患者の数はさらに増えていった。成功した症例が増えるにつれ、私たちは、人工呼吸器を装着した患者が身動きせず静かにしていて、その間に肺が回復するのを見慣れてきた。そして、強力な鎮静と筋弛緩を要するこの方法を、人工呼吸器を要する全ての患者に用いた。理にかなっていると思っていたのだ。

2

　ウェイク・フォレスト大学ICUの角部屋からは、そびえ立つオークの木と遠くの家々が見え、私は時間があると窓の外の世界に思いを馳せていた。しかし、患者が窓の外を見ることはない。患者はほとんどいつもベッドに横たわったままで、抑制され、昏睡状態にあった。ローザ・アレンも例外ではなかった。13日間というもの、仰向けの姿勢で、いつも顔は何の変哲もないタイル張りの天井の方を向いており、ベッドの上で頭の位置が30センチと変わることはなかった。彼女の声を聞いたこともなければ、覚醒しているところを見たこともなかった。私たちICUチームは、彼女のことを「7号室」と呼んでいた。少し時間にゆとりがあれば、「7号室の敗血症」と呼んだが、そのようなゆとりがあることはほとんどなかった。彼女は出産のために入院し、その数日後の産褥期に敗血症を起こしたのだ。産婦人科チームは迅速に対応してローザを緊急でICUに搬送し、私が挿管して、人工呼吸器とモニター装置を接続した。
　生まれたばかりの男の子の写真が、テープとひもで天井から吊るされている。ローザの9歳になる娘が、母親が目覚めたら赤ちゃんの写真を見てほしいと言うのを聞いて、看護師たちが吊るしたの

076

だ。ローザはまだ赤ん坊に会えていないが、私は早く実現すること
を願っていた。前日にローザの薬剤を中止していた。それまでは、
パンクロニウム、ミダゾラム、フェンタニルという、私たちがほと
んどの患者に使っていた神経筋遮断薬、ベンゾジアゼピン、オピオ
イドを大量に投与されていたのだ。患者を落ち着かせるのにこれら
の薬剤が役立った。私は腰掛けて、ローザの胸が呼吸に合わせて急
速に持ち上がり、ゆっくりと下がるのを見ていた。ふと顔を上げる
と、まるで赤ん坊が踊っているかのように、写真が回ったり揺れた
りしている。ローザがこの写真を見ることはあるのだろうか、まし
てや赤ん坊に会うことはあるのだろうか。チャリティー病院で担当
したサラ・ボリッチは、ICUから出ることも、赤ん坊に会うことも
なかったのを一瞬思い出した。あれからの道のりは長かった。今で
は、医療は格段に良くなっているので、ローザの治療がうまく行く
ことを願った。

　のちほど、再びローザの様子を見に行き、ベッドの上のモニター
を見る。目が開いているのに気付いて見てみると、彼女は頭上にあ
る写真を見つめている。ついに、赤ん坊の写真を目にしたのだ。私
が手を握ると、ローザは硬く腫れた指でその手を握りしめ、目を細
めて私を見上げる。

　ちょうど部屋に来ていたローザの妹、ハリエットに「目が覚めた
よ」と声をかけると、彼女の顔がパッと明るくなり、目には涙が浮
かぶ。

　ローザがベッドの中で身体をよじり、もう一度写真を見る。「ア
レンさん、あなたの赤ちゃんですよ」と私は笑顔で言う。

ローザが私の顔をまじまじと見る。ショックで目を見開いている。

　「この子はあなたのお子さんですよ。あなたが抱っこして、名前を付けたのです」と私は言う。「そうよ、あなたが名付けたのよ」と、ハリエットがにっこりしながら言う。

　しかし、ローザは首を横に振った。ホワイトボードとペンを手渡すと、ローザは「私の子じゃない」と書いた。そして、もう一度「私の子じゃない」と書き、ため息をついて、目を閉じる。

　私は戸惑い、苛立ちすら覚えた。息子のために母親を助けようとしているのだ。ハリエットに向かって聞いた。「どうして赤ん坊がいることを忘れられるだろう？」

　ハリエットは首を横に振り、唇をギュッと閉じる。あたかも、自分の気持ちを内に閉じ込めようとしているかのように。彼女は、ローザのベッドの側にある茶色のビニールでできた病院の椅子に座り、祈るかのように両手をあわせて、前かがみになった。「もう少し時間が必要なのかもしれない」。

　私はうなずく。ローザの体はまだ目覚めていないのかもしれない。私は鎮静薬の点滴速度を上げて、看護師に言う。「ハロペリドールを6時間おきに5ミリグラム点滴しよう」抗精神病薬がローザの混乱を治すと思ったのだ。明らかに彼女にはICU精神病がある。これは、ICUにいることで起こる一般的な副作用だ。私はしばらくその場に立ち止まって、彼女の顔がリラックスするのを見ていた。ローザは再び意識を失う。ローザが夢の霧の中のどこかで、小さな男の子を見て、自分の子だと気付いてくれることを願った。

　2週間後、夕暮れの日射しがオークの木のてっぺんを紫に染めていくのを見ていた。ローザは生まれた息子と一緒に家路につき、私は二人の無事を祈っていた。彼女は、ようやく自分の子供であることを受け入れ、ステップダウン病棟で長い時間かけて息子の目を見つめていた。彼女が困難を乗り越えて生き延び、家族が成長するのを見守れることを私は喜んだ。そして、チャリティー病院でサラ・ボリッチが亡くなってから、私たちが前進してきたことを喜んだ。勤務が終わり、私は家に帰ろうと25床のICUの通路を歩く。自分が担当する患者──5号室の肝硬変、9号室の心不全、12号室のARDS、その他の患者──はみな、身動きせず静かで、死を遠ざける人工呼吸器につながれ、アラームやモニターに見守られている。すべてはあるべき姿だ。私が教わってきたように。しかし、心の奥底で何かがおかしいと感じる。これが最良の医療なのだろうか？

Chapter
4

移植医療の世界
正しい道を模索する

知らないことに気付いていない状態から、
知っていることに気付いている状態になった。

·· マヤ・アンジェロウ『歌え、翔べない鳥たちよ』

「鎮静されて筋弛緩された患者が身動きせずにベッドに横たわっていて、一見死んでいるようにも見えるが、モニターだけがそうでないことを告げているのを最近よく見かける」[1]

この言葉が頭から離れない。トーマス・ペティ医師が1998年、医学雑誌「チェスト」の論説に書いた言葉だ。彼は集中治療の危機を痛切に訴えていた。ICUを回診しているときには毎日、この言葉が胸に響く。私が担当する重症患者のほとんどは、ペティ医師の言うように鎮静され、筋弛緩されて、ベッドに横たわっている。中には何日もその状態が続いている患者がいる。ペティ医師は論説の中でさらに、以前は人工呼吸器を装着した患者が筋弛緩されることはほとんどなく、時々モルヒネや少量の鎮静薬が投与される程度だったと述べている。これには驚いた。「鎮静薬を減らして『人を思いやる基本原理』を重視すべきだ」というペティ医師の主張を、最新の人工呼吸器について何も知らないラッダイト[2]のようだと考える同僚もいた。しかし私の心には響いた。これまでとはまったく異なる方法で患者に接するべきだと感じた。

平均して一日に5〜8人の患者が私の勤めるICUに入室してくる。そのほとんどが、すでに人工呼吸器を装着しているか、いずれ装着するようになる。人工呼吸器を装着している患者が、身動きせずにベッドに横たわって、機械に繋がれ、仮死状態のようになっている

1　Petty TL. Suspended life or extending death? Chest 1998;114:360-361.

2　訳注：産業革命時に、機械化に反対して機械打ち壊しを行った英国の労働者。

のを見て不安を感じるようになった。患者が入室してきたときに感じた緊迫感や、命を救おうと積極的に行動したときのアドレナリン分泌は、いったん人工呼吸器を装着すると消えてしまうようだ。まるで、患者の治療を機械に委ねてしまって、自分たちは次の患者を挿管し、鎮静し、筋弛緩すべく移っていくかのように。私が抱く「命を救う」という崇高な使命は、医療のベルトコンベアに変わってしまった。

　さらに、ペティ医師は論説の中で、患者が身動きしないでいるときに起こりがちな医学的合併症として、神経損傷、筋力低下、重篤な感染症、混乱した思考（ICUせん妄と呼ばれる）を挙げている。合併症のリストを読みながら、背筋が寒くなるのを感じた。それは、テレサ・マーティンがICUから退院して数週間後に私の外来に来たときに、母親が挙げた訴えのリストと不気味なほど似ている。ペティ医師は、鎮静薬や筋弛緩薬の使用を減らし、より多くの時間を患者のそばで過ごすべきだと訴える。私もその意見には反対しない。ただ、ICUでそれを実現するにはどうすればよいのか、そもそも可能なのかわからなかった。

2

　ペティ医師の論説が発表される数ヶ月前、私はミズーリ州セントルイスにあるバーンズ・ジューイッシュ病院で肺移植の研修を終え、ウェイク・フォレスト大学に戻っていた。医学部長のウィリアム・ハザード医師が、新しく設立された心臓・肺移植プログラムのメディカルディレクターとして私を採用したのだった。ハザード医

083

師は、老年医学の創始者の一人であり、その前の年に私のメンターになっていた。ハザード医師の隣にオフィスを構え、彼の知識と寛大さを吸収した。彼は、集中治療の延長として移植に携わるのはもっともなことだと、私が移植の世界に入ることを支持した。移植はこれからの分野で、医学の限界を押し広げる革新的な医療のように思えた。しだいに長くなる死の影におびえて生きる患者を、移植によって命の光の中に連れ戻すという考えには抗い難い。また、他人の肺を生着させられるよう、免疫システムを操作するという考えも魅力的だった。生と死のコントラストに常にさらされて、気持ちが高揚するものの、同時に身が引き締まる思いがする。本当の意味での畏敬の念を抱く。しかし、集中治療に対して全く新しい見方をするようになるとは予想していなかった。

　テュレーン大学のワッツ・ウェブ教授が1960年代初頭に先駆的な研究を行って以降、移植の分野は大きく進歩した。それでも、私は移植の道に進むにあたり、ウェブ医師の足跡を辿っているように感じた。1963年6月11日に行われた最初の肺移植にウェブ医師が関与していたことに興味を持ち、その歴史を調べてみることにした。驚いたことに、患者ジョン・ラッセルは刑務所の囚人で、肺癌に対する最後の治療手段として移植手術を受けることに同意したのだった[3]。彼が囚人だったことも、患者として科学の発展に貢献すればミシシッピ州政府が「非常に好意的な態度」をとるだろうと示唆していたことも、あまり記録されていない。最初の肺移植が、医学の歴

3　Vigneswaran W, Garrity E, Odell J. Lung Transplantation: Principles and Practice: CRC Press; 2016.

史において画期的な出来事であったのは間違いない。しかし、公式記録には集中治療の進歩ばかりが強調され、それに巻き込まれた患者のことが書かれていないのは印象的である。

　記録を読んでいて気になったことがもう一つある。最初の肺移植患者が過酷な手術を終えて回復に向かっている真夜中過ぎ、同じ病院の救急室で37歳の男性が息を引き取った[4]。アメリカの偉大な公民権運動家メドガー・エバースが、白人至上主義者にライフルで至近距離から撃たれたのだ。移植という救命の勝利と、この悲惨な死の対比が、私の心を揺さぶった。翌日の新聞では、エバーズの暗殺事件がトップを飾り、移植のニュースはその片隅にある小さな記事に過ぎなかった。しかし、時が経ち、医学の進歩の歩みがその夜の重要な出来事となったことには重大な意味があるだろう。ミシシッピ州の小さな町で行われた、人間への初の肺移植は世界の注目を集め、臓器移植の分野全体を前進させた。一方、エバーズの死に対する怒りは、人種差別との戦いにすぐには結びつかず、公民権を求める苦難は続いた。2つの歴史が同じ屋根の下で反対方向に進み、関わった人々を置き去りにし、社会的不公正は取り沙汰されなかった。

　バーンズ・ジューイッシュ病院は急速に進歩する移植医療のメッカだったので、当時、アメリカにおける移植肺の第一人者であったバート・トルロック医師のもとで研修できたのは光栄なことだった。短期研修の医師として、私はトルロック医師の診療に同行し

4　Dalton ML. The first lung transplantation. Ann Thorac Surg 1995;60:1437-1438.

た。患者はみな末期の肺疾患を抱えており、慢性的な息苦しさを感じながら、肺移植が間に合うことに望みを繋いで暮らしている。トルロック医師が、患者のひいきにするスポーツチームについて冗談を言ったり、配偶者の身体の具合を尋ねたり、高校卒業を控えた子供のことを知っていたりするのを見て、どれほどよく患者のことを知っているのかと最初は驚いた。移植プログラムで時間を過ごすうちに、私も患者のことをよく知るようになる。

　ひとりの患者を臓器移植の待機リストに載せるまでには、膨大な検査を行うことになる。すべての検査を終え、健康上の問題が重度の肺疾患だけであることがわかると、患者自身のことを尋ねる。病歴はもちろん、性格や、仕事、生活環境、家族によるサポート体制など、患者とその介護者が臓器移植後の厳しい生活に適しているか確認するためだ。私たちはよく、「移植によって、問題を一つ解決する代わりに、別の問題を抱えることになる」と説明する。移植後は、新しい肺への拒絶反応を抑えるために、1日20〜30錠もの薬を一生飲み続けなければならない。このような薬剤を服用すると、免疫力は低下し、感染症にかかりやすくなる。ケアに協力してくれる家族や友人がいることを確認しなければならない。患者の話を聞いているうちに、彼らが患者として来ている病院の「今、ここ」を超えて、彼らが働き、愛し、夢見てきた病院の外の世界が私には見えてきた。慢性的で重篤な病気のために、彼らの壊れやすい人生はもろくなる。

　喫煙歴のない60代の女性で、喘鳴や息切れが続き、感染症を繰り返す患者がいた。2時間に及ぶ詳細な病歴聴取の中で、かつては

雑種スパニエルの愛犬ボビーと草原を3キロメートルほど散歩していたのに、今では自宅のドライブウェイの端までゆっくり歩くだけになったと話す。話をしているだけでも、息を切らしている。検査の結果、これまで診断されていなかった嚢胞性線維症ではないかという私たちの突飛な疑いが裏付けられた。嚢胞性線維症は、通常小児期に診断される疾患だ。新たな人生の扉を開くため、彼女は両肺移植待ちのリストに載ることになった。

　もう一人の患者は、両肺に重度の瘢痕ができて、郵便受けまで歩くのも一苦労になった。そのため、週に1～2回しか郵便を取りに行けない状態だった。家族歴の中で、彼は親戚の話をし、私たちは彼の症状と親戚の症状が奇妙に似ていることに気づく。やがて私は、彼の疾患が遺伝性の肺線維症であることに気付き、片肺移植を受けて元の生活に戻るのを見届けることができた。新しい肺のおかげで、彼は郵便受けよりもずっと遠くまで歩けるようになっただけでなく、彼が嬉しそうに話してくれたように、親戚の誰よりも長生きできるようになった。

　トルロック医師の患者から話を聞いているうちに、私はICUの患者がこれまでどのような生活を送ってきたのかなど、ICU診療の範疇を超えることはほとんど考えてこなかったのに気づいた。私たち医師は、通常の病歴聴取や身体診察の一環として、患者自身のことを質問することになっているが、集中治療の現場では必ずしもそれが診療に直結するとは考えない。患者の命がかかったスピード勝負であるため、患者自身のことを尋ねるのは現実的ではないことが多い。私たちは身体診察、つまり身体そのものに注目する。そし

て、さらにズームインして、体の特定の部位に焦点を当てる。臓器だ。私の診療だと、ICUの患者で重要なのはたいてい肺になる。

　医療技術の原点は、フランスのルネ・ラエンネック医師が1816年に発明した聴診器にあると言えるだろう。それまでは、身体を目で診たり、患者から話を聴いたりすることで、患者の病気について知識を得ていた。しかし、ラエンネックが最初に作った「木管式」の聴診器を皮切りに、医師たちは新しい道具によって得られる情報に注目し始める。医療が進歩するにつれて、患者自身の声はどんどん削られていった。それが顕著に現れるのが、人工呼吸器を装着して深く鎮静されている患者だ。移植待ちの患者は、ICUで人工呼吸器を装着した患者とは多くの点で正反対である。彼らがチームの支援を得て、命を救う臓器を受け取るために、自らのために声を上げ、人間としてのストーリーをすべて打ち明けているのを、移植医療で私は目にした。

　興味深いことに、移植の場合は、機能の衰えた「臓器」が出発点となり、そこから一歩引いて患者を一人の「人間」として見る。トルロック医師と私は、それぞれの移植患者に何度も会った。臓器を待つ何ヶ月もの間に、病状はしだいに悪化し、体は弱まり、命と希望が失われていく。ようやく適切な肺が手に入れば手術前に再会し、手術後には、毎月外来で薬剤を調節したり、免疫抑制と感染症のリスクを管理したりする。移植患者に、移植後の人生での重要な出来事を聞いてみると、彼らは、また車を運転し始めたとか、外食に出かけたとか、孫を抱っこしたとか、人生の小さな出来事を挙げる。私は、移植患者とこのようなやりとりをするのが気に入ってい

た。

　それに対して、ICU患者との接触は、移植外科医が新しい臓器を縫い付けるのに似ている。外科医の中には、移植患者と最も長い時間ともに過ごすのは移植手術をする時だという者もいる。移植外科医は、手術の後、新しい肺を得て命を繋いだ患者を家に帰してしまえば、それ以降の日々の治療は、トルロック医師や私のような移植医にほとんど任せてしまう。私はそのような医師でありたくはなかった。

3

　ノースカロライナに戻った私は、バーンズ・ジューイッシュ病院で学んだことを、新しい心臓・肺移植外来での診療に生かせるのではないかという希望を抱いていた。最初に診た患者は、ブルーリッジ山脈の麓の街から、心臓と肺の移植のためにやって来た、私と同じくらいの年齢の青年だった。本人がもし言わなかったとしても、真っ青な顔色から移植が必要であることはわかっただろう。その患者マーカス・コブは、奥さんと二人の小さな子供を連れて診察室に入ってくると、何か秘密のテストでもあるかのように笑顔を見せた。

　彼の茶色い目は大きく、訴えるようなまなざしをしていたが、私は視線を返さなかった。彼の肌の色に気を取られていたのだ。肌は色あせたデニムのような色で、唇はあざのような濃い紫色をしている。チアノーゼと呼ばれるもので、肌の「青さ」の程度から、ヘモグロビンの3分の1以上が酸素と結合せずに体内を循環しているこ

とがわかる。マーカスはアイゼンメンジャー症候群を患っていた。心臓の右側が大きすぎるために、静脈から還ってきた血液が肺で酸素を受けとることなく心臓の左側へ追いやられ、そこから全身に送られる。私は彼の胸に目をやる。

　がっしりとした体格をしたマーカスは、最初少し対立的な態度を取った。「いいかい、イリー先生」。私は顔を上げる。「皮膚が青いのは生まれつき心臓に穴が開いているからで、小さい頃から棺桶に片足を突っ込んでいるようなものさ」と南部の発音で言う。「何でもよく知っているらしい医者が何人も、オレはもうすぐ死ぬと言った。今のところ、あの医者たちはみんな間違ってた。でも、32歳になって、ダニータと俺はいろいろ考えるんだ」。

　マーカスと妻のダニータが私を見る。ダニータは、まるで私が手を振るだけで夫を治癒できるかのように、希望に満ちた表情をしている。マーカスの見た目は尋常ではない。通常、ICU患者の血中酸素飽和度が90％未満になれば、何らかの治療を開始する。しかし、私の目の前に座っているマーカスの血中酸素飽和度は、65％くらいのはずだ。彼は30年間以上にわたって。そのような酸素飽和度で生きてきたのだ。なんと言えばよいのかわからなかった。マーカスの胸を切り開いて心臓と肺を取り出し、他人の心臓と肺に入れ替えるタイミングを、私が決められるとでもいうのか。移植はタイミングがすべてで、タイミングよく行うのが絶対必要であるとわかっている。ギリギリまで引き延ばしたい。新しい臓器を植えると同時に、免疫系の拒絶反応という時計がカウントダウンを始めるからだ。この時計は遅らせることはできても、完全に止めることはでき

ない。新しい臓器を植えること自体に、死の宣告が含まれている。しかし、あまり長く待ちすぎると、移植を受ける前に亡くなってしまうので、それもできない。

　そんなことを考えているうちに、気分が落ち着かなくなってきた。ダニータと子供たちにとっては、マーカスが生きて元気にしていることが必要なので、助けを求めて私の元に来たのだ。彼らの希望を全て託され、私は圧倒される。頼るべきトルロック医師はもういない。これは私一人の責任で、マーカスは答えを待っている。顔が紅潮し、汗が吹き出てくる。セキュリティシステムの設計という仕事、夫婦の問題、子供のアリエルとタイ、前妻との間の子のジェイ、パトリック、レイシーのことなど、マーカスの人生についてできるだけの質問をした。しかし、質問は何の解決にもならず、彼の人生が、より大きく、より貴重なものであると私に伝えるだけだった。私自身3人の娘の父親であり、娘たちの可愛い顔が脳裏に浮かぶ。大粒の汗が額に浮かび、頬を伝って机の上の書類に落ちていくのがわかる。何事もないかのように振舞おうとしたが、顔が火照ってくる。マーカスは、娘アリエルのバービー人形収集について話している。

　中座して、近くの洗面所に入る。ドアを閉めて、タイル張りの壁を見つめる。白衣を脱ぐと、水色のシャツが汗でびしょ濡れになっているのがわかった。何が問題なのかを考えてみる。マーカスにとって良い医者であるために必要な技術的なトレーニングはすべて受けている。医学部で4年、研修医として3年、チーフレジデントとして1年、集中治療と肺を専門に3年、そして最後にセントルイ

スでの肺移植のフェローシップ。ICUで何年も重症患者を診てきた経験があるので、重症の患者に会うのは新しいことではない。しかし、マーカスは重症なだけでなく、豊かな人生を送り、人間的で、ICU患者と違い鎮静されていない。私一人の責任であるということが重く感じられた。

　うなだれて診察室に戻り、聴診器を取り出してざっと身体診察を行う。利尿薬の量をどのように調節するかマーカスに説明し、2〜3ヶ月後に再診すること、状態が悪化するようなら連絡することを伝える。そして、彼らは外来から去っていった。うまくいかなかった医者のリストに加わったことを確信し、二度とコブ夫妻に会うことはないだろうと思った。

4

　マーカス・コブとの出会いで私は自信を失った。バーンズ・ジューイッシュ病院の移植チームと一緒のときはとても快適だったが、ウェイク・フォレスト大学に戻ってからは孤独で自信が持てない。患者と一緒に困難に立ち向かいたいと思っているが、患者の生活に踏み込むという責任に自分がどのように対処しているのか振り返ると、新しいプログラムを運営するのに適任なのか確信が持てなくなる。

　医学部時代の理想を思い出す。友人のダリン・ポートノイ医師と私は、チャリティー病院の屋上で、声を失った人々のために変化をもたらすことを誓ったのだった。彼はすでにウズベキスタンで、国境なき医師団の結核対策プログラムを指揮している。一方、私は

マーカスというたった一人の患者で失敗している。マーカスは私の
ところに来たのに、私は追い返してしまった。私が受け持つ他の患
者は、ほとんどが人工呼吸器につながれていて、どこから見ても死
んでいるように見える。私は彼らのために声を上げることもなく、
彼らの名前すら知らない。集中治療の専門家となった今、私は自分
自身の根本的な部分、つまりなりたかった医師像を見失ってしまっ
たようだ。

　大学生の頃に、F・スコット・フィッツジェラルドの本を読んで
いたことがある。彼の最初の小説『楽園のこちら側』[5]の中で、方向
性が定まっていないエイモリー・ブレインに特に惹かれた。私がブ
レインに魅了されたのは、目的を持たない彼の姿が自分とはかけ離
れていたからに他ならない。しかし今、自分の道を探そうとしてい
る私には、ブレインの姿が重なる。一心不乱に取り組んできた医学
研修を終え、本来ならば未来に向かって邁進するはずなのに、思う
ようになっていない。フィッツジェラルドによるブレインの描写が
頭をよぎる。「彼が夢見ていたのは、いつも『なる』ことであって、
『ある』ことではなかった」。

　それより数年前、私はチーフレジデントのときの研究プロジェク
トをニューイングランド・ジャーナル・オブ・メディスン誌に発表
していた[6]。初めての論文が高く評価され、集中治療のエリートクラ
ブにとうとう認められたことに興奮し、衝撃を覚えた。この研究

5　スコット・フィッツジェラルド（朝比奈 武 訳）. 楽園のこちら側：花泉社；2016.

6　Ely EW, Baker AM, Dunagan DP, et al. Effect on the duration of mechanical ventilation of identifying patients capable of breathing spontaneously. N Eng J Med 1996;335:1864-1869.

は、シカゴ大学のマーティン・トービン医師とスペインの有名な肺専門医アンドレス・エステバン医師の研究を基にしており、自発呼吸トライアルと呼ばれるようになる手法を用いて人工呼吸器から離脱する方法を検討している。研修中、患者が人工呼吸器から離脱できるかどうかを判断する方法が、医師によって全く異なることに驚いた。何時間もかけて、人工呼吸器の呼吸数を1分間に18回から14回、10回へと徐々に減らしていく医師もいれば、呼吸数は患者自身に任せて、呼吸ごとの人工呼吸器からの補助を少なくしていく医師もいた。どのような方法であれ、人工呼吸器離脱の方法はほとんどが恣意的で、いつから始めるかについても特に科学的根拠はないようだった。

　私の研究では、医師だけでなく、呼吸療法士や看護師も使える人工呼吸器離脱の基準を作ることに焦点を置いた[7]。そうすれば、医師がそばにいないときでも、患者は人工呼吸器離脱に向けて前進し続けることができる。方法は簡単で、人工呼吸器を装着した患者を、毎日短時間だけ人工呼吸器から外し、補助なしで呼吸できるか

7　顔に密着したマスクを使って肺に空気を送る方法（BiPAP）によって、人工呼吸器装着日数を短縮し、命を救うことを証明した、パリの集中治療医ローラン・ブロシャール医師の研究に触発された。私の研究は、シカゴのマーティン・トービン医師とスペインの有名な呼吸器内科医アンドレス・エステバン医師の先駆的な研究に基づいて、さらに発展させたものである。これら3つの研究は次の通り。Brochard L, Mancebo J, Wysocki M, et al. Noninvasive ventilation for acute exacerbations of chronic obstructive pulmonary disease. N Engl J Med 1995;333:817-822; Yang KL, Tobin MJ. A prospective study of indexes predicting the outcome of trials of weaning from mechanical ventilation. N Engl J Med 1991;324:1445-1450; Esteban A, Frutos F, Tobin MJ, et al. A comparison of four methods of weaning patients from mechanical ventilation. Spanish Lung Failure Collaborative Group. N Engl J Med 1995;332:345-350.

確認するというものだ。医師たちは、生命維持装置を急に取り外したりすると大混乱を引き起こすと思い込み、この方法は過激だと考えた。彼らは、重症患者を急に人工呼吸器から外したりすると、心臓発作や脳卒中を引き起こす危険性があるだろうと考えたが、私はその点も調べていた。うまくいく予感はあったが、最初はどのような結果になるかわからなかった。しかし、呼吸不全患者300名を対象とした1年間におよぶ研究が、この簡単で標準化された方法を使うことで、人工呼吸器から離脱するまでの期間を2日間短縮し、合併症を半分に減らし、入院費用を患者1人あたり5,000ドル節約できると証明したとき、私は驚いた。何十年も前から行われてきた、ゆっくりと人工呼吸器を外すという方法を早めても、安全性を損なわないことがわかったのだ。患者が人工呼吸器なしに自力で呼吸できるようになったら、人工呼吸器をゆっくり外すのではなく、すぐに離脱するのだ。研究は大成功のように思えた。

　この論文の結果は大いに話題になったものの、実際の診療はあまり変わらなかった。人工呼吸器を装着した患者には、やはり何日も鎮静薬と筋弛緩薬が投与されている。行き詰まりを感じていた。私の役割は、相変わらず患者ではなくモニターや機械を見つめることであり、『ガイトン生理学』の本や生理学を愛していたにもかかわらず、何か重要なものが欠けていた。

5

　その後間もない1998年の夏、妻キムがバンダービルト大学で外科病理学のフェローとしてトレーニングを始めることになったた

め、私たち家族はテネシー州ナッシュビルに引っ越した。私はまだ自分の進むべき道がわかってなかったので、自分のやるべきことがわかっているキムについていくのは気が楽だった。引っ越した後、私は肺移植プログラムの副メディカルディレクターとして採用され、外来での仕事を楽しむようになる。それは、バーンズ・ジューイッシュ病院でトルロック医師と一緒にやっていたことと同じで、チームと協力して患者を評価し、移植前のワークアップを行い、移植待機リストを管理し、患者が新しい人生を歩むのを見守るという、馴染みものだ。患者の多くは、「先生、毎日が贈り物のようです」と言う。歴史のある移植センターに支えられて、患者とのやりとりも向上した。

　ある日の午後、心肺移植の評価のため新しい患者が外来にやって来た。最初に目についたのは青い肌で、次に紫色の唇[8]、そしてマーカスとダニータの重苦しい顔が目に止まった。ふたりは私を探し、6時間の道のりをやって来たのだ。足首に溜まった水、心臓の奔馬調音、肺の雑音から、マーカスの容態がひどく悪化したことがわかる。今が移植のタイミングだ。マーカスには新しい心臓と2つの肺がいち早く必要で、移植をしなければそう長くは生きられない。

　病歴聴取と検査を終えた後、マーカスとダニータに尋ねた。「最初にお目にかかったとき、あんなぶざまなふるまいをしたのに、どうしてまた会いにきてくれたのでしょうか?」強い南部訛りでダ

8　Ely EW. A piece of my mind. Cyanosis. JAMA 2011;305:2388-2389.

ニータは言う。「あの日、外来を出たとき、すべての答えを知っているわけではないとあなた自身が気付いているのがわかった。それで、私たち夫婦は、あなたこそが私たちの医師にふさわしいと思った。だからここにいるの」。

マーカス・コブは私の患者となり、私は彼を臓器移植のリストに載せた。あとは移植の順番を待つばかりだ。マーカスとダニータはスーツケースに荷物を詰めて準備を整える。飛行機のチャーター便の会社に電話をして、移植の順番が来れば——もしそれが来るとして——すぐに出発できるように手配する。マーカスの心臓と肺の機能は低下し続けた。移植リストに載せてから1カ月ほどたったある日の深夜、テネシー州の臓器提供団体から電話がかかってきた。マーカスに合う臓器ドナーがいるというのだ。マーカスの家に電話をかけ、この知らせを伝える。彼の疲れた声が希望で早口になって、電話口でダニータにこういうのが聞こえる。「すぐに荷物の準備を。これからナッシュビルに行くんだ」。

マーカスについて喜びを感じると同時に、このような電話に必ず付きまとう重苦しさも感じた。それは、臓器提供があるということは、どこかで誰かが死んだという事実だ。今も、その人の愛する人たちが悲しみに浸っているだろうと。私は電話を切り、家族が安全に眠っている静かな家の中で、一人感謝の気持ちを感じていた。名も知らぬ臓器提供者の勇気に感謝した。

翌日、バンダービルト大学で私は待っていた。9時間にわたる手術の後、ようやく手術室から出てきた執刀医は、胸の中で血管がロープのように太くなっていたため苦労したことを疲れた顔で話し

てくれた。しかし、手術は成功だった。ICUにストレッチャーで運ばれたマーカスを一目見て、肌がもう青くないことがわかる。新しい臓器と回復しつつある体をサポートするために、できる限りの準備を整えた。

　それからの数日間、私はマーカスのベッドサイドに留まり、モニターを監視し、血圧の薬、人工呼吸器の設定、鎮静薬の用量、抗生物質、免疫抑制剤を調節した。すべてを正確に調節しなければならない。私はこのために移植という最高峰の医療の訓練を受けたのだ。しかし、いつもとは全く違う。横になっているマーカスの顔を見て、彼が新しい肺に深く息を吸い込むのを見ながら、揺らめく命の神秘に思いを馳せる。マーカスのことはよく知っている。それも、インデックスカードに書き込んだメモのような知り方ではなく、もっと深い意味で。マーカスの家族のことも知っている。その家族は常に私のそばにいて、マーカスの手を握り、話しかけ、応援する。家族もまたマーカスの生命維持装置なのだと気付く。このときばかりは、肺と心臓のことだけを考えているわけではなかった。ようやく、人全体を視ることができたのだ。

6

　マーカスは、私が初めて真に一人の人間として見た患者だろう。それまでは、マーカスと彼の家族に対してしたようには、患者の人生に入り込むことができるとは理解しておらず、そうすることでより良い医師になれるとも考えていなかった。目的がないまま過ごしていた何ヶ月かの間に、私は洞察力と自己認識を深めようと、さま

ざまな本を読んだ。マーカスの移植後、点と点がつながり始める。イエズス会の創始者イグナチオ・デ・ロヨラは、1500年代に書いた『霊操』の中で、人間は他人との関係を充実させられないことが多いと説いている。私は、人間関係を築けないことが患者に与える影響を理解し始めた。常に患者を大切に思い、医師として最善を尽くしたいと考えて来た。しかし、哲学者のマルティン・ブーバーが「我―それ」の関係と表現したように、患者を生命のない物として扱っていたのだ。データを集め、分析し、分類し、患者を治すべき臓器や解決すべき問題リストとして見なしていた。以前にサミュエル・シェムの小説『ハウス・オブ・ゴッド』[9]を読み、人にも読むよう勧めた。働きづめのインターンが、病院での仕事のやり方を学ぶ様子を描いた小説だ。物語の語り手としてのシェムは非常に愉快である一方で、Gomer (Get Out of My Emergency Room「オレの救急室から出て行け」の頭文字) など軽蔑的な呼び方をして、患者の人間性を否定していた。私は自分も患者を軽視していたことに気付く。「胆嚢炎の557号室」というように、深く考えず人と病名をいっしょくたにして呼んでも、何の問題もないと思っていた。患者を1人の人間として見ていなかったのだ。患者はそのことに気付いていただろうか?

　今になって思えば、多くの患者は気付いていたのだろう。医学生の頃からその後の研修を通じて、患者にはプロとしての遠慮を示し、精神的な距離感を保つようにと教わることが多かった。親しくなりすぎると、亡くなったときにストレスになると。1989年にテュ

9　未訳：Shem S. The House of God: Richard Marek Publishers; 1978.

レーン大学医学部を卒業したとき、母がウィリアム・オスラー医師の『平静の心』[10] の革張り本を贈ってくれた。これは、オスラー医師がちょうど100年前にペンシルベニア大学の若い医師に行った有名な講演である。アリストテレスに由来するオスラーの言葉は、私にとって試金石となった。「深い声で、ゆっくり話し、一歩ずつ着実に、目の前のことに集中する」。この言葉をカードに書き写して、白衣のポケットに入れて毎日持ち歩いていた。そうすることでオスラーとアリストテレスの2人に直接つながるような気がした。いったん立ち止まって、一歩下がり、処理するため、平常心というツールをよく使った。バランスと落ち着きを保つために。今や、私は自分の感情さえも引っ込めてしまったのではないだろうか。

　しかし、ついにマーカスとの間で、マーティン・ブーバーが言うところの「私—汝」の関係を実現し、彼の人生全体と向き合うことができた。最初はためらい、時間もかかったが、マーカスとダニータは辛抱強かった。彼らの辛抱強さに感謝する。そのおかげで、私は再び医師として進むべき道を見つけられたのだ。

　マーカスの心肺移植は、彼が夢見ていたものとなる。ダニータや子供たちと過ごせる時間が増えただけでなく、過去には想像しかできなかったことに挑戦できるようになった。ブルーリッジ山脈で夕日を見ながらハイキングをしたり、ヘリコプターからパラシュートで飛び降りたり。マーカスは人生を両手でつかみ取った。移植後、最初は月に一度だった外来は、後には3ヵ月に一度になる。マーカ

10　ウィリアム・オスラー（日野原重明, 仁木久恵 訳）. 平静の心—オスラー博士講演集：医学書院；2003.

スが新たな生活の中で最も喜びを感じるのは、子供たちとフットボールを投げ合うというような小さなことだと気付き、笑みがこぼれる。

7

わかってはいたが、良いものはいずれ失われてしまう。これは、頑固な免疫システムの気まぐれに翻弄されながら、移植した臓器を維持することにも当てはまる。私の携帯電話が鳴ったのは、マーカスの移植から数年後のことだ。サンディエゴで開催された医学学会で、数百人の理学療法士を前に講演を始めるところだった。ダニータからだ。「マーカスが死にそうなの。あなたに会いたいと言っている」。学会の主催者に謝罪し、帰りの飛行機に乗るため私は迷うことなく空港に急いだ。その日は特によく晴れていた。窓際の席から眼下に広がる渓谷や湖を眺めながら、間に合うように祈り続けた。

ナッシュビル空港からバンダービルト大学に向かうタクシーの中から、ダニータに電話して病室番号を聞く。「8階の5号室。急いで」とダニータは言う。病院に着くと、急いでエレベーターに乗り込み、8階の廊下へ飛び出る。角を曲がると、開いたドアの向こうに人だかりが見える。7人ほどの人の輪の中に入っていくと、みなが私を待っていた。マーカスの肩に手を置き、目を見て直接話をする。その瞬間、世界中で大切なのはマーカスだけだ。そのように振る舞うことがすでに身についていた。私を見上げるマーカスに、「ありがとう」とささやく。そして、マーカスは亡くなった。

8

　マーカスの移植の後、私は移植患者の治療にある種の充実感を覚えた。移植患者が、慢性疾患を抱えてながら毎日勇気を持って過ごし、借り物の時間とわかっていても移植後の生活に喜びを見出しているのを見ていると、謙虚にならざるをえない。彼らにとって、病気・治療は人生と密接に結びついているため、切り離すことはできない。

　慢性肺疾患を抱えるダニー・ウェストという男性に出会った。身長は180センチで、痩せていて、立っているときにはいつも片方の膝がすこし曲がった歪んだ姿勢をしている。ダニーの楽天的な態度は私をリラックスさせる。見事なふさふさしたカイゼルひげをしており、笑うたびにひげが上下する。ダニーの肺の病気のため頻回に会っているうちに、私は彼に引きつけられた。1年前なら無謀と思っただろうやりかたで、彼との友情を育んだ。そのせいで傷つきやすくなったかも知れないが、その方が正しくて真実だと感じた。

　ある春の日、ダニーと連れ立って医学部の講義に出向いた。身体診察の時に聴診器で聞こえる肺の音を、100人の初々しい医学生たちに教えるのだ。ダニーには移植された健康な肺と、病気に罹った元々の肺の両方があるので、この講義の実演役としてぴったりだ。学生たちは、空気が片方の肺ではスムーズに流れているのを聞き、反対の肺では耳障りな雑音を立てて流れるのを聞く。その前の年の同じ講義では、いつものように医学生の中から1人患者役のボランティアを募った。一人の若い女子医学生が立ち上がり、階段状に

なった大きな講義室の前に進んだ。彼女がブラウスを脱ぐと、ヒョウ柄のブラジャーを身につけており、クラス全員が爆笑に包まれた。今年は、そんな大騒ぎを避けるための切り札として、ダニーに来てもらったのだ。クラスのみなにこれから行うことを説明し、ダニーには診察のためシャツを脱ぐように言う。聴診器を取ろうとして背を向けたところ、教室が万雷の拍手と笑い声に包まれた。驚いて振り向くと、ダニーがヒョウ柄のブラジャーを誇らしげに身につけて、悪戯っぽく笑っていた[11]。

その後、病気で痛んだ肺に癌ができて、脳に転移したあとも、ダニーがユーモアのセンスを失うことはなかった。最後の頃、腫瘍科の外来に会いに行ったときも、彼は自分自身を笑いのネタにしていた。でも、彼が私を笑わせるのはこれが最後ではない。それは、ダニー自身の葬儀の場であった。私は、ダニーの妻ベッキーからスピーチを頼まれて参列していた。ダニーは、医学生への講義の時に一緒に撮った写真を額に入れ、自分で書いた詩をそえて私に残していた。これには、涙を流しながら大笑いした。ダニーは、病院という枠を超えて、死に至るまでの人生に私を招き入れ、私はそれを受け入れた。

9

移植患者は私の中のあるもの——医師として人間性を高めること——を目覚めさせた。ICUで人工呼吸器をつけている患者にも同

11　Ely EW. A piece of my mind. The leopard-skin bra. JAMA 2011;305:756-757.

じようにしたいと感じた。ただ、集中治療の世界でどのように行えばよいのかがまだわからずにいた。モニターから顔を上げて患者の顔を見て、壊れてしまった肺だけでなく患者全体に目を向けなければならないのはわかっている。人生が狂ってしまい、元の生活に戻りたいと切望している患者に。しかし、緊急でICUに運ばれてきた患者は、鎮静薬と筋弛緩薬を投与されていて、自分の言葉を発することができないのに、どうすればよいのだろう？

　技術に縛られたICUの世界と移植医療でのヒューマニズムをどのように融合させるかを考えていたとき、ナッシュビルで行われたトーマス・ペティ医師の講演に招待された。それは『チェスト』誌に彼の論説が掲載されてからわずか数年後のことだ。ペティ医師は、集中治療業界の一部の人たちを怒らせたかもしれないが、それでも、この分野での数多くの貢献から尊敬されている。私は直接ペティ医師の話を聞けることに興奮を覚えた。講演はF.スコットという地元のレストランで行われた。もはやエイモリー・ブレインに自分を重ねてはいなかったが、このレストランの名前は私にはピッタリなように思えた。ペティ医師が、慢性呼吸器疾患を抱えて生きる患者について話し終えた後、私はひらめく。患者たちが主治医と頻繁に連絡を取り合っていることに気付いたのだ。私は、ICUの中のことだけで考えていたが、患者がICUから退室した後はどうなのだろうか？　退院して家に帰ったときは？　必要なときにどこで継続的な治療を受けられるのかさえ知らないのだ。移植患者のように、月に一度、あるいは3ヵ月に一度、外来で経過をフォローアップすべきではないだろうか。講演が終わり、周りのみなが拍手を

し、私も拍手をした。インスピレーションをもらったように感じていた。私は、読み古した論説を手に、ペティ医師のもとに行く。医療において人間性を呼びかけた、論説の結びの段落を一緒に読んだ。

　私は「どうしたらいいでしょうか？」と尋ねる。

　ペティ医師は眉間にしわを寄せて、「問題の解決策を知りたいのかい？」と聞いた。蝶ネクタイがすこしゆがんでいた。彼は私をじっと見つめて「正直なところ、まだわからないんだ」と穏やかに言う。「でも、君がその答えを見つけるかもしれない」。

せん妄という大惨事
患者と家族にとっての目に見えない災難

長い間、ある物事が間違っていると考えないのを習慣にしていると、
それが表面上は正しく見えるようになる。

―――トマス・ペイン『コモン・センス』[1]

　新型コロナパンデミックの時のことだ。ベッドサイドの椅子に座るレイ・ヒューゲイトの体は傾ぎ、脚は曲がっていた。気管チューブの中に痰がたまっているのが見える。気管チューブは、レイの口から数センチ出ていて、その先は左側にある人工呼吸器に接続されている。人工呼吸器がビュッと音を立てて、1分間に24回、380mLというちょうどよく調節された量の空気を送り込む。大きな窓から差し込む太陽の光が、レイの短い赤茶色の髪を際立たせる。頭の後ろの髪が立っているのが、少年のような印象を与える。レイは、イライラした様子で、小さなホワイトボードを私に向かって振っている。声を出せないので、ホワイトボードを使って私たちとコミュニケーションを取るのだ。赤いインクで書かれた大きな文字が見える。「シェリーに会いたい」。シェリーというのは、30年連れ添ったレイの妻のことである。新型コロナウイルスがレイの51歳の肺を破壊したため、2週間にわたってICUに入院している。その日の朝の回診で胸を聴診すると、前面でも背面でもライスクリスピーのようなパチッ、パチパチ、ポンというお馴染みの音が聞こえた。命に関わるような新型コロナ肺炎に罹っているのだ。レイはホワイトボードいっぱいに字を書きなぐって見せてくるが、書いていることは意味を成していない。ただの赤インクの落書きのようだ。肺もさることながら、脳の状態はさらにひどい。せん妄になってい

1　　トマス・ペイン（佐藤健志 訳）. コモン・センス 完全版：PHP研究所；2014.

るのだ。ウイルスによる壊滅的な影響を受けているのに加えて、家族の付き添いが付けられない状況でICUに滞在しているため、せん妄はさらに悪化した。レイは、幼なじみのシェリーを必要としている。

翌日、レイの状態が改善し、せん妄も軽快したので、人工呼吸器から外して、侵襲が少ない方法で酸素を供給できるようになった。人工呼吸器が外れたことで、シェリーとも電話で話すことができる。しかし、話をしているうちにまたせん妄状態に陥り、血中酸素飽和度が低下する。レイが叫ぶのが聞こえる。「シェリー、今すぐ助けに来てくれ。殺されそうなんだ。シェリー、帰らせてくれないんだ。無理矢理拘束されている。シェリー、ここから出してくれ」。レイが感じている恐怖は本物であることがわかっているので、叫び声を聞くのは胸が痛んだ。それが特に、レイをまた人工呼吸器に繋がなければならない可能性が高く、声を奪うことになると知っているときには。

私は、空気中の粒子から身を守る電動ファン付き呼吸保護具（PAPR）と個人用防護服（PPE）を身につけて、白いダース・ベイダーのような格好でレイの部屋に入っていく。椅子のそばにひざまずき、レイの手を握る。時計を指して言う。「ヒューゲイトさん、ベッドから出て起き上がっている姿を見られてよかったです。混乱されているのが残念です。今、シェリーと話したのですが、2時間後の午後1時にこちらに来られるそうです。ガラスの向こう側にある電話であなたとお話しできます。あと、大事な事を伝えて欲しいと言われました。『愛している』と」。

今となっては驚きだが、かつては、せん妄のことを重症患者に起こる重要な障害とは考えていなかった。せん妄が起こると医師にとって不便なために、その存在には気付いたものの、重篤な病気やICUでの治療に伴う、全く正常で当然の副作用のように考えていた。せん妄が患者に様々な害を及ぼすと気づくには長い時間がかかった。

2

　1999年末、若手医師だった私は、患者と関係を築くことができるのだという自信を深め、患者のことをもっと知りたいと思うようになった。そこで、病状が安定して、ICUから一般病床に転床した患者に会いにいくようにした。病室に立ち寄って様子を見るのだ。最初は、まるで不法侵入しているかのように感じて、一般病棟から追い出されるのではないかと半ば心配していた。もう自分の担当する患者ではなく、他の医師の治療を受けているのだから。

　ベッドの足元に立って、患者と家族に自己紹介をした、了承が得られれば、椅子に座って話をする。必ず相手の名前を呼ぶようにした。「こんにちは、ラミレスさん、上の階のICUの医師でイリーといいます。お加減がいかがか見に来ました」。モニターなどの機械をつかわないこのやり取りは、何かとてもシンプルなものに感じる。時には、患者の声をはっきりと聞くのが初めてだったり、患者の目が恐怖ではなく希望に輝くのを見たりすることがあった。ICUでは、患者の白目を見ることがほとんどで、特に喉に気管チューブが入っていて声が出せない場合には、目からはパニックの様子が見

てとれた。一方、ICU以外の病棟では、生命維持装置が必要なくなり、落ち着いている患者がいることに気づく。未来のこと、家に帰ることを考え始めている。

しかし、恐怖と不安の見られる患者もいた。まるで見知らぬ土地に放り出されたかのように、自分がどこにいるのかわからないのだ。このような患者は、私が会いに行くと特に喜んでくれた。私が彼らの経験を理解していることがわかっていたからだ。私は、見知らぬ土地で出会った見知った存在なのだ。

最初の頃は、ほんの1、2分顔を合わせるだけだったが、この新しい役割を担うようになってからは長居するようになった。患者が家族と再会し、重症疾患とは反対にある世界と再び結びつくのを聞く。そこで、驚くべき事実が浮かび上がってくる。患者と家族とでは、ICU滞在中の記憶がまったく異なるのだ。多くの場合、患者は自分がどれほど重症だったかほとんど知らず、どのような手技を受けたかもあいまいにしか理解しておらず、家族が面会に来たことやそこで話したことなどはほとんど何も覚えていない。そして、人工呼吸器を装着している間、恐ろしいほどリアルな別世界で過ごしているようだった。ある患者は緑色の宇宙人の群れに襲われたと言い、別の患者は蛇が群がってきたと言い、また別の患者は長くて暗いトンネルの中に何度も押し込まれたと言った。次々と語られる話を聞いて、理解が深まると同時に、警戒が高まる。生命維持装置による激しい不快感を避けるための鎮静薬や筋弛緩薬、鎮痛薬などで守られて、患者は人工呼吸器を装着しているあいだ眠っているものと思っていた。しかし、静かに夢を見ているわけではないのは明ら

かだ。せん妄状態にあり、怯えて、混乱している。どうしたらよい
のか家族から尋ねられたとき、私にはどうすればよいのかわからな
かった。「そのような記憶は現実のものではない」と言って話を打
ち切るべきなのか、「幻覚や妄想ではないか」と言って話を認める
べきか。どちらの対応も、患者にとっては特に安心できるものでは
ない。

　私は常にせん妄のことを考えるようになった。患者はなぜせん妄
になるのか？　なぜ、どれくらいの頻度で起こるかわかっていない
のか？　当時、せん妄が起こるとハロペリドールを静脈注射して
いた。この薬は1950年代から精神病の治療に使われているもので、
多くの神経疾患の治療に使われていた。重症患者のせん妄に初めて
使用されたのは1973年のことだ[2]。葉巻を愛するイエズス会の神父
であり、マサチューセッツ総合病院で精神科部長を務めた尊敬すべ
きエドウィン・"ネッド"・キャセン医師は、心原性ショックによる
重症患者の興奮を安全に鎮める方法としてハロペリドールを使い始
める。それ以来、世界中で標準的に行われるようになった。

　やるべきことがもっとあるのではないだろうか。ICUに戻って、
私はせん妄の兆候を探すようになった。すぐに、せん妄が人工呼
吸器を装着した患者の間で広範囲に見られることがわかった。かつ
て、有名なウィリアム・オスラー医師が「患者の話を聞け。診断を
告げているのだから」と言ったが、私はそれまで患者の話を十分に

2　N. Cassem. Intravenous Use of Haloperidol for Acute Delirium in Intensive Care Settings,
　Continuing Medical Education Syllabus and Scientific Proceedings in Summary Form.
　APA 1978;394:204-205.

聞いていなかったし、患者を見てもいなかったのだ。すべての患者
の経過をコントロールできると過信しすぎていた。

　行動からせん妄であることが最初にわかったのは、抑制帯をいや
がり、ベッド上で暴れる患者だった。そういった患者たちは鎮静か
ら醒めると、看護師に毒を盛られるとか、家族が陰謀を企てている
と考えるのだ。それまでは、目の前の患者が幻覚や何か恐ろしいも
のを見ているなどとは考えもしなかった。もしかしたら、私が危
害を加えようとしていると思っているのかもしれない。これまで私
は、このような状態はICU精神病[3]であり、ICUにいることに対す
る正常で害のない反応だと考えていた。抑制されていることに腹を
立てたり、騒音や睡眠不足に悩まされたりしているだけだと思って
いたので、このような患者が治療の邪魔になることに苛立ちを感じ
ていた。彼らの論理性のなさにも苛立っていた。手首を抑制される
ことに腹を立てているのであれば、暴れるのではなく、スタッフを
説得して抑制を解いてもらえば良いのではないか。今になって、自
分がいかに間違っていたかがわかる。彼らの脳は正常に機能してお
らず、特別なケアが必要だったのだ。私にはその意味がまだわかっ
ていなかったので、患者を落ち着かせて、ストレスを感じている看
護師や怯えている家族をなだめようと、鎮静薬や抗精神病薬の用量
を増やしただけだった。

　患者の家族がICUに面会に来て、「いつもと何か違う」とか「話す
ことのつじつまが合わない」と言ったときには、その声にも耳を傾

3　G. Fricchione. What Is an ICU Psychosis?. Harv Ment Health Lett 1999;16:5-7.

けるようにした。家族は、そうとは気づかないまま、見落としがちな静かなタイプのせん妄があることを私に知らせてくれていたのだ。それまでは、患者の思考がこのようにはっきりしないのを、重症疾患によって起こる正常な副産物として無視していたが、注意を払うようになった。鎮静から穏やかに目覚めて、うなずきながら笑顔で質問に答える患者が、10分経っても私のことを主治医だと思いださなかったら、何かがおかしいサインだと気付くようになる。回診のたびに、看護師たちには「せん妄の症状かもしれないので、混乱しているようなら気をつけるように」と伝えるようにした。

　「イリー先生、またですか。この患者はただのICU精神病です。誰でもなりますし、大したことではないです。家に帰る前にはすっかり良くなっていますよ」と言われても。

　ICUでは誰もせん妄について心配しているようには見えなかった。長年の研修の中で、ICUせん妄についての講義を聴くことはもとより、教育現場で話題になることは一度もなかった。ジョージ・エンゲル医師とジョン・ロマノ医師が1959年にジャーナル・オブ・クロニック・ディジーズ誌に発表した、せん妄に関する古典的な文献[4]のことは知っていたが、集中治療の領域では同様の研究は見当たらなかった。この研究は、脳の電気的活動を測定する脳波（EEG）でせん妄患者を調べ、「せん妄は、重症疾患の治療を複雑にしてより困難にすることが多いだけでなく、永久的で不可逆的な脳損傷を起こす重大な危険性がある」と結論づけた。この言葉は、時代を40

4　Engel GL, Romano J. Delirium, a syndrome of cerebral insufficiency. J Chronic Dis 1959;9:260-277.

年先取りするもので、さらに研究したいという気持ちを固める要因となった。せん妄への懸念——重症疾患と脳損傷がつながっているのではないかという考え——が頭から離れなかった。私の専門は肺だが、脳の神秘にも惹かれた。肺の専門家がこのようなことを考えるのは、風変わりなことだ。真新しい研究ノートに「仮説：肺と脳はつながっている」と書いたとき、裏切っているような気がした。

このアイデアが最初に浮かんだのは、それより数年前のことだった。ウェイク・フォレストでの私のメンターだったハザード医師とハポニック医師から、米領ヴァージン諸島にある美しいセント・ジョンで開催される老年医学教育のカンファレンスに誘われたのだ。彼らの目的は、老年医学に関心を持ってもらうことで、カンファレンスには加齢と集中治療の分野の第一人者たちが参加予定だった。今後ICUへの入室が増えるであろう、何百万人もの高齢者に対する治療の進歩を議論するのが目的だ。

私は当初のメンバーには含まれていなかったが、ゲストスピーカーの一人がカンファレンス開催の3日前にキャンセルしたため、急遽招待されることになる。論文を1本しか発表していなかったので、このメンバーに相応しいかは怪しいところだ。緊張した私は、それからの72時間ぶっ続けで1本しかない自分の論文のデータを再分析し、老年医学に関連づけようとする。私の研究に参加した患者のうち20％が高齢者（75歳以上）だ。高齢患者は、人工呼吸器からは無事に離脱できるようだったが、ICUから退院した後の死亡率が高かったので、ここに焦点を絞ることにする。

死因と考えられるのは、人工呼吸器を装着していた期間と関連す

る肺不全なので、高齢者のための特別な人工呼吸器離脱プロトコル
を開発する必要があるのではないかと考えた。しかし、データを調
べれば調べるほど、そうではないことがわかってくる。私の研究で
は、年齢に関係なくすべての患者が同じ離脱プロトコルに従ってお
り、肺がよくなれば人工呼吸器の助けがなくても自発的に呼吸する
ことに成功していた。人工呼吸器から離脱して、ICUから退院する
までの日数は、高齢患者も若い患者と違いはない。

　頭の中で、競馬に例えて考えてみる。すべての馬が一斉にゲート
を出発し、レースを完走した馬はすべてほぼ同時にゴールしてい
る。しかし、ゴール、すなわちICU退室してから、高齢の患者は
勢いが衰え始める。亡くなってしまう人もいれば、ICUに戻って再
び人工呼吸器を装着する人もいる。時には、何度もICUに逆戻り
して、ついには亡くなってしまう高齢患者もいる。すべての患者
で、ICUに入室した元々の主な理由は肺不全だったが、死因は肺以
外の方が多いことをデータが示している[5]。問題は、何が原因なのか
だ。その答えを求めて、カニール湾の紺碧の海で長時間泳いだ。

　恐れていたように、講演では聴衆の多くが私の発見を懐疑的に受
け止めた。集中治療の専門家たち（肺の専門家でもあることが多い）に、
原因として考えられるのは肺ではないと言っただけでなく、さら
に一歩踏み込んで、脳が原因なのではないかという直感を伝える。
「では、どうすればいいのか？」と聴衆は尋ねる。「我々の専門は肺
だ！」。

5　Ely EW, Evans GW, Haponik EF. Mechanical ventilation in a cohort of elderly patients
　admitted to an intensive care unit. Ann Int Med. 1999;131:96-104.

3

　いろいろな意味で、1998年にセント・ジョンで行った講演が私の
転機となった。しかし、私は自分の考えをまとめ始めたばかりだ。
人工呼吸器を装着した患者が体験したせん妄の話を聞いて、ようや
く肺以外に目が向くようになった。しかし、私は医師として成長し
ていたので、一つの臓器から別の臓器へ、肺から脳へと視点を移す
のではなく、両方の臓器を視野に入れた。さらに重要なことに、患
者の病気という物語の中で、患者とその家族が中心的な役割を果た
すことを理解しはじめていた。

　研究の新しい方向性を示す仮説をノートに書き、脳機能障害と、
肺不全、重症疾患の間の関係を発見するのに全力を尽くす覚悟が
できた。しかし、ある意味、不誠実な気もする。それまでの10年
間、集中治療が命を救う可能性に魅了され、その世界に深く入り込
み、医療技術や専門知識をできるだけ発展させるために技量を磨い
てきた。尊敬する同僚たちは私の研究を受け入れ、集中治療の文化
に迎え入れてくれた。しかし、今では彼らと対立する立場にある。
私の新しい研究のアイデアは、他の医師や病院管理者には不評だ。
「ウェス、一体お前は何をしているんだ？」と聞かれたことも一度
や二度ではない。私がその問いに答えると、彼らはさらに首を横に
振り、否定的な予測を告げる。「見込みのない研究だ」「国立衛生研
究所（NIH）からの資金援助は受けられないだろう」「キャリアを棒
に振ることになるぞ。肺の生理学と胸部の科学を研究対象にしたら
どうだ」。

大学時代にラテン語のクラスで、"delirium"（せん妄）の語源が"delirare"であることを学んだ。これは、農業で鋤が溝から外れることを示す動詞である。農場で働いていたときに、植え付けの際に誤ってこの大失敗をしでかしたことがある。今は、意図的に進路を変えているにもかかわらず、道を見誤っているかのようで寂しさを感じる。

　自分の研究がどのような収穫をもたらすのか、少し怖くもあった。担当した患者からせん妄の経験を聞いた今、私の研究目的は、せん妄の原因と長期的な影響を調べ、その影響を軽減する方法を解明することだ。せん妄の原因は、患者の命を救うために使用している技術そのものにあると直感していた。その思いは非常に強い。

　この新しい研究に専念するため、2000年6月バンダービルト大学移植センターの職を退き、臓器移植の分野から離れることにした。臓器移植は、私を医師としてより良い方向に変えてくれた。いったん立ち止まって、じっくり考え、「今、ここ」に感謝することを教えてくれた。しかし、長い目で見れば、新しい研究の方がより多くの人々を助けることができるのではないだろうか。本格的な臨床試験を行うことで、肺移植という限られた範囲ではできない、より広い範囲に目を向けることができるようになるのではないか。また、ICU患者には、臓器移植を受けたときよりも長生きしてほしいと願っていたことも理由だった。毎年数千人が肺移植を受けるが、5年後に生存しているのは約60％に過ぎず、死亡の原因は主に慢性拒絶である。移植という科学や現象には驚嘆するものの、患者の胸に時限爆弾を埋め込むことには抵抗があった。しかし、それが肺の

特性である。

　せん妄の研究を始める準備として、学生の頃に愛読した脳の教科書を取り出す。今回はお気に入りの『ガイトン生理学』ではなく、エリック・カンデルとジェームズ・シュワルツによる『カンデル神経科学』[6]だ。昔読んだ本を開くと、いつもワクワクする。若かった頃の私を突き動かしていた、新しい知識を見つけようとする興奮を再び感じることができる。1ページ目に書かれている、2500年前のヒポクラテスの引用が目に入る。「人では脳から、脳からだけ、喜び、楽しみ、笑い、冗談が生まれ、悲しみ、痛み、嘆き、涙も生まれる。特に、脳を通して、美しいものと醜いもの、良いものと悪いもの、楽しいものと不快なものを、考え、見て、聞いて、区別する… それは、私たちを狂わせたり、せん妄にさせたり、心配や恐怖をかきたてたり、夜でも昼でも不眠にさせたり、不慮の事故をおこさせたり、目的なく不安にさせたり、上の空にさせたり、習慣に反する行動を起こさせるものと同じである」。

　「せん妄」という言葉に目を止めた。私の研究へのゴーサインのように感じた。さっそく本文を読み始めて、1800年代に提唱された古典的な脳の骨相学の図を見つける。今となっては否定されているこの「ニセ科学」によると、博愛、精神性、希望などの性格的特徴を司る領域が闘争心、粘り強さ、機転などの領域のすぐ近くに

6　Kandel , Schwartz . Principles of Neural Science. 2nd: Elsevier Science; 1985. [訳注 原著第6版（2021）は『エリック・カンデル　ジェームズ・シュワルツ（宮下保司 監修）．カンデル神経科学 第2版：メディカルサイエンスインターナショナル；2022.』として翻訳されている。]

あって、これらが発達したり後退したりするのに応じて、脳の領域が拡大したり縮小したりするとある。この箇所を読んですぐに、重症患者の脳に関する現在の考え方のうち、どの部分が将来間違っていると証明されるだろうかと考えた。

ニューロンの解剖、ミエリン鞘、ランビエの節、伝導の電気生理学、シナプスの化学など、事実とわかっている内容に移った。これこそが心を形成する格子構造であり、人工呼吸器を装着した患者で障害されるのではないかとまさしく私が心配しているものだ。脳は、それまで私がICUで最も注目してきた腎臓、心臓、肝臓、肺などの臓器とは異なる。脳は、単にパーツを合わせたものではなく、その人のアイデンティティーと意味の所在である。脳が損傷を受けると、患者の行動、思考、振る舞い、言葉にそれが現れる。それは特別なものだ。

4

若いナースプラクティショナーのブレンダ・トゥルーマン（現ブレンダ・パン）と一緒に、ICUでせん妄に関する研究を始めると、良かれと思って使っている医療テクノロジーがいかに重症患者から声を奪っているかを目の当たりにした。患者の声が届かなければ、せん妄の有無を正確に調べる方法はなかった。私たちは、シャロン・イノウエ医師らの研究[7]を基に、人工呼吸器を装着している患者に特化したツールを作成し、気管挿管された（声を出せない）患者がうな

7　Inouye SK, van Dyck CH, Alessi CA, et al. Clarifying confusion: the confusion assessment
　method. A new method for detection of delirium. Ann Intern Med 1990;113:941-948.

ずいたり手を握ったりして答えられるような質問をスクリーニングに加えた。

　最初のせん妄研究に、ブレンダと私は111人の患者を登録した[8]。1日2回、新しいICU用せん妄評価法（CAM-ICU）を用いて、患者が注意を払い、簡単な命令に従うことができるかどうかを判断し、せん妄の有無を確認する。「ロウさん、今日はどうですか？　私を見て手を握ってくれますか？」そして、ブレンダか私が続けて「すばらしいです！私がAと言うたびに手を握ってください。もし違う文字なら握らないでください。いいですか？　C-A-S-A-B-L-A-N-C-A［あるいは"A-B-A-D-B-A-D-A-Y"］……よくできました、ロウさん！」私たちは、患者が「A」で手を握った回数と、「A」以外で手を握らなかった回数を数え、その結果を、精神科医が45分間かけて行う標準的な評価法と比較する。10回中8回正解すれば、注意力の欠如はなく、せん妄ではないことがわかる。さらに、日常的な物の写真を見せて、「はい」「いいえ」で答える質問をいくつかする。患者一人当たり平均37秒で、せん妄や脳障害のリスクがあるかどうかを評価することができるのだ。目をみて手を握っていると、患者と深く繋がっているように感じる。あたかも、患者が「私はここにいる。今までずっとここにいた」と言っているかのようだ。患者が私の手を握ることができなかったり、間違って握ったりしたとき

8　Ely EW, Inouye SK, Bernard GR, et al. Delirium in mechanically ventilated patients: validity and reliability of the confusion assessment method for the intensive care unit (CAM-ICU). JAMA 2001;286:2703-2710; Ely EW, Margolin R, Francis J, et al. Evaluation of delirium in critically ill patients: validation of the Confusion Assessment Method for the Intensive Care Unit (CAM-ICU). Crit Care Med 2001;29:1370-1379.

でも、雄弁なコミュニケーションになる。それは、助けを求める声だ。この患者には、別の種類の医療が必要なのだ。

　若い女性患者のジェシカは、重度の肝臓病のために2週間以上ベッドに寝たきりになっており、私の手を握ることもできないほど衰弱している。そこで私は、「A」の時にはまばたきを1回、他の文字の時にはまばたきを2回してもらうことにして、「A-B-R-A-C-A-D-A-B-R-A」の文字列で注意力のテストを行う。ジェシカは私を信頼して見上げ、私が文字を言うたびに、ゆっくりと慎重に1回または2回まばたきをする。全て正しく答えたので、彼女はせん妄ではないことがわかった。その結果自体も重要なことだったが、同時にジェシカははるかに大きい教訓を私に教えてくれた。私はそのテストを通して彼女を理解する。彼女の目には、信頼とともに恐怖が映っているのが見える。他の人間とつながり、質問し、答えを聞く必要があるのだ。せん妄の評価が終わっても、私はジェシカの元にとどまって、長い間、まばたきだけで答えられるような簡単な質問をする。ICUのハイテクな世界の中で、それは単純なことだ。二人の人間のコミュニケーション。正しいことのように感じる。ジェシカにせん妄があるか評価することで、思っていた以上に大きな成果が得られた。肺を治すことを探求するうちに、私は脳を発見し、さらにそこから、患者の姿を垣間見ることができた。

5

　せん妄を探求する旅を始めて何年も経ってから、私はアン・パ

チェットの洞察力鋭い小説『密林の夢』[9]を読んだ。この小説は、科学者たちがアマゾンを旅して、忘れられた発見の道を歩むというものだ。その本の中の一節に下線を引き、国際的な集中治療の学会で何十回も他の医師に紹介した。「探しているものに集中するあまり、実際に見つけたものを見落とさないようにしなければならない」。この言葉が非常に気に入っている。私が自分の進む道を見出すまでの過程そのものだ。

　CAM-ICUを使った私たちのせん妄評価法は、2001年に米国医師会雑誌（JAMA）に掲載された[10]。「レイトマジョリティ」に属する査読者はこのテーマを否定したが、JAMAの編集者で、優れた医師であり科学者であるデボラ・クック医師は、せん妄の研究を集中治療における最重要事項と考え、誌上で発表するのに重要な役割を果たした。現在、CAM-ICUは35カ国語以上に翻訳されており[11]、マギル大学のヨアナ・スクロビック医師が開発した集中治療せん妄スクリーニング・チェックリスト（ICDSC）[12]と並んで、人工呼吸器装着の有無にかかわらず重症患者へのせん妄モニタリングに世界中で使用されている。CAM-ICUは、私が研究を進める基盤となる。

9　アン・パチェット（芹澤 恵 訳）. 密林の夢：早川書房；2014.

10　Ely EW, Inouye SK, Bernard GR, et al. Delirium in mechanically ventilated patients: validity and reliability of the confusion assessment method for the intensive care unit (CAM-ICU). JAMA 2001;286:2703-2710.

11　"CAM-ICU Translations," 2020, https://www.icudelirium.org/medical-professionals/downloads/resource-language-translations （2023年1月12日閲覧）

12　Bergeron N, Dubois MJ, Dumont M, et al. Intensive Care Delirium Screening Checklist: evaluation of a new screening tool. Intensive Care Med 2001;27:859-864.

6

　新型コロナウイルスのパンデミックによる隔離が2020年に始まる以前に、CIBSセンターで開催されたICUサバイバーのサポートグループのセッションに参加する機会があった。そこで、せん妄が、ICU滞在中も、自宅に戻ってからも重症患者の人生において中心的な役割を果たしていることを改めて認識する。長テーブルを囲んで、トミー、ジャネット、ラブモア、マイク、リチャード、サラ・ベス、カーティス、カイル、メリルーといった常連に加えて、何人か新しい人たちも参加しており、大人数の集まりだった。ヤン、グリンダ、スティーブ、シーラ、ロンといった、国内外からZoomで参加する他のメンバーたちの顔が、奥の壁一面に設置された巨大な薄型スクリーンに映し出されている。Zoomでも新しいメンバーが何人か加わっていた。このグループの評判が広まっているのだ。セッションを担当したのは、重症疾患による長期的な影響に関心のある外科医のミナ・ノルドネス医師と、患者や介護者の生活の質に関心のある神経心理学者のキャロライン・ラッセン＝グリーン博士である。

　「時々、悪夢が戻ってくるの」とサラ・ベス・ミラーは静かに言う。「突然に」。彼女は口を閉ざし、考える。頷いている人が何人かいる。バーンアウトについて話しているところだった。いつまでも続く重篤な病気を抱えながら生き、病気が人生を決めてしまうことへの疲れを。

　「悪夢から回復して普通の生活に戻ったと思っても、また再発し

て、まだ元には戻れていないことを思い知らされると、不安な気持ちになる」。サラ・ベスは続ける。「病気がどんなに過去のものであっても、それから一生逃れられないかのように」。

「その通りです。私も、昨日の昼間にまた全部思い出しました」とカイル・マリケーンはぼそりと言い、妻ケイティの手を握る。「娘のハーパーが家に来ていて、一緒にのんびりしていたところに、またジャガーが現れたんです。怖くなるほどリアルでした」。彼の目は大きく見開かれ、記憶を振り返る。身長185センチのカイルは、映画スターのようにハンサムで、黒髪でがっしりとした若き日のケイリー・グラントを彷彿とさせる。カイルはオクラホマ州マルドローで、納屋に干し草の俵を投げ入れて育った。高校時代にはフットボールのスター選手で、卒業後は消防士になり、事故に遭った車から人々を救出するために力を使った。しかし、ある日、心臓の薬の副作用のために膵炎を起こし、ICUで死の淵に立たされる。まだ30代の頃だった。

ノルドネス医師が言葉を挟む。「カイル、あなたのICU滞在について詳しく知らない人がいるかもしれないので、『リアルな』せん妄体験のことから話してもらえない？ あなたにとっては、幻覚とは思えないほどリアルな体験なので」。

「経験を改めて語って、打ち明けることで、気持ちが楽になるし、認められるように感じるのよ」とラッセン＝グリーン博士が付け加える。「カイル、あなたから始めてくれれば、他の人もその経験から得るものがあるはずよ」。

カイルはうなずく。「色がすべてが鮮やかなのです。私は人工呼

吸器をつけていて、目を覚ますと、隣に座っている妻のケイティが、何が起きているのか教えてくれようとしていました。肩越しに右の方を見るとモニターがあります。でも、その後ろの角では、真っ黒なジャガーが今にも飛びかかろうと構えていて、とてもゆっくり尻尾を動かしていました。ビックリしたのを覚えています。ケイティは、私がモニターと人工呼吸器に繋がれていることに驚いたのだと思って、『大丈夫、呼吸を助けてくれてるのよ』と言ったのですが、私は『部屋の角に獰猛な動物がいるのに、その動物が飛びかかってきて私たちを切り刻むことはないとでもいうのか？』と思っていました」。カイルはいったん話を止める。「目を離すと全員が殺されてしまうと確信した。両手を抑制されているので、自分の身を守ることもできない。その状態が丸一日続いた。私がモニターを見ているのだと皆が思っていたのが腹立たしかった。『私は狂ってなんかいない。お前たちはこれが見えないのか？』と考えていました」。

　カイルがICUで経験したせん妄は、私がこれまでに聞いた中でも最も重症だ。黒いジャガーの他に、カイルはマッコウクジラを研究するために北極圏に向かう調査船の乗組員だと信じたり、看護師を魔女だと思い込んだりした。人工呼吸器を外した後、せん妄が急速に悪化して、緊張病になった。筋肉が動かなくなり、腕が上がらなくなってしまったのだ。この状態をカタレプシーという。手を少し持ち上げると、そのままの姿勢を保つか、あるいは無意識に手が上がり続けた。まるで窓の外のナッシュビルのスカイラインにあるバットマン・ビルの最上部を指しているかのように見えるその姿勢

を、カイルは何時間もとり続けた。そうかと思うと、次の日には、全く喋らなくなった。起きているように見えるのに、36時間の間、一言も言葉をしゃべらなかった。後日、彼は無言の間に飛行機を操縦していて、ICUのモニターはその計器盤だったと話してくれた。

「ジャガーはどれくらいリアルに見えましたか？」と私が尋ねると「今この部屋に入ってきたかのようなリアルさです。不思議なことに、幻覚の方は今でもはっきりと覚えているのに、他のことは本当にぼんやりしているのです」。

カイルの声は震えている。ケイティは彼の肩に手を置く。二人は一緒に多くのことを乗り越えてきた。この経験のおかげで、それよりも近い存在になったと言うのを聞いてうれしく思った覚えがある。せん妄を扱うのは簡単ではない。

「スティーブン・キングの小説のようなの」と、サラ・ベスがうなずきながら言う。

「私の場合は、溺れている夢だ」とリチャード・ラングフォードが言う。「教会の洗礼盤の中で」。

みながせん妄の経験を語り始めた。その数は非常に多い。Zoomで参加したICUサバイバーの一人は、5年間刑務所に入れられ、その間に妻が死ぬ夢を見たという。せん妄の経験があまりにもリアルだったので、妻が生きていて常にそばにいるにもかかわらず、それが真実ではなかったと気づくのに、ICUを出てから2年もかかった。別のメンバーは、部屋の外で銃声が聞こえ、看護師が薬を売っていることを他の人に話さないように指を切られたというせん妄を経験した。また、退院できるように自分がどれほど健康か家族に証明し

ようとする夢が、異常なほどはっきりしていたと話した人もいる。彼らがどれほどの痛みと苦しみに耐えてきたのかを知り、胸を打たれた。参加者同士どれほどお互いに心を開いて、それがどれほどお互いを助けているのかにも。

「ジャガーとか溺れたりとかの幻覚はなかったけど、注意を払うことが全くできなかった。何に対しても！ただ、頭がぼーっとして、言いたいことがそれほど複雑ではないときにでも、言葉を探さなければならなかったのを覚えている。頭の中の歯車が錆びついていて、動かそうともがいているような感じだった」。

全員がラブモア・ゴロロの方を向く。グループの中で最も若い一人であり、みんなに受け入れられているように見える。ジンバブエの優等生だった彼は、奨学金を得てアメリカの大学に入学し、最近バンダービルト大学のロースクールを卒業したばかりだ。妻のダニは人文地理学を専攻する博士課程の学生だ。結婚して間もない頃、ラブモアはバレンタインデー用の特別なカップケーキの材料を買うために、夕暮れ時に出かけることにした。買い物をして車に戻ると、30メートル先から一人の男とピストルの銃身が自分を見つめているのに気づき、その後、銃声を聞いた。

そしてラブモアは長い間ICUに入院することになる。下大静脈（胴体や下半身から血液を心臓の右側に運ぶ太い静脈）が大きく裂け、肝臓と腸、脊髄も損傷していた。

満面の笑みを浮かべるハンサムな彼を見る。背骨にはまだ銃弾が残っており、グレーのスウェットを着た体の傷はまだ癒えていないが、表情からは怒りの感情は感じ取れない。再び歩くことを覚えな

ければならず、今でもPTSDに悩まされている。

　私は彼に「あの混乱はせん妄の一種で、実は、一番多いタイプなのです」と伝える。

　彼の場合、症状がはっきりしていたので、入院中すぐにせん妄と診断された。看護師がカルテに「せん妄のテストで指示に従えない」と記載していた。しかし、いつもすぐに診断がつくとは限らない。現在、集中治療チームはICUせん妄を警告する徴候とその危険性を認識し、毎日そのための検査をしている（はずだ）が、ラブモアのような純粋に静かなタイプのせん妄を発見する能力はまだ高くない。

　20年前に私が研究を始めたときと比べると、現在ではせん妄について、またその長期的な影響について、非常に多くのことがわかっていて[13]、ICUでは積極的にせん妄を探すようになっている。急性脳機能障害の一種であるせん妄には、他の臓器障害と同じように注意を払わなければならない。重症患者の50 〜 80％が急性のせん妄になり、10％は退院時にもせん妄が続いている。せん妄とは「意識障害、注意力の欠如、短時間で急速に進行する意識状態の変化」と定義されている。せん妄は様々な形で現れる。最も明らかになるのは、鎮静から醒めるときで、攻撃的になって、興奮し、点滴ラインを引き抜いたりする。幻覚が現れることもある。これは過活動型せん妄と呼ばれるもので、ICUで起こるせん妄のうち5％程度を占めるにすぎない。もっと多いのは、もの静かで、迷惑をかけた

13　Wilson JE, Mart MF, Cunningham C, et al. Delirium. Nat Rev Dis Primers 2020;6:90.

りせず、問題なさそうで、あったとしても少し思考が混乱している程度のタイプだ。このタイプは低活動型せん妄と呼ばれる。低活動型、あるいは過活動型と低活動型を行ったり来たりするタイプが、せん妄のうち95％を占める。

7

　意識には大きく分けて「覚醒」と「内容」の2つの要素があると考えるとわかりやすい。簡単に言うと、覚醒とは人がどれだけ起きているかであり、内容とは人がどれだけ周囲の状況を認識しているかである。せん妄患者の多くは、覚醒は正常でしっかり目を覚ましているが、意識の内容が異常である。そのために、例えばあなたの母親が病気でICUに入院して、あなたの目をまっすぐ見ていても、バミューダトライアングルの危険な海のどこかで船に乗っていると思っていることがある。カイルが肩越しにモニターを見て、そこにはジャガーが潜んでいると考えたのはそのためだ。

　正式な定義では、せん妄は幻覚や妄想とはあまり関係がなく、不注意と関係する。しかし、ICUを出た後も長期間続くのは幻覚や妄想の方だ。ICUでの治療に直接関連した妄想を経験する場合もある。溺れたり、窒息したりする夢を見る患者がいるのは、呼吸が苦しくて人工呼吸器を装着していることを考えれば納得できる。腕に抑制帯をつけていれば、自分が地下に閉じ込められているとか、自分の意思に反して拘束されているとよく考える。ふだんの医療処置を、拷問を受けたり、危害を加えられたりしたと感じることもある。カテーテルや栄養チューブの挿入、ベッド上での沐浴、MRI

の撮影などを、看護師や医師から暴行を受けた、レイプされた、誘拐された、と信じてしまうのだ。このために、家族や友人を疑うこともある。「なぜ、こんなにひどいことを許しているのか？　グルなのか？」と考えるのだ。

そのほかにも、身も凍るような幻覚や幻聴に悩まされる患者もいる。何年も前に私が担当したローザ・アレンは、4階にあるICUの窓の外に子供が浮かんでいると確信しており、一方で自分が出産したばかりであることは覚えていなかった。また、ある敗血症の中年患者は、蟻の大群が鼻と耳から入ってくると信じこんでいた。長年せん妄患者を治療してきて、ポジティブな妄想の話を聞いたのは一度だけだ。この女性は、ICUにいる間中、ゴールデンレトリバーが病院のベッドの下に寝ていると信じており、それが彼女を大いに助けたのだ。

この15〜20年の間に、せん妄を予防し、早期発見し、その影響を軽減することができるようになったものの、せん妄が大きな問題であることは変わらない。私たちのグループに参加する患者の多くは、せん妄の後に起こった認知機能の低下に今でも悩まされている。先週、ICUサバイバーのひとりが、新しいレシピでピーチパウンドケーキを作ったときの話をした。彼女は、包装したままのバターをケーキに入れてしまったといって笑ったが、その声はかすれていた。些細なことではあるが、その出来事は彼女の自己意識を揺さぶり、再び空洞を開いてしまった。自分の脳が元通りではないことを思い出し、彼女は打ちひしがれていた。

ラブモアのPTSDは、彼が受けた傷と、経験したせん妄の両方が

原因である。時には、日中でも鮮明で暴力的な悪夢を見るが、その頻度は減ってきている。ラブモアはよくこう言う。「心がもう頭の中に収まらなくなったようなんだ。変に聞こえるかもしれないが、心が微妙にずれているというのかな。シャツの色がなんだか服装に合っていないとか、牛乳がまだ腐っていないけど、明らかに傷んだにおいがするとかいったように」。まるで自分がもう自分ではないかのようだ。

そしてカイルは、いまだにジャガーが現れることに悩まされている。先日ジャガーが現れたときには、幼い娘の前で恐ろしさにふるえて、心が折れそうになりながら、部屋を出なければならなかった。このような恐怖に直面しながらも、他の仲間にその話をする彼は、ライオンのように強い心の持ち主だ。

サポートグループの集まりが終了し、参加者が帰り始めたとき、私はサラ・ベスのところに行ってハグをした。いつものような元気はなかったが、彼女は素敵な笑顔を浮かべ、肩をすくめた。「今日はちょっと落ち込んでいるの。でも、この後、愛犬のフレディと長い散歩をして、新しい本を読むつもり」。

カイルとケイティはまだ座って話している。二人はアイルランド出身で、自分たちの伝統を祝えるよう、8年前のセント・パトリックス・デーに結婚した。私はケイティに、夫がICUに入院するという打ちのめされるような日々の中で、カイルの代弁をすることは怖くなかったかと尋ねた。彼女はこう答えた。「ちっとも。むしろ、力が湧いてきたわ」。

私たちが長年かけて発見したことの一つに、患者の脳を無秩序な

せん妄状態から引き戻し、注意力がない状態から注意力のある状態に戻すのに、愛する人の役割がどれほど重要かがある。老年医学と加齢研究の第一人者であるシャロン・イノウエ医師は、いくつもの予防策を用いて、高齢者が入院中（ICU以外）にせん妄を起こす割合を相対リスクで33％減少させた[14]。具体的な方法には次のようなものが含まれる。言葉遊びをしたり、時事問題を話したりなどして、認知機能を刺激する。周囲の環境を思い出させる。背中をマッサージしたり、リラックスできる音楽をかけたり、騒音を抑えたりすることで睡眠を維持する。普段使っている眼鏡や補聴器を渡して、視覚と聴覚を維持する。私たちは、これらの知見を基にICU用にアレンジして、家族がこれらの予防策の多くを行ったり、あるいは行うよう代弁したりできるようにした。カイルがジャガーの話を口走ったとき、その話を信じたのはケイティだった。彼女は、カイルの苦悩とせん妄に満ちた考えが本人にとってはどれほどリアルなものなのか理解し、彼を代弁して看護師に伝えた。そのおかげで、医療チームはカイルが自分では声にできない問題を解決できた。

　「今まで、こんなに怖い思いをしたことはなかった」とケイティは言う。「カイルを失うかと思った。彼は、脳の中でとても遠い場所にいて、まるで物理的に離れてしまったかのようだった。でも、その反動で、私たちはより強く結ばれることになった。それは…」と彼女はいったん口を閉ざした。「ICUにいると、その人のすべてを見ることができる。すべてを。肉体的にも、精神的にも、霊的に

14　Inouye SK, Bogardus ST Jr, Charpentier PA, et al. A multicomponent intervention to prevent delirium in hospitalized older patients. N Engl J Med 1999;340:669-676.

も。カイルが深いせん妄状態に陥り、そこから抜け出すのを見た。そんなとき、その人の真の姿が見える。そして、カイルはいつも優しかった。それが彼の真の姿なの」。ケイティは少し声を詰まらせた。「だから、そう、おかげで私たちはこれまでよりも強く結ばれている」。

8

　新型コロナウイルスのパンデミックでは、家族が付き添えないことで、せん妄の発生率が上昇し、期間が長くなり、新型コロナという恐ろしい病気の長期的な影響につながった[15]。新型コロナ専用ICUでは、レイ・ヒューゲイトと約束した通り、妻シェリーは午後1時ちょうどに到着した。彼女こそ、レイが必要とする安定性だ。シェリーは一度深呼吸をして、ドアをノックする。窓の外を見ていたレイはシェリーの方に視線を向け、シェリーはガラス越しにはっきりとレイの姿を認める。二人が笑顔になる。高校時代に憧れの人であった夫が、らしくない姿になっているのを見て、シェリーがどう思ったかは想像する他ない。しかし、彼女はそのようなそぶりを全く見せなかった。自分の役割は、夫のために堂々としていることなのをシェリーは知っている。彼女は、機能不全に陥ったレイの脳が、乱れた思考の闇から逃れるための光にならなければならない。

15　Awdish R, Ely Keeping Loved Ones from Visiting Our Coronavirus Patients Is Making Them Sicker. Washington Post, 2020/08/06; Pun BT, Badenes R, Heras La Calle G, et al. Prevalence and risk factors for delirium in critically ill patients with COVID-19 (COVID-D): a multicentre cohort study. Lancet Respir Med 2021;9:239-250.

身近な存在として、かつての彼を思い出させるために。電話線を辿って、彼女の声をレイの心に届ける必要があった。レイを導き、シェリー自身が希望を失ったときでも、彼に希望を与えられるように。

　シェリーが部屋の外からレイに電話をかけ、レイがその声に耳を傾けているのが見える。愛するレイの脳が働いておらず、かつての姿ではなくなってしまった状態で話をするのは、シェリーにとって辛いことに違いない。せん妄は耐え難く、容赦がない。すでにレイが落ち着いた様子になり、部屋の外にいるシェリーの方に身を乗り出しているのが見える。不安が和らぐことで、レイの心拍数と血圧は落ち着く。シェリーとレイが二人だけで話せるように、私はその場を離れる。最新のテクノロジーがあったとしても、家族の存在が最良の薬であることに変わりない。特に、脳をはっきりさせるためには不可欠なのだ。

Chapter

6

ベッドの反対側から見た風景
病気を見直す

患者が直面していることに一緒に向き合うことで、
証人となり、患者を導き、病気を治療するだけでなく、
いつも思いやりを持つことができる。
自分自身に対しても。

·········· ラナ・アウディッシュ『イン・ショック』[1]

　2000年の半ばには、妻のキムと私がナッシュビルに移って2年経っており、故郷のように感じ始めていた。キムはフェローシップのトレーニングを終え、現在はバンダービルト大学の常勤病理医として、患者と検査室の間を行き来しながら、組織サンプルを見て、がんやその他の病気があるか——あるいはないか——調べる。私もまた、目的意識を持って、ICUでの日々の仕事と、外来での医師としての仕事、そしてせん妄に関する新しい研究を計画する研究者としての仕事をこなしている。病院からほど近い場所に初めての家を購入し、子供たちと黒のラブラドール・レトリバーのレックスを連れて移り住んだ。裏庭にオオハンゴンソウやハンゴンソウを植え、芝生の周りには淡いピンク色のスイートアザレアを植える。共に何かを築き上げること、根を下ろすことは気持ちが良い。

　暑い夏の間、仕事の合間を縫って、娘たちをよく近所のプールに連れて行き、家族でのかけがえのない時間を過ごした。娘たちはじっとしていない年頃で、彼女たちのエネルギーと興奮が私たちの支えとなる。病院の外で「今、ここ」にいるのを感じられる。

　ある土曜日、キムがプールの端の浅くなっているところで下の双子の娘を世話している間、私は飛び込み台の近くに座り、6歳の娘が友達と一緒に泳いだり遊んだりしているのを見ていた。彼女が水から出たり入ったりして、はしごを上って、飛び込み台の先まで行

1　未訳：Awdish R. In Shock: My Journey from Death to Recovery and the Redemptive Power of Hope: St. Martin's Press; 2017.

き、カワウソのようになめらかにプールに飛び込むのを見守る。その様子はとても魅力的だ。自分が子供の頃に楽しんだことを、今は娘が楽しんでいるのを嬉しく思う。私は今でもできる限り早朝に泳ぐようにしている。水に足をつけたとき、視界の端にピンク色の閃光を感じて振り返る。子供が飛び込み台から落ちたのだ。私の娘だ。4.5メートルもの高さから。頭がコンクリートにぶつかる音が聞こえた。血が流れ、体が崩れ落ち、意識を失って、プールの中へ落ちていくのが見えた。私はプールに飛び込み、彼女を抱え上げると、壊れた鳥を扱うかのようにそっと熱いセメントの上に置く。最初、彼女はぐったりとしていたが、私に抵抗するように頭をもたげ、暴れて、痙攣した。彼女を抱きしめていると、頭にできた5センチの裂け目に指が入り、ぼろぼろの骨の端を触れる。骨折だ。人生はこうして一瞬にして変わる。砂に描かれた、これまでとこれからを分ける線だ。私は怒り、地面を拳で叩き、叫ぶ「なぜだ、なぜこんなことになったんだ」。視線を上げると、キムが涙を流しながら固まって立っている。

　救急車での病院まで8キロの道のりが、果てしなく長く感じられる。キムの手を握るが、二人とも何も話さない。話せないのだ。救急救命士が「6歳女児、頭部外傷と痙攣にて救急室に搬送中」と到着前に無線連絡している。絶望と罪悪感が延々と頭の中を駆け巡り、息が止まる。どうして我が子を転落させてしまったのか？　忙しい救急外来で、悲惨な事故を数え切れないほど見てきて、わかっていたはずなのに。娘が意識を取り戻したかと思うとまた気を失うのを見ながら、無事を祈る。私の思考は甲高いサイレンの音にかき消さ

れる。

　慣れ親しんだ病院に到着すると、満員の待合室の中を、ストレッチャーで娘を運ぶ救急隊の後に急いで付いていく。神経専門チームがすでに待機しており、すぐに私たちを取り囲み部屋に入れる。酸素とモニターをセットし、検査をオーダーする。私は混乱していた。毎日のように目にする光景だが、今回は違う。キムと私は脇に控えて、医師や看護師が自分たちの仕事を行うのを黙って見守る。

　待っている時間は果てしなく長く感じる。まるで、時間がこの「どうなるかわからない」一瞬に結晶化し、私はそこに留まることを命じられ、決して前に進むことがないかのように。しかし、時間をさかのぼり、その日のことを詳細に思い返すことはできる。プールに向かって出発したときの娘たちのはしゃぐ姿、焼けるような太陽、プランターに植えられた鮮やかな花、ピンク色の閃光、そして落下。ドスンと落ちる音が何度も耳に響く。そのたびに、私は後悔と痛みでたじろぐ。人間の脳がこのような外傷に耐えられない理由をいくつも考えた。『カンデル神経科学』のページがとっさに頭に浮かび、前頭葉、頭頂葉、側頭葉、後頭葉とそれぞれの機能を思い浮かべる。問題解決、感情のコントロール、発話、記憶形成、色の処理など。人間が人間であることの基本を構成する要素。それがすべて奪われてしまうのだろうか？

　結果をコントロールするのは自分ではないことに気づき、打ちのめされ、そして解放される。子供の頃から、常に次のステップを計画して来た。何かがうまくいかないとき、これまでならどうやって切り抜けるか知っていたのに、今は理性が働かない。これまで経験

したことがないようなやり方で希望を持ち始める。特定の結果を求めるのではなく、親としてや医師としてでもなく。子供のように、たとえ方法がわからなくても、ただすべてが良い方向に向かうことを強く願う。コントロールしたいという願いを捨て、知性を捨てて、目の前にあるものを受け入れる。

いつも働いているICUの4階上にある神経ICUにようやく通され、娘の病室に案内される。心肺機能をモニターする機器が置かれた部屋は、私には見慣れたもののはずだが、今では異質で恐ろしく感じる。医師としてではなく、親として病室に入った私は、この無機質な部屋で何を知ることになるのかと怖くなる。大きすぎる青色の病院服を着てベッドに横たわる娘は、とても小さく、無力に見える。心臓モニターが付いていて、何本もの点滴ラインにつながれている。娘はキムと私を見上げ、目を開けようとする。

「大丈夫よ」と、キムは優しい声で言い、「ここにいるわ」とベッドに身を乗り出す。私は場違いな感じがして、尻込みしていた。

「CTスキャンの結果が出ました」と脳神経外科医が言う。

その言葉が空中に漂う。キムの目を見ると、私がずっしり重く感じている恐怖を、彼女も感じていることがわかった。彼女はうなずく。

「大後頭孔が2箇所骨折しています」と脳神経外科医が言う。「落ち方が悪かったようです」。

私は息を吸い込む。大後頭孔とは、頭蓋骨の底にあって骨が最も厚くなっている部分で、脳幹と脊髄がつながるところだ。娘の骨折が大後頭孔にまで及んでいるとは考えておらず、まして2箇所とは

141

思ってもいなかった。

「しかし、CTでは脳には異常がありません。娘さんが順調に回復することを願っています」。

信じられない。硬膜下出血も脳内出血もないとは。私は脳神経外科医に感謝を伝え、キムを抱きしめる。二人とも涙を流している。私は、もっと良い父親、良い夫、良い医師になることを誓った。

ICUに3日間入院した。キムと私は交代で付き添い、病院の狭いベッドで途切れ途切れに眠った。新たな視点から病院の日常を見ているうちに、自分自身を見つめ直す時間が長くなる。ベッドの中で娘が丸くなっている。まるで、見つからないよう小さくなることで、どこか他の場所にいるふりをしているようだ。時間的にも空間的にも、娘は私たちから遠く離れているように見える。体温を測定したり、1時間ごとに神経学的検査を行うとき以外は、目を開けたり話したりすることはほとんどない。娘は中間的な空間にいるようだ。

夜になると、私は娘にイーサンという少年とアリーという少女の物語を話す。私の声が二人の間の空間に広がる。私は何年もの間、娘たちのためにこの物語を作ってきた。私自身をイーサンに見立てて、娘たちにこの世界の手引きをするかのように。そして今、この物語が、娘が落下する前にあった正常という糸となり、私たちをお互いにつなげ、病室の外の世界と結びつけるのを想像する。

居眠りしては、一晩中鳴り響く機械の音でしばしば目を覚ます。騒音が夢にまで入り込み、モニターの明るい光が半暗闇を突き抜ける。目を覚ましたときに、自分がどこにいるのか分からないこ

ともよくある。神経所見に変わりがないとわかっていても、医師や看護師の足音がしたり、声が聞こえたりするたびに、悪い知らせかとびっくりする。CTの感度が十分ではないために脳の損傷が見えないのではないか、遅発性の脳出血を起こすのではないか、大脳皮質や小脳に広範囲の挫傷があるのではないかと心配する。少なくとも、生きて退院できない可能性があることはわかっていた。運命によって家族の中に重症疾患という扉が開かれてしまった以上、それを完全に閉ざすことはできないのではないかと、不安と警戒心が高まる。

　ICUに運ばれてくる患者やその家族の苦しみを理解していたつもりだったが、自分の知識がどれほど不足していたかがわかった。患者は治療のために来ていると考えていたので、患者のニーズに医学知識や専門技術で応えてきた。家族は愛する人を生かすために私を必要としていると信じていた。もちろん家族にはそれが必要だった。私には娘が生き延びることが必要なように。しかし、家族はそれ以上のことを望んでいた。彼らは恐怖に怯えていて、身体的にではなく、視線によって医師に抱きしめられることを望んでいた。医師の視線を受け、話を聞いてもらい、支えてもらうことを望んでいた。入院が竜巻のように彼らの人生に押し寄せ、平凡な火曜日を理解の及ばない一日に変えてしまったことを、医師である私に知ってもらいたがっていた。彼らは傷つきやすく、恐れていた。体も心も元通りに戻ることを望んで私の元に来たのだ。

　私たち医師は、医学生の頃からベッドの右側に立って患者を診察するように教わり、私もいつもそのようにしてきた。しかし、今

回、家族の側であるベッドの左側に座ってみて、ここから見える景色が全く違うことに気付く。脳神経外科医が丁寧に診療をしても、私には物足りなく感じる。このICUの部屋で彼らの診療を受けている間に、私たちが命の瀬戸際にいることを知ってもらいたかった。医師たちが私たち家族に示すイメージや、発する言葉によって、これからの経過が全て変わるかもしれない。さらに言えば、彼らが言わなかったことによっても。娘はダンサーになりたがっていることを医師たちに伝えたかったのだが、どう伝えればよいのかわからず、黙っていた。私は、私の患者たちも同じように感じているに違いないと気付く。私がこれまでしてこなかったし、考えてもいなかった方法で、患者とその家族は私を必要としているのだ。これまでは科学と技術という魔法にかかっていたかのように、私はようやく目を覚ます。

　イギリスの芸術家ルーク・フィルズが幼い息子の死に触発されて描いた「ザ・ドクター」という、私のお気に入りの絵のことを考えた。この絵は、1947年にアメリカ医師会100周年記念の切手に使われた。その後、ハリー・トルーマン大統領が提案する国民健康保険制度に反対するために使用され、皮肉なことに、数年前にはイギリスの国民健康保険制度の50周年記念にも使われた。1891年に制作されたこのフィルズの代表作には、ランプの光で照らし出された2人の人物が描かれている。一人は中央にいる重症の子供で、狭い家の台所で急ごしらえのベッドに横たわっている。もう一人は左側の医師で、膝に肘をついて、顎に手を当てて患者を見つめている。後ろの影になったところでは、両親が苦悶の表情を浮かべている。ほ

んの数年前、集中治療に携わったばかりの若い医師だった私は、この絵に描かれた風景が時代遅れだと笑った。道具がなく、抗菌薬もないばかりに、子供を救えない医師を哀れに思った。しかし、今では、これこそが私が求める医師の姿であることに気づいた。医師が患者に注ぐまなざし、医師が患者の家族の生活に入り込んで患者との間に築くつながりこそが私の求めるものだった。「何ができるだろうか？」「どうすればこの子を助けることができるだろうか？」とおそらく自らに問いかけているだろう医師の表情に、並外れた人間性を感じる。

　この絵は、科学に過剰に頼る医者が増えてきたことに対する世間の疑念から生まれたものだとも言われている。当時も今も、患者は医師に人間らしさを求め、ベッドサイドで病人に寄り添うことを望んでいる。子供を失う悲しみを知るルーク・フィルズが描いた医師は、その理想を体現しているように見える。

　娘の病室に対する私の見方が変わった。ICUの病室は、体の不調を治すことだけを考えて設計されており、患者が快適に過ごせるような設計にはなっていない。殺風景で退屈な壁には、アート作品などは何もかかっていない。目に優しかったり、色彩が豊富だったり、少しでも居心地よくさせるものは何もなく、心を温めたり、気を紛らわせたりするものもない。ある意味、この部屋には治癒的側面は存在しない。

　私たちのICUでは、1990年代半ばに、他の多くの主要な医療センターに先駆けて、家族がいつでも面会できるような方針を導入していた。患者と家族の両方にとって、いつでも面会できることは非

常に重要だと考えている。患者が一人で取り残されたとき、どれほど恐怖を感じ、混乱するのか容易に想像がつく。私の娘はまだ子供なので、医療行為をほとんど理解できない。私は、娘が気管挿管されて人工呼吸器を装着した患者を代表しているように考え始めた。娘はまだ幼いため、代弁する人が必要だった。一方で、私の患者は、病気とそれに対する救命治療、さらに医師である私が原因で話すことができないので、代弁する人が必要なのだ。

　娘がようやく神経ICUを退院して、家に戻ったとき、私たちは人生の一章に区切りをつけるつもりでいた。医師たちは、頭蓋骨骨折は自然に治癒し、元の生活に戻れるだろうと言った。しかし、私にはそう簡単にはいかないように思えた。たとえ最良の結果になったとしても、重症疾患は何らかの痕跡を残す。私の場合、生活はより不安定なものになったように思えた。家庭という安全な空間に、外界が入り込んできたのだ。私は、夫として、父親として、明らかに混乱して動揺していた。生命を脅かす病気の影響には、はっきりとした境界線はない。

　愛犬レックスが裏庭でウサギを追いかけるのを見守ったり、寝る前に娘たちにイーサンとアリーの冒険の話をしたり、夕暮れにキムと一緒にパティオに座ったりと、私はできるだけキムと娘たちと一緒に過ごす時間を増やすようにした。やがて、私は自分の仕事にも意識を向けるようになる。患者の脳がせん妄によってどのように損傷を受けるのか、それが患者にとってICUを出たあとにどのような意味を持つのかを理解したいと思うようになった。私は、ベッドの左側から見た景色を忘れないようにしようと決意する。

進むべき道を決める
臨床と研究の融合

病気を診れば、
解剖学、生理学、生物学についての知恵を得られる。
病人を診れば、
人生についての知恵を得られる。

オリバー・サックス『レナードの朝』[1]

I

　私は子供の頃から、時間があれば水泳をして、その間にアイデア
を練るのが好きだった。神経内科医のオリバー・サックスが、時間
を見つけては泳ぎ、その時間が特に生産的であると述べていること
を知り、感激した。いつもなら、私が行くプールは夜明け前から大
勢の人が泳いでいて、自分の世界に浸りながら1日をスタートして
いるのだが、今朝は誰もいない。私はひとりで水を切って進む。自
分の考えを整理し、研究の次のステップを考えるためにプールに来
たが、手をかいて何往復もしているうちに、頭の中では「集中治療
が害を及ぼしている……集中治療が害を及ぼしている……私が害を
及ぼしている」という言葉が響く。

　2003年の春、研究の最終データを受け取った私は衝撃を受けた。
この研究は、人工呼吸器を要するICU患者の、せん妄と入院期間、
死亡率の関係を調べるためにデザインした。結果は明白だった。
ICUでせん妄を起こすと、既往症や他の臓器の新たな問題を考慮し
ても、6ヶ月以内に死亡する可能性が高くなる[2]。また、せん妄を起
こすと、入院期間が長くなり、医療費が上昇し、退院時の認知機能
障害のリスクが約10倍になる。

　そこに書かれた数字をじっと見る。ICU患者——私の患者——
の82％が、私が治療している間にせん妄を起こし、そのうち34％

1　オリヴァー・サックス（春日井晶子 訳）. レナードの朝：早川書房；2015.

2　Ely EW, Shintani A, Truman B, et al. Delirium as a predictor of mortality in mechanically ventilated patients in the intensive care unit. JAMA 2004;291:1753-1762.

が6カ月以内に死亡していた。せん妄を発症しなかった患者と比べて、せん妄を起こした患者の死亡リスクは3倍になっている。ICUで救命しても、その後、私たちが引き起こしたものが原因で患者は亡くなっていたのだと気づかされた。ほんの2、3年前まで、私たちはせん妄が重要だと思っておらず、測定もしていなかった。せん妄は普通のことで、ICUで死に抗うことの副作用だと言っていた。しかし今、データは、せん妄が患者の健康に壊滅的な影響を与えることを明白に示している。疑問が頭をよぎる。私たちが行う医療の何がせん妄の原因になっているのか？　認知機能の低下は患者が退院した後どう影響するのか？　治療の何をどのように変えればよいのか？　私は医師として、善を願う「善意」ではなく、善を行う「善行」というより高い水準を自分に課してきた。あの朝、プールで水を掻きながら、どれほどその水準に達していないかを実感した。

　その後、回診で患者のケアの詳細を話し合っているうちに、私たちの医療行為すべてが害になりうることに気づき始めた。私の娘も受けた、脳損傷の患者に行う1時間ごとの神経チェックや、昼夜を問わず行われる検査や採血、投薬などがそうである。私たち医師の目的は、患者を守り、害が及ばないようにすることのはずなのに、その私たち自身が、傷ついた体が必要としている睡眠を邪魔して治癒を妨げているとしたらどうだろうか。医療行為や薬剤は、どの時点で有益なものから害へと変わるのだろうか。

　ICUから退院したあと、傷の治り具合や肺の状態を確認するため外来に来る患者に、ICUでの経験について尋ねるようになった。ある患者は、手錠をかけられた囚人のような気分を入院中ずっと感じ

ていたと話した。「良くなるために病院に来ただけで、何の罪も犯していないのに」と言う。医療者側は、彼自身の安全を守るために抑制帯を使っていたが、本人にとってはつらく、傷つく経験だったのだ。

　人工呼吸器を装着していたときに、圧倒的な孤独感と閉塞感という恐怖を経験した人もいた。「独房にいるようだった」と、彼は声に出すのがやっとの様子で囁いた。私は一抹の恐怖を感じた。ルイジアナ州で育った私たちは、友人を脅かすのに、住んでいたシュリーブポートから南へ数時間のところにある、国内最大の最重罪刑務所として悪名高いアンゴラ刑務所の話[3]をしたものだった。私たちは、法律を犯して独房入りになることを恐れていた。それは、想像しうる最悪の事態だったのだ。私は首を振ってこの患者に謝る。私たちは、彼を肉体的にも精神的にも孤立させてしまったのだ。このことが、せん妄を引き起こす原因になったのではないか。

　「先生は私の命を救ってくれました」と患者は肩をすくめて言う。「文句を言っているのではないのです。知っておいて欲しいのです」。

　ICU患者の経験をもっと詳しく知りたいと思い、退院したあとに外来でフォローアップするようにした。あんな恐ろしい体験は二度と繰り返したくないと言う人たちがいる一方で、ICUでの記憶がほとんどないことを気にしている人たちもいた。それでも、ほとんどの人たちが多少の差はあれ「でも、おかげでまだ生きてここにいら

3　Woodfox A. Solitary: Grove Press; 2019. p107.

れる」と付け加えた。

　患者の中には、外来の予約日に現れず、後から電話して予約を取り直したり、日にちや時間を間違えて外来に来てしまったりする人がいることに気付いた。日時を間違えて来てしまったために、他の患者の予約の合間を縫ってなんとか診たある患者は、「最近、何でも忘れてしまうんです」と言った。薬を飲むべきだったことを忘れてしまう人もいる。「お仕事はどうですか？」と聞くと、ほとんどはまだ仕事に戻れていない状態である。「まだ仕事に戻れる気がしない」という言葉をよく耳にするようになった。また、仕事ができなくなってクビになった人もいれば、長い付き合いのある顧客の名前をど忘れしてしまったり、間違ったデータを発表してしまったりとミーティングで恥ずかしい思いをした人もいる。これが認知機能障害というものなのか。私が描いていたICUから退院した後のバラ色の生活像は、現実とはかけ離れていることに気付く。移植患者の場合、回復に時間がかかることを想定して、回復が困難であることを事前に覚悟してもらい、彼らをサポートした。しかし、複雑な手術にもかかわらず、移植患者は改善し、元の生活に戻っていった。一方、集中治療では、生存して退院してもその後の様相は全く異なる。入院の痕跡を払拭できないかのようだ。

　ある患者が言う。「自分の転帰は医者にとってのみ良かったのではないか思うことがある。生き延びたかも知れないが、もう生きている気がしない」。

　友人や同僚から「臨床医と研究者のどちらになりたいのか」と頻繁に尋ねられるのを無視しようとしてきた。彼らは、「両立はできない」と言い、所属するバンダービルト大学でもどちらの道を選択するか最終決定する日が迫っていた。実際には、完全に臨床か研究かどちらか一方だけということはなく、80％対20％くらいの割合で分けるのだが、どちらを主にするかで悩んでいた。私にとって、ベッドサイドでの役割は重要で、患者に目を向けた献身的な医師に憧れる。しかし、その選択肢を選ぶと時間を取られすぎて、家族が最も自分を必要としているときに側にいられないのではないかと心配だった。臨床医としての道を選んだ人は、ベッドサイドで過ごす時間が長くなりすぎて、臨床と研究の時間配分が80％対20％ではなく100％対20％になってしまい、高い代償を払うはめになる。

　研究者への道は、さまざまな理由で魅力的だった。世界中の患者に役立つアイデアを研究することで、ある意味で最も大きなインパクトを与えることができると思ったのだ。独創的な仮説に取り組み、新しいデータを発見し、その結果を発表して医学の分野に貢献するという考えは、私にとって爽快なものだった。一方で、患者が直面する問題を目の当たりにすることは難しく、意義ある変化をもたらすための研究に十分な時間を割くことはできないだろうとも思っていた。

　決めかねて母に相談したところ、母はいつものように文学を紹介してくれた。母に促されて、私はシンクレア・ルイスが1925年に発

表した小説『アロウスミスの生涯』[4]を読む。医師であり科学者でもあるマーティン・アロウスミスの物語に没頭し、彼が自分の芸術を追い求める絶対的な目的意識を感じる。アロウスミスは、あらゆる局面で科学によって真実を追求したのだ。医療をより良くするための答えを見つけられるという信念を持って、根気強く研究を続ける姿は、高潔で卓越していると感じる。もし、臨床を80％にするか研究を80％にするのかのどちらかを選ばなければならないのなら──実際選ばないといけないのだが──アロウスミス医師の足跡を辿ることは魅力的だった。

　私は、プラティック・パンダリパンデ医師を最初のメンティー[5]として迎えたばかりだった。彼は30代前半で、インドのムンバイで医学部を卒業した後、ニュージャージーの小さな病院での研修を経て、バンダービルト大学のスタッフに加わったばかりだ。麻酔科の主任教授であるジェフ・バルザー医師から、パンダリパンデ先生を指導してくれないかと頼まれ、信頼されたことを光栄に感じ、うれしかった。同僚医師の可能性や向上心を指導し、サポートする準備はできているように感じた。一方で、どれほどの労力が必要なのか心配でもある。最初のミーティングでのパンダリパンデ医師は、熱心で率直だった。話をしてみると、彼はとても謙虚で礼儀正しく、科学者にとって最も重要な特性である好奇心と「すべてを知っているわけではない」という意識を備えていることがわかった。偉大な物理学者であるリチャード・ファインマンが言ったように、「こ

4　シンクレア・ルイス（鵜飼長寿 訳）．アロウスミスの生涯（上・下）：河出書房；1952.

5　訳注：メンター制度における指導される側のこと。指導する側は「メンター」。

れまで解決されたことのない問題を解決したければ、未知への扉は
開いたままにしておかなければならない」[6]。

　パンダリパンデ医師は、私から、ICUでの臨床研究についてすべ
てを学ぼうと決意していた。その一途な姿勢は、自分の進むべき道
を最終決定しようとしていた私にとって、大いに助けになった。彼
はアカデミックなトレーニングをほとんど受けたことがなく、研
究に必要な道具を身につけるには（MDより）上級の学位である修士
号か博士号を取得しなければならないとわかっていた。彼のスケ
ジュールはすでに忙しいところに加えて、カウンセリングや授業の
ために数え切れないほどの時間を費やさなければならない。そう話
すと、彼は目を輝かせて大きくうなずく。待ちきれないという気持
ちが伝わってくる。

3

　サラ・ベス・ミラーがジム・ジャクソン博士と私の外来に来て、
脳のMRI検査を受けたとき、私はまだ自分の進むべき道を決めき
れないでいた。ICUから退院した後、IQスコアがどれほど下がっ
たのか知った時の彼女の顔を今でも覚えている。IQテストの結果
によって、サラ・ベスには——私たちにとっても——新たな普通が
以前の彼女とはどれほどかけ離れているか明らかになった。せん妄
を経験し、その後に認知機能の低下を起こすことが、その後の人生

6　　Richard P, Feynman. The Value of Science. Engneering and Science 1955;19:13-15;
　　 Feynman RP. The Pleasure of Finding Things Out: The Best Short Works of Richard P.
　　 Feynman: Basic Books; 1999.

を変えてしまうことに私は気づく。ちょっとした物忘れやぼんやりした考えに見えるものが、早期退職やうつ病、あるいはその両方につながる可能性がある。ジャクソン博士と私は、サラ・ベスの新しいMRI画像を、数年前ICU入院した当初のものと比較して、彼女の脳の解剖学的構造が変化したのか、現在の認知障害が画像検査にも現れるかどうか調べることにした。もしそうであれば、IQテストと同様に、ICU入院の前後で彼女の脳がどのように変化したのかを示すパラメータになる。

新たにMRIを撮影する前に少し待つことになった。サラ・ベスは、退院後に金属製の歯列矯正器具を入れたので、MRIの磁気は危険だったのだ。サラ・ベスは「クイズ大会で勝てないのなら、せめて笑顔で魅了しないとね」と言った。ようやく矯正器具を外して、彼女は意気込んで、いつものように元気にテストに臨む。

すぐにMRIの結果が届く。それはひどいものだった。以前のMRIには、脳の萎縮（脳組織の減少のこと）の兆候はなかったのが、今回は、神経放射線科医によると、「まるで85歳の痴呆症の人のMRIのよう」とのことだった。サラ・ベスはまだ52歳だ。

脳の絵を見たことのある人ならすぐにわかるように、脳の外側には隆起しているところと溝になっているところがあってシワのように見える。これが脳回と脳溝だ。そして、内側には脳室と呼ばれる空間があり、脳脊髄液で満たされている。脳脊髄液は、脳の内部から脊柱管に流れ込むので、髄膜炎や脳内出血を調べるときには針で腰椎穿刺を行い、脳脊髄液を採取する。頭蓋骨の中のスペースは一定で、その中に脳組織と脳脊髄液が入っている。サラ・ベスの今回

のMRIを見ると、脳組織が大量に失われていることがすぐにわかる。脳溝がより深くなり、脳脊髄液で満たされた脳室がより大きくなることで、脳組織が失われたあとの空洞を埋めている。何百万もの脳細胞が失われている。それはまるで、何トンもの豊かな土壌が庭から取り除かれ、濁った水たまりと枯れた多年草がわずかに残ったかのようだ。中でも特に2つの領域が失われていた。海馬と前頭葉という、記憶と実行機能に特化した領域だ。これで納得がいく。サラ・ベスは、物忘れがひどく、生活をやりくりすることができないと話していた。このMRI画像を見ていると気分が悪くなるが、目を離すことができない。ひどく損傷したサラ・ベスの脳の画像は、私には彼女の混沌とした思考の地図のように見える。目に見えない病気を目に見える形で確認したのだ。

　サラ・ベスの画像を目にして、私は、重症患者がなぜこれほどのせん妄状態に陥るのかという疑問を解決しなければならないと考えた。真実を知る必要がある。サラ・ベスのMRIは、軽度の認知障害といったものではなく、重度のものだ。神経放射線科医の評価は正しいのか？　サラ・ベスは痴呆になってしまっているのだろうか？　そんなことがあり得るのだろうか？　私は頭を振ってその考えを追い払おうとしたが、それは私の頭にこびりつき、対処しない限り消えそうになかった。また、私は自分が決断したことを知っていた。研究の道を歩む。すでに私は、重症患者のMRI画像を撮影して、サラ・ベスの脳と同じように見えるか調べる神経画像の研究について考えていた。しかし、まだ重要な問題がある。何がせん妄の原因なのか？

4

　私は医師・科学者として、医療の向上のための質問が、追求する価値があるものかどうか判断するために、2つのルールを作った。1つ目は、「結果がどちらになっても意味がある」ことだ。以前、私のメンティーの一人が、せん妄があるICU患者に輸血して、脳への酸素運搬を改善すれば思考がクリアになるかどうかを研究したいと言ったことがある。その治療に効果があるとは思わなかった。しかし、研究に反対した理由はそこではなかった。そもそも、そのような診療は誰も行っていないので、「効果がない」という結果になっても医療は変わることはない。つまり、「効果がある」という結果になったときだけに意味があることになる。それでは、研究に対する私の第一のルールを破ることになる。2つ目のルールは、「たくさんあるものを研究する」こと。たとえ患者にとって有益なアイデアであっても、研究の登録基準を満たす患者がたくさんいなければ意味がない。この2つのルールが満たされて初めて、私はアイデアを追い求めることにする。これは、せん妄の場合にも当てはまる。この分野の研究はほとんど行われていなかったので、私たちが発見することは必ず価値のあるものになると確信していた。また、研究を行うのに十分な数の患者を見つけるのにも苦労しないだろうとわかっていた。世界中のICUにせん妄の海が広がっているのだから。

　残念ながら、研究を進める私の歩みは抵抗に遭う。私の論文は学術誌の多くに受け入れられず、助成金申請はNIHや退役軍人省奨励賞といった資金提供機関から断られてしまう。

「せん妄に焦点を当てることは、集中治療の分野にはふさわしくない」と、一流の神経科医や、多くの著名な学術誌の査読者たちが、ギリシャ悲劇の合唱隊のような反応を示す。同様に、多くの教授から、「せん妄の研究を進めても、学術的にも、資金的にも成功する見込みはなく、意味のある研究を行うことはできない」と言われた。個人的な批判と受け取らないように言われたが、私はそう受けとってしまった。彼らは本当に、せん妄について知るべきことを集中治療医がすべて知っているとでも思っているのだろうか。それとも、ICUと、せん妄、脳障害の関連性をいまだに理解していないのだろうか。郵便受けを開けるのが怖くなった。またしても、せん妄の研究に進むべきではないと言った人たちのことを思い出した。もしかしたら、彼らは正しかったのかもしれない。

　不安になった。これまでも、方向性を見失ったときには同じように感じたことがあったが、今回は違う。もう、この道を選んでしまったのだ。研究者としての道を進むと決めた途端、頓挫してしまった。他にどれだけの研究者がプロジェクトの資金調達に失敗したのだろう。そして、そういった研究者達はどうなったのだろう。自分自身、家族、そして患者の期待を裏切っているとわかっていた。研究のための資金を得て、インパクトのある査読付き雑誌に論文を掲載することができなければ、医療をより良い方向に変えることはほとんど不可能だとわかっていた。

5

　そんな見通しが立たない中、ダイアン・ウィッテンバイルから手

紙が届く。彼女の姉ドナ・ヒルリーは、敗血症性ショックのため、ICUで10日間人工呼吸器をつけていた。ドナがひどいせん妄に苦しみ、自分がどこにいるのか、部屋を訪れる人が誰なのかもわからなかったのを思い出す。ドナは病気になる前、ナッシュビルのミュージック・ロウのCEOで、数百万ドルの音楽カタログの購入を監督し、ワシントンのエリートたちのためにディナーを企画していた。私たちはICUの部屋で、ジョン・プライン、ボニー・レイット、マーティ・スチュアート、マール・ハガードなどのカントリーミュージックを彼女に聞かせたものだ。鎮静されている彼女の心に届けて、元の姿に戻そうとしたのだ。私は音楽の持つ癒しの効果に好感触を抱き、せん妄のある他の患者を担当する看護師にも勧めるようになる。私はもともとジョン・プラインの音楽が好きで、特に曲の歌詞が気に入っていた。「年寄りはただ寂しくなるんだ。誰かが『そこの君、こんにちは』と言ってくれるのを待っているんだ」という詞は特にピッタリな気がした。 しかし、ドナは「人生には上り下りがあり、ときには浅瀬ですら溺れる気がする」というような歌詞をどう思うだろうか。ドナは命が助かり、退院した。しかし、ドナの妹ダイアンは手紙にこう書いている。「ドナはせん妄を起こしてから、何ヶ月も精神的な曇りを拭い去れません。仕事に戻ろうとしていますが、完全に元には戻れないようです。1ヶ月ほど前、私の娘のバト・ミツバ[7]に来てくれましたが、ドナからは『輝き』が失われていました。病気になる前の彼女はとても個性的で、社交的

7　訳注：13歳で行うユダヤ教での女子の成人式。

で、パーティーの盛り上げ役でしたが、今の彼女には生気がありません。記憶力が悪くなっています。長期記憶にも少し問題がありますが、ひどいのは短期記憶の方です。自分の病気や入院のことは何も覚えていません。見た目もかなり老けてしまって、まるでおばあさんのようです。歩くのもとてもゆっくりで、いつも手すりにつかまっています。弱々しく、虚ろです。病気が完全に彼女を本当に変えてしまったのです」。

　私はこの手紙を持ったまま、長い間机に向かっていた。ドナ・ヒルリーはかつて私の研究に参加していた。その研究によって、せん妄がその後の死や長期の認知障害と密接に関連していることが証明された。ドナがせん妄になったことは私のファイルに記録されており、同じくせん妄になった他の患者からのデータと合わせて、せん妄の悪影響を示すのに貢献した。これは重要なことだった。データは紙面の数字となり、医療関係者が読む学術誌の文字となる。しかし、実際の患者にとってはどのような意味があるのだろうか？　それをこの手紙が教えてくれた。

　せん妄は人々の脳を変え、人生を変える。患者は、ある方向からICUに入ってきて、全く違う方向に向かってICUから出て行く。ある日、充実した生活を送っていたのが、次の日には手すりにしがみついて、かろうじて記憶を保っているばかりになる。ドナの脳のMRIを撮影すれば、サラ・ベスと同じように萎縮しているか、それ以上なのではないだろうか。ドナとサラ・ベスのことを考えていると、何年も前に車椅子で私の外来に戻ってきた若い女性患者テレサ・マーティンのことを思い出す。テレサの混乱した思考と、ICU

退院後の限られた生活は、今なら理解できる。しかし、もしテレサのカルテを見つけられたとしても、そこには「ICU精神病」とは書いてあっても、「せん妄」とは一切書かれていないだろう。

　ICUから退院したあとドナがどれほど苦労してきたのかを、私は本当の意味では見ていなかったことに気付き心が痛んだ。私たちの研究では、退院してから6カ月間、患者の経過を調査し、一連の神経心理学的な質問をして回答を記録した。かつてに比べれば大きな進歩だと、その時は思っていた。しかし、それだけでは不十分だったのだ。ドナが弱々しく、年齢よりも老けて見えたことを思い出した。ICUに入院する前の彼女が成功を収めていたことを知っていたらどうだっただろう。彼女が仕事に行き詰まっていたことを知っていただろうか。まだまだわかっていないことがあるようだ。退院した後のことで、ドナにもその他の患者にもできることがあったはずだ。私の研究の中の数字を思い起こす。82％という、せん妄を発症した患者の割合だ。自宅に戻ってからの、彼らの日常生活はどのようなものだっただろう。仕事に復帰できたのだろうか？　車の運転は？　人付き合いができたのか？　そんなことを考えると、気が落ち込む一方で、刺激も受ける。

　その瞬間、研究者になる道を選んでも、私の研究室はICUであることに気付く。患者のICUでの経験が、私の研究のヒントになるのだから、ICUで患者に起こることをあらゆる角度から研究しなければならない。しかし、同時に私は臨床医でもある。患者がICUにいる間はベッドサイドにいて、患者の現在をケアし、患者の将来をサポートしなければならない。そして、退院後も患者に寄り添う

方法を見つけたい。私は、最初から声なき人々を助けることに身を捧げてきた。これまで以上に、私自身が声を上げて、せん妄について人々に伝えなければならない。それは重要なことなのだ。

8

脳を解き放つ
ICUで意識を見つける

5日目に目を覚ます。最初に覚えているのは、
海の底から浮き上がってきたときのことだ。水中で目はまだよく見えず、
スキューバ・ギアのようなものが口と喉に押し込まれていて、
声を出すことができない。浮き上がってきたとき、
自分がまだ聖母マリア病院のICUにいることはわかったが、
誰が何を言っているのかはわからなかった。

········· アブラハム・ベルギーズ『カッティング・フォー・ストーン』[1]

この一週間、ナッシュビルは冷たい雨が降り続き、日が暮れるのが日に日に早まっていくようだった。人工呼吸器を装着してICUに運ばれてきた、ノイさんという高齢の女性を担当した。重度の特発性肺線維症のために肺はひどく傷ついており、まるで押し寄せてきた吹雪がそのまま居座ってしまったかのように胸部X線は真っ白だ。彼女の予後は良くない。医療チームは最善を尽くしたが、ステロイドと抗菌薬を投与しても改善しない。この病気の場合、いったん人工呼吸器が必要になると、肺の状態が改善しなければ死は免れない。私は、小柄で無口な彼女の夫を毎日回診に招き、彼は、私たちが妻を治療するのを見守る。今、彼はベッドの脇に腰掛けて妻の手を握り、不安そうにしている。私はノイさんの夫に向かってうなずき、そばに寄り添って言葉をかける。彼が必ずしも私の言うことを理解していないのはわかっている。ノイ夫妻はラオス出身で、夫人の方は英語が堪能なようだが、夫はそうではない。そのため、伝えられる内容が限られる中、ノイさんを助けるために私たちがしていることをできる限り説明した。通訳を見つけてくれるよう何度も病院に頼んだが、ラオ語を話せる人はいないと言われ、治療に専念するよりなかった。枕元に座ると、雨が部屋の窓を叩いている。彼女はとても遠い別の世界にいるように見える。

翌日、ノイさんの状態はさらに悪化し、投与する酸素濃度を増や

1　未訳：Verghese A. Cutting for Stone: Vintage; 2010.

さなければならなかった。ひどくなった肺の画像検査を見て、私は首を振る。かなり悪い。夫にも画像を見せる。以前の検査と比較すると、違いは歴然だ。他の検査やバイタルサインと同様、画像検査も病気が彼女の体を圧倒していることを示している。生命維持装置を外し、緩和ケアに移行することを考える時が来た。夫にそのことを伝えなければならないが、どうすればいいのかわからない。言葉の壁があるので、このような微妙で難しい会話をするのは困難だ。しかし、この会話をしなければ、死のプロセスはノイさんが望んだものではなくなってしまうかもしれない。ノイさんの夫も私も、もっと情報が必要だった。ICUでの、特に終末期における倫理コンサルトについての論文[2]を読んだところだったので、コミュニケーションを改善し、衝突を避けるための手助けやガイダンスがどれほど役に立つかわかる。病院の生命倫理専門家に電話すると、彼女はすぐにナッシュビル近郊からラオ語の通訳を探し出してくれた。通訳は、ノイさんの夫のそばに座り、妻がもうすぐ死ぬという現実を徐々に理解させる。

　最後に低用量のモルヒネを投与して、ノイさんを人工呼吸器から外す。彼女の手をさすり、耳元でささやく夫に付き添われて、ノイさんは安らかな死を迎えた。総合的に判断すると、複雑な状況の中で最善の解決をしたと思った。しかし、生命倫理の専門家から話を聞いて、ノイさんの夫が妻の病気の間に受けた苦悩を知ることにな

2　Schneiderman LJ, Gilmer T, Teetzel HD, et al. Effect of ethics consultations on nonbeneficial life-sustaining treatments in the intensive care setting: a randomized controlled trial. JAMA 2003;290:1166-1172.

る。詳細を知らされず、理解することができないため、妻に何が起こっているのかわからず、疎外されているように感じていた。私は何とかしようとしたが、通訳がおらず、うまくいかなかった。今となっては当たり前のように思える。知識をめぐるこのような不公平さを「認識的不正義（epistemic injustice）」と呼ぶことをのちに知る。回診に同行してもらって、医師や看護師がノイさんを治療する様子を見せたり、画像検査を見せたりすれば、妻に何が起こっているのかノイさんの夫が理解するなどとなぜ考えていたのだろう。専門家としての私たちの知識が、どういうわけか彼の知識のなさを補うとでも思ったのだろうか。医療チームは、ノイさんの病気とこれから訪れるだろう死について膨大な知識とデータを持っていたにも関わらず、意図的であろうとなかろうと、それをノイさんの夫に伝えなかった。

　私たちは、治療によって患者から声を奪い、彼女の夫の役割を無視した。最後になるまで、ノイさんの夫の持つ情報がノイさんを助けるのに役立つかもしれないと考えなかった。医療チームからノイさんの夫に伝える知識を制限したばかりでなく、ノイさんの夫から私たちへの情報をさらに減らしていたのだ。ノイさんのことを思い起こすたびに、私は頭の中には、ナッシュビルの雨と彼女の肺の吹雪がいっしょに思い浮かぶ。彼女が静かに、じっと、水の中に横たわっている姿が浮かぶ。理解できず、声もなく、怯えて溺れている夫といっしょに。

　いろいろな意味で、これが私の頭の中にある重症患者のイメージだ。最悪の状態を脱し、人工呼吸器から外れて、ベッドに座って私

と話ができるようになったときではなく、その前の意識がないとき
のことだ。患者は無力に見える。「社会の真の評価は、最も弱い立
場にある人々をどのように扱うかに表れる」という、長年語り継が
れてきた言葉を思い出す。自分が担当する弱い立場にある患者だけ
でなく、世界中のICU患者に手を差し伸べる方法を見つけなけれ
ばならない。科学者としての私は、最もうまく行く方法は最善の方
法を証明することだと考えた。

2

　2005年までに、私のチームは、ABC試験[3]とMENDS試験[4]という
2つの無作為化比較試験を半ばまで進めていた。どちらの研究も、
ICUですっかり定着している標準的診療パターンを検証するもの
だ。私は、鎮静が問題を起こしているのではないかと考え、この仮
説を2つの異なる方法で調査していた。
　ABC試験では、ナッシュビル、フィラデルフィア、シカゴの患
者を対象に、標準的な鎮静薬であるベンゾジアゼピン系薬剤とプロ
ポフォールの使用を全体的に減らし、深い鎮静状態が長く続かない
ようにした。患者は、コイントスのように無作為に半数ずつに割り
振られる。半数の患者では1日1回鎮静薬の投与を止めて目を醒

3　Girard TD, Kress JP, Fuchs BD, et al. Efficacy and safety of a paired sedation and ventilator weaning protocol for mechanically ventilated patients in intensive care (Awakening and Breathing Controlled trial): a randomised controlled trial. Lancet 2008;371:126-134.

4　Pandharipande PP, Pun BT, Herr DL, et al. Effect of sedation with dexmedetomidine vs lorazepam on acute brain dysfunction in mechanically ventilated patients: the MENDS randomized controlled trial. JAMA 2007;298:2644-2653.

まさせるようにし、まだ鎮静薬が必要だと看護師が判断した場合の
み、プロトコルに従って半量で鎮静を再開する。続いて、呼吸療法
士が1日1回人工呼吸器から外して、補助なしで患者が呼吸できる
ようにする。この2段階の介入は、1日1回人工呼吸器を外せるか
試す私の最初の研究[5]と、1日1回鎮静薬を中止するというJ.P.クレ
ス医師とジェシー・ホール医師の研究[6]を基にしたものである。

　MENDS試験では、半数の患者には従来からICUで使われてき
た鎮静薬を投与し、残りの半数の患者には全く別の薬剤で鎮静を
行った。これは多くの点でリスクの高い研究であった。というの
も、1980年代以降、集中治療の現場では、人工呼吸器を装着した
患者の鎮静には常にベンゾジアゼピン系薬剤を使用してきており、
他の薬剤を使用することはほとんどなかったからである。1950年
代に開発されたベンゾジアゼピン（略称「ベンゾ」）は、1960年代に販
売されるようになり、1977年には世界中で最も多く処方される薬
剤となった[7]。ジアゼパムがおそらく最もよく知られているだろう
が、ICUではロラゼパムとミダゾラムを使用する。ほとんど迷うこ
となくこれらの薬剤を使用していた。

　どうして、標準的な鎮静法にこれまで疑問を持たなかったのかと
自問し始めていた。何日も、何週間も続けてあれほど強力な薬剤を

5　Ely EW, Baker AM, Dunagan DP, et al. Effect on the duration of mechanical ventilation of
　identifying patients capable of breathing spontaneously. N Engl J Med 1996;335:1864-1869.

6　Kress JP, Pohlman AS, O'Connor MF, Hall JB. Daily interruption of sedative infusions in
　critically ill patients undergoing mechanical ventilation. N Engl J Med 2000;342:1471-1477.

7　Washton , Zweben Treating Alcohol and Drug Problems in Psychotherapy Practice: Doing
　What Works: Guilford Press; 2006. p47.

投与し続けることが、体や脳にとってどのようなことなのか、なぜ
これまで考えなかったのだろうかと。ICUでの治療を経て退院した
患者が、肺気腫のフォローアップのために外来にやってきた。私は
呼吸機能検査と胸部X線をオーダーし、吸入薬を調節する。記憶力
はどうかとか、ICU後の新しい生活にどう適応しているかなど、い
つもの質問をする。すっかり元気になって、車の運転も再開し、今
日も数ヶ月ぶりに孫を保育園に送ってきたという話を聞くと、嬉し
くなる。「でも」と彼女は言う。「悪夢を見るんです。なんとかなり
ませんか？　溺れる夢なんです」。いったん言葉を切って、続ける。
「人工呼吸器を着けているとき、溺れているのだと思いました。先
生方が私を水中に沈めて、溺れさせているのだと。馬鹿馬鹿しく聞
こえるかもしれませんが…」と彼女は肩をすくめる。苦しんでいた。

　馬鹿馬鹿しいとは思わなかった。私自身も同じように考えてい
た。鎮静で意識を失うのは、溺れているのではないが、水の中に
潜っていくようだと。あまりに深いところまで潜って、水面からは
見えなくなるまで。

　この患者の話は、そのあと数週間、私の心に残った。新たに患者
を鎮静するたびに、安心するように話しかけ、何が起こっているの
かを正確に伝え、恐怖心を和らげようとした。しかし、それが役に
立つかは分からず、彼らが水に沈められているイメージをまだ払拭
できずにいた。まるで、最も無防備なときに、足首に巨大な重りを
鎖でつながれているかのように。

　私は、ちょうどソール・ベローの小説『ラヴェルスタイン』を読み
終えたところだった。この小説は、友情、老齢、迫り来る死につい

て描いた素晴らしい物語である。この本の中で、特に印象に残る段落がある。「私は今や死にかけている。肺が機能しなくなったのだ。機械が私の代わりに呼吸をしてくれている。意識がなく、私には死者が持つような死の概念がない。しかし、頭の中、自分の頭の中だと思うが……は、ビジョン、妄想、幻覚でいっぱいだ。夢や悪夢ではない。悪夢なら脱出用のハッチがあるはずだ…」[8]。

　私は患者に鎮静薬を点滴して、無意識の底に沈め、果てしないせん妄の夢の世界に連れて行く。状態が良くなったと思った時にはじめて、患者を引き上げる。体が癒されるかもしれないと思ったときにだけ。しかし、それまでの間、時には何週間も、彼らは一体どこにいて、彼らの脳には何が起こっているのだろうか。

　気管挿管され、人工呼吸器に繋がれることは、患者にとって痛みと恐怖を伴うのはわかっている。重症疾患による恐怖にさらされているときには特にそうだ。そのため、病初期に生命維持装置をつけて安定させるには、鎮痛薬と鎮静薬が不可欠である。しかし、その後の治療ではどうだろう。どのくらいの期間、鎮静が必要なのだろうか。どのくらい深く意識を失っている必要があるのだろうか。医療技術が格段に進歩しているにもかかわらず、21世紀始めの頃はこれらの疑問に対する答えはまだなく、患者がどれほど深く鎮静されているのか知る手がかりもほとんどなかった。

8　ソール・ベロー（鈴木元子 訳）. ラヴェルスタイン：彩流社；2018.

3

　全身麻酔下で行われた最初の外科手術として広く認められているのは、1846年10月16日にマサチューセッツ総合病院で行われたものだ。地元の歯科医が、20歳のエドワード・ギルバート・アボットに、特別に作られた道具を使ってエーテルの蒸気を送り、深く吸い込むように指示した。数分後にはアボットは意識を失い、外科医は首にある良性腫瘍の血流を止める手術を行うことができた。手術後、今ではエーテルドームと呼ばれる公開手術場で目覚めたアボットは、「首をひっかかれた程度に感じる」と言ったと伝わっている。それまではアルコールやアヘンを使って、患者を縛りつけて手術を行っていたのに対して、痛みを伴わない手術という偉業を達成したのである。

　このようにして始まった麻酔という学問はその後進歩し、より複雑で時間のかかる手術や手技を痛みなく行えるようになった。当初は、麻酔薬の過量投与で患者を死なせないように注意しなければならなかったのが、新しい薬剤や投与方法が登場するにつれ、その心配はなくなっていく。患者の意識が完全になくなるよう、少ないよりは多めに薬剤を投与するようになった。

　1963年、エドモンド・"テッド"・イーガー医師は、患者の肺の中の麻酔ガスの濃度を測定するために、最小肺胞濃度（MAC）という臨床ツールを開発した[9]。手術室では、毎年何百万人もの患者を管理するために広く使われていたが、集中治療の現場では患者の無意識のレベルを評価するのに、ごく初歩的な身体徴候を重視する傾向

にあった。多くのICUではまだラムゼイスケール[10]を使用していた
ものの、複雑な患者を評価できるほどは微妙な違いは判断できず、
また、看護師によって評価が異なることが多いため、理想的な方
法とはいえなかった。カート・セスラー医師のリッチモンド興奮・
鎮静スケール（RASS）[11]やリチャード・ライカー医師とギル・フレイ
ジャー医師の鎮静・興奮スケール（SAS）[12]を使用しているICUもあっ
た。私はセスラー先生と共同で、RASSを再検証して統合するため
の大規模な研究を一緒に計画し、実施した[13]。RASSは、患者の覚醒
と鎮静のレベルを正確に評価する方法で、レベル0なら「意識清明
で落ち着いている」、レベル+4は「好戦的」、レベル-4は「深い鎮静
状態」で、レベル-4よりさらに一段階低いレベル-5は「昏睡」であ
る。私が気になったのは、このような深い鎮静レベルだった。レベ
ルによって、患者は段階的により深く意識を失うのは正確に把握で

9　Merkel G, Eger EI 2nd. A comparative study of halothane and halopropane anesthesia
　　including method for determining equipotency. Anesthesiology 1963;24:346-357;
　　Eger EI 2nd. A brief history of the origin of minimum alveolar concentration (MAC).
　　Anesthesiology 2002;96:238-239.

10　Ramsay MA, Savege TM, Simpson BR, Goodwin R. Controlled sedation with alphaxalone-
　　alphadolone. Br Med J 1974;2:656-659.

11　Sessler CN, Gosnell MS, Grap MJ, et al. The Richmond Agitation-Sedation Scale:
　　validity and reliability in adult intensive care unit patients. AM J Respir Crit Care Med
　　2002;166:1338-1344.

12　Riker RR, Picard JT, Fraser GL. Prospective evaluation of the Sedation-Agitation Scale for
　　adult critically ill patients. Crit Care Med 1999;27:1325-1329.

13　Ely EW, Truman B, Shintani A, et al. Monitoring sedation status over time in ICU
　　patients: reliability and validity of the Richmond Agitation-Sedation Scale (RASS). JAMA
　　2003;289:2983-2991.

きたが、呼びかけたり、胸骨を圧迫するなどの痛み刺激に反応しなくなると、脳の状態が全くわからなくなってしまう。意識を失っていることはわかっていても、洞窟のどれほど奥にまで降りていったのかはわからない。水の例えに戻ると、水深1.5メートルのところにいるのか、3メートルのところなのか、それとも15メートルなのか、正確にわからず、どこまでが安全なのかもわからない。私たちの研究で、これらの疑問のいくつかに答えられることを期待していた。

4

　ABC試験が始まっておよそ2年目たったある夏の日、ナッシュビルにある私立病院の一つセント・トーマス病院のICUに様子を見に行った。NIHと退役軍人管理局からはあいかわらず研究費の申請を却下されていたが、セント・トーマス病院の研究財団は資金を提供してくれ、私たちの研究に参加していた。私はセント・トーマス病院に行くのが好きだった。病院にある4つのICUはいつも忙しく、バンダービルト大学のICUよりも開放的で騒がしかった。私はそこでは観察するだけなので、緊急事態や一瞬で何かが起こるような雰囲気を感じ取ってはいたが、それに没頭することはなかった。その日、メインの研究看護師であるジャン・ダンに出くわした。40代後半の彼女は、親しみやすい表情と柔らかな声で、ここのICUに欠かせない存在だ。ジャンを採用したのは、彼女がスタッフみんなを知っていて、みんなも彼女を信頼しているためだ。この研究では、鎮静薬を中止し人工呼吸器から外すといった、看護師と呼吸療

法士の連携が必要なため、簡単にはいかないのではないかと予想しており、実際に多くの点でその予想は当たった。私はジャンを知るにつれて、彼女の尽力、特に医療チームと家族をまとめるやり方を高く評価するようになった。

この日、ジャンはため息をついて首を振った。「うまくいっていないのは知ってるんでしょう？」彼女は一人の患者を指差す。その患者は深く鎮静されていた。「彼は介入グループの患者なの。でも、見て。もう覚醒しているはずなのに」。

ドキッとした。その患者は水深15メートルのところにいるように見えた。ジャンの方を振り返る。「どういう意味？」

「プロトコルでは鎮静薬を中止することになっているのに、看護師はちょっとの間だけ止めて、すぐにまた再開してしまうことがあまりに多いの。この患者さんみたいに」。

苦い思いに駆られた。しかし、ICUを見渡すと、人工呼吸器を装着した患者のうち何人かは、珍しく目を覚ましている。ある高齢の男性患者はテレビを見上げていて、向かいの病室の女性患者はテネシー・タイタンズの帽子をかぶった青年──おそらく息子だろう──の話に耳をかたむけている。その隣の病室に顔を出すと、女性患者が、人工呼吸器からの空気を肺に受けながら、枕を背もたれにして本を読んでいる。彼女は私に小さく手を振ってくれさえした。ジャンの方を振り返る。彼女は、鎮静薬を投与されている1人の患者に集中するあまり、鎮静薬を投与されていない他の患者が見えていないのかもしれない。ここでは確実に何か新しいことが起こっているようだ。

　患者のためにもっと早く変化を起こしたいと思っているので、研究を計画して実現するのに時間がかかるのを苛立たしく感じることもある。ICUから退院できたことを喜びつつも、犬の散歩をする元気がなく、簡単なクロスワードパズルもできず、電子レンジの音にビックリして飛び上がることに途方にくれている患者を、ますます多く見るようになった。彼らは、ウェブサイト、医学学会、口コミで私たちのことを見つけて訪れてくる。たまたまのように見えて、着実に前に進んでいた。私たちのチームはこのような結果を防ぐ、あるいは軽減することに重点を置いて活動してきて、患者にはICUから退院した後もサポートや介入が必要なことがわかる。終わりのないサイクルのように思えた。

5

　鎮静を浅くした方がICUにいる間も退院した後も患者にとって良いと、MENDS試験が示すのではないかと期待していた。この研究では新しい鎮静薬を使用した。この薬剤は、数年前、上司のゴードン・バーナード医師の代わりに、急遽ダラスでの製薬会社との会議に出席した時に偶然知ったのだった。ホテルにあるオーク材の壁の会議室で、いつものように重役やプロダクトマネージャー、代表者たちの集まりに参加した。新しい鎮静薬であるデクスメデトミジンのプレゼンテーションが行われ、私はその薬剤を投与されている患者のビデオを見る。その患者はICUにいて、私のICUの患者と同じように目を閉じて完全に意識がないように見える。帰りのフライトを早めようかと考え始めたそのとき、ビデオには、同じICU

患者が医師の呼びかけに目を覚まし、医師の顔を見て話を聞き、指示に従い、医師がそばを離れるとまた意識を失う様子が映し出される。鎮静薬を投与されているのに、簡単に目を覚ましたのだ。これは、ベンゾジアゼピン系薬剤を使っている場合とは全く異なり、これまでに見たことがないものだ。ベンゾジアゼピン系薬剤を投与している時には、鎮静状態から醒めることはない。薬剤の投与を止めても、意識が戻るのに数時間かそれ以上かかる。私は、この新しい薬剤を、浅い鎮静についての研究をするのに使えるのではないかと考え始め、製薬会社の重役たちにその可能性を打診した。私は、ICUでのせん妄や認知機能障害について熱く語るが、彼らには伝わらず、「この薬剤では、ICUの医師が望むような深い鎮静状態にはならない」と言うばかりだ。しかし、それがまさに私の望んでいるところだった。彼らが私のビジョンを理解しないことは責められない。ベンゾジアゼピン系薬剤と、短時間作用型の鎮静薬であるプロポフォールは、集中治療の世界をがっちりと支配していたのだ。

気落ちして会議室を去り、空港に向かおうとしているところに、一人の女性が歩み寄ってきた。イヴォンヌ・ハーターと名乗るこの女性は、世界でのデクスメデトミジン販売の責任者になったばかりで、今のところ1バイアルも売れていないという。この薬の共同発明者でありリーダーであるマービン・マゼ博士は電話に出ず、イヴォンヌも私と同様にインスピレーションを必要としているようだ。彼女は、会議での私の発言に興味を持ち、バンダービルト大学を訪問して良いかと尋ねてきた。何か新しいことが始まる予感がした。

　数週間後、私はイヴォンヌをバンダービルト大学の内科系ICU
と外科系ICUに案内していた。患者の家族から許可を得て、昏睡
状態にある患者と、目が醒めている患者のところに連れて行き、違
いを示す。その違いにどれほどの意味があるのかを彼女が理解した
のがわかる。イヴォンヌは、薬剤で昏睡状態になっている患者につ
いて、「まるでこの部屋にいないみたい」と言う。「私の母は看護師
です。高校を卒業しませんでしたが、私が大きくなってから大学入
学資格検定に通って、看護師の学位を取得しました」。

　イヴォンヌにCAM-ICUの手順を説明し、患者のマークソン夫人
が静かで従順に見える一方で、せん妄状態にあることを示し、なぜ
それが危険なのかを説明する。「せん妄は炭鉱でのカナリアのよう
なもので、脳内でダメージが起きていることを知らせてくれるので
す」。患者の臨床経過中に起こったせん妄が、ICUを退院してから
のその後の人生がどうなるのか、数え切れないほどの悪い意味で予
測することを、私は強調した。

　イヴォンヌはいったん口を閉ざしてから続ける。「イリー先生、
今日わかったのは、これまででこの薬の対象と考えてこなかった患者
さんを助ける機会があるということです。どうすれば実現できる
か、一緒に考えてみませんか」。

　一緒に仕事をしているうちに、イヴォンヌが幼い頃からリスクを
恐れず、チャンスを掴んできたことを知る。異なる文化的背景を持
つ両親の間に生まれ、両親が離婚した際、幼い彼女は母親に連れら
れて貧困に苦しむウェストバージニア州のオークヒルに移った。母
子はフードスタンプと、お互いへの有り余る愛情と助け合いを糧に

暮らした。「自分の人生を障害だと思ったことはないんです」と彼女は話す。「数学と化学は無限の冒険でした。化学を専攻して、家族の中で初めて大学の学位を取得しました。そこからは、自分の意欲を人の役に立つ仕事に活かすだけでした」。20代前半の頃、イヴォンヌは、160キロメートル以上運転して製薬会社の就職フェアに行き、5人の募集枠に対して応募者が350人も来ているのを見て愕然とした。数日後、彼女は採用試験に最後まで残り、その翌日には大好きな仕事を始めることになる。

扉を開けてICUから出てくると、イヴォンヌは振り返って笑みを浮かべた。「もしかしたら、マゼ博士はあなたからの電話には出てくれるかもしれませんね」。

とうとうマゼ博士を説得してバンダービルト大学に来てもらうことができた。彼は、せん妄というこれまでに扱ってこなかったものを研究するのに、デクスメデトミジンを使うなどと考えたことがなく、そのアイデアに興奮した。ナッシュビルのスカイラインを見下ろす部屋で、私たちは並んでMENDSという二重盲検無作為化比較試験をデザインする。せん妄の影響を受けた脳を回復させるという計画に、新たなパズルのピースを加えようと考えたのだ。2年後の今、まもなくその結果を知ることになる。

6

ICUの慌ただしさと騒音の中で、鎮静薬を投与された患者は静かにじっとしているのが、私には異様にみえることがある。ある意味、患者たちは嵐の中心の静けさであると同時に、嵐そのもので

もあった。一方で患者のなかでは、重症疾患が猛威を振るっている。MENDS試験を行っているあいだ、彼らの穏やかな顔を見つめながら、彼らの脳の中で何が起こっているのか、彼らは一体どこにいるのかと考えた。意識がある状態から意識のない状態に移ったときに、生理的なレベルで何が起こるのか、科学ではまだよくわかっていなかった。しかし、私たちのチームは研究の一環として、睡眠医学の専門家と協力して、それぞれの患者の鎮静の深さを正確に把握していた。私が考えるところの、患者がどれほど深く水の中に潜っているかだ。最近手術中に使われ始めた、BIS（Bispectral Index）と呼ばれるコンピューターによるリアルタイムでの脳機能モニターを使って、額につけたワイヤーから患者の脳の電気的活動を測定した。脳波——脳の電気的活動を示す波——をBISが 0 〜 100 の数値に変換する。97 や 98 が覚醒状態の平均値で、60（深い鎮静）から 40（昏睡）が全身麻酔での理想的な鎮静の深さとされている。

　驚くべき発見があった。ベンゾジアゼピン系薬剤で鎮静された患者の多くで、BISスコアは 40 を大きく下回り、中には昏睡の閾値よりはるかに低い 0 にまで下がる患者もいた。同時に記録した脳波——脳の活動を示すギザギザの横線——も同じことを示していた。覚醒しているときには波が早いのが、意識を失うにつれてだんだんゆっくりになり、刺激しても目を覚まさなくなり、ついにはバースト・サプレッションと呼ばれる最小限の電気的活動だけが残る平らな線になる。平坦な線。まるで拍動しない心臓のようだ。私の頭の中では、その平坦な線は最も深い海の底だ。これで、意識がないときに患者がどこにいるのかがわかった。死に近い場所だ。私

たちは、バースト・サプレッションが高い死亡率の予測因子であることを示した[14]。医療行為そのものによってもたらされる害、すなわち医原性損傷にダメ押しをしていたわけである。

　それより数年前に、ニューイングランド・ジャーナル・オブ・メディシン誌に掲載されたデボラ・クック医師の研究[15]が、印象に残っていた。クック医師のチームは、カナダで人工呼吸器を装着した重症患者851人を対象に、生命維持装置による治療を中止すると医師が決める要因を研究した。その結果に私は衝撃を受けた。医師は、患者が生きてICUを出る可能性が10％しかないと考えた場合、生命維持を中止する可能性が3.5倍になり、患者に重度の認知障害が残る可能性があると考えた場合は2.5倍になり、患者がこれ以上の生命維持を望まないだろうと「解釈」した場合は4.2倍になった。私は、深く鎮静されて昏睡状態にあるICU患者があたかも死んでいるかのように見え、それが医師の考えに絶対に影響を与えることも知っていた。同じ敗血症の患者でも、覚醒している患者の方が、鎮静されて昏睡状態にある患者よりも、はるかに状態が良く、生きているように見えて、生き延びる可能性が高くなる。

　クック医師のデータによると、851人の患者のうち、ICU入室時にDNR（Do Not Resuscitate：蘇生しないこと）の指示があったのは10人に1人だけだった。興味深いことに、患者が死亡する時には、10人

14　Watson PL, Shintani AK, Tyson R, et al. Presence of electroencephalogram burst suppression in sedated, critically ill patients is associated with increased mortality. Crit Care Med 2008;36:3171-3177.

15　Cook D, Rocker G, Marshall J, et al. Withdrawal of mechanical ventilation in anticipation of death in the intensive care unit. N Engl J Med 2003;349:1123-1132.

中9人がDNRになっていた。深い鎮静がこの決定にどれほど影響したのか考えさせられる。

今では、患者が危険なほど深く鎮静されていて、脳の活動がどれほど低下しているかわかっている。クック医師の論文を最初に読んだとき、鎮静薬の投与あるいは過剰投与のために、どれだけ多くの患者をうかつにも早死にさせてしまっただろうかと考えた。私たちのBISと脳波のデータから、私は再び疑問を抱く。同僚にこの火急の懸念を伝えたが、彼らの反応は「何を言っているんだ？ クック医師の論文は鎮静のことではないだろう」というものだった。たしかに、その論文に「鎮静」という言葉は一度も出てこない。その意味では同僚の言うことは正しいのだが、私には彼らが全体像を見逃しているように感じられた。私たち医療従事者がみなそうだった。私は、鎮静にもっと注意を払う必要があると確信していた。

7

2007年、ついにABC試験が終了した。データを解析したところ、介入群ではベンゾジアゼピン系薬剤の投与量が通常治療群の半分であった。驚くほどの減少である。まさに大規模な実験が行われたのだ。ほとんどの場合、鎮静剤を中止することは簡単で、患者には何の問題も及ぼさなかった。介入群の患者の方が、人工呼吸器から離脱して、ICUから退室し、病院から退室するのが、対照群と比べて4日も早かったことに興奮を覚えた（これまで金曜日に退院していた人がその前の月曜日に退院するのだ！）。この4日の間にICU患者に起こりうる、肺炎、ライン感染、転倒、褥瘡、血栓といったあらゆる害を

回避できるのだ。もっと驚いたことがある。通常の治療を受けた患者のうち44％しか1年後に生存していなかったのに対して、1日1回鎮静を中止して人工呼吸器から外すという「ABCアプローチ」を行った患者の58％が1年後に生存していたのだ。1年生存率が14％も向上したことになる。この研究が示したように入院期間が短縮すれば、医療費を何十億ドルも削減できることになる。しかし、それ以上に嬉しいのは、「ABCアプローチ」で7人治療すれば、1年後に生存している人が1人増えることだ。この研究は、集中治療において、鎮静を減らすことが命を救うと示す初めての確かな証拠となった。

　国際的な舞台で自分たちのデータを発表するのを楽しみにしていたが、次に開かれる大きな学会は10月のベルリンでの欧州集中治療医学会で、そのとき私はちょうどICUで勤務する予定になっていた。私は自分の予定を工面する代わりに、メンティーであるプラティック・パンダリパンデ医師に行ってもらうことにする。彼の父親は、息子の学会デビューを楽しみにしていて、ムンバイから飛行機に乗って参加することにした。

　発表当日、パンダリパンデ医師は講演後すぐに電話をかけてきた。電話口から聞こえてきた彼の声からは、緊張が感じられた。「どう言えばいいのか分かりません。ただ、全くうまくいきませんでした」とつぶやく。

　聴衆はパンダリパンデ医師を徹底的にやり込めてしまった。フランス、ベルギー、オランダの医師たちはみな、対照群の患者に何日も続けて鎮静薬を投与するのは倫理的に問題があると言った。彼ら

は、臨床的均衡──ある治療法が有益かどうかについての医学界における不確実性──がすでに存在しないと感じていたのだ。しかし、私たちにはそうではないことがわかっていた。

「鎮静を止めれば人工呼吸器を早く外せることは、すでに科学的に証明されているんだ！」と彼らは言った。「我々はすでに毎朝、鎮静を止めている」と彼らはパンダリパンデ医師をたしなめたが、それは事実ではない。

しかし、パンダリパンデ医師は、若手の立場として集中治療領域のリーダーたちに敬意を払っていたので、ABC試験について何の弁護もしなかった。もし、私がその場にいて、彼らの主張に反論していたら、展開はどのように異なっていただろうか。発表されたばかりの、フランスの44のICUで行われた研究[16]を挙げて、患者の95％がICUに入室してから2日、4日、そして6日たってもミダゾラムやプロポフォールで深く鎮静されていたことに言及したことだろう。また、カナダ、ドイツ、ブラジル、英国、米国で行われた別の研究では、1日に1回鎮静を中断される患者が3分の1もいないという結果だった。私たちのABC試験に対する予想しなかった反応と、パンダリパンデ医師が経験したことを恐ろしく感じた。

ベルリンでの発表はうまく行かなかったが、その年はいい1年になった。マービン・メイズ博士と、彼が好むシングルモルトのウイスキーを飲みながら幾晩も科学の話をしたすえに、パンダリパンデ

16　Payen JF, Chanques G, Mantz J, et al. Current practices in sedation and analgesia for mechanically ventilated critically ill patients: a prospective multicenter patient-based study. Anesthesiology 2007;106:687-695.

医師と私はMENDS試験をJAMAに発表した[17]。MENDS試験はベンゾジアゼピン系薬剤を使用するICUでの標準的な診療は、重症患者の治療には最適でも安全でもないし、ハンマーで殴るような強力な鎮静が不要であることを証明したのだ。新しい方法で治療したところ、せん妄や昏睡状態に陥る日数が4日も短縮した。これはICU患者にとって大きな希望であり、患者、家族、医療チームにとって病院での経験を良い方向に向かわせるものだ。また、退院後の健康状態も改善するのではないかと考えた。

　最終的に、ABC試験は、過剰な鎮静が人工呼吸器装着期間、ICU滞在期間、そして生死に大きな影響を与えることを証明する画期的な研究だとして、多くの人から賞賛されることになる。人工呼吸器を装着した状態で覚醒していても、心理的なダメージが増えたり、精神的な問題が悪化したりしないこともわかった[18]。それまでの古い診療がどれほど害を及ぼしてきたか知るのは恐ろしく、がっかりしたが、真に進むべき道を見つけたように思えた。ついに、ICU入院中と退院後の両方で、患者の健康状態がたどる軌跡を変えることができるのだ。患者がICUで重症疾患の治療を受ける間も、脳の健康を維持できるよう、ベッドサイドでこの具体的なデータが活用されることを嬉しく思った。

17　Pandharipande PP, Pun BT, Herr DL, et al. Effect of sedation with dexmedetomidine vs lorazepam on acute brain dysfunction in mechanically ventilated patients: the MENDS randomized controlled trial. JAMA 2007;298:2644-2653.

18　Jackson JC, Girard TD, Gordon SM, et al. Long-term cognitive and psychological outcomes in the awakening and breathing controlled trial. Am J Respir Crit Care Med 2010;182:183-191.

　ICUチームの次のステップは、患者がせん妄にならずに意識の表層近くいられるようにし、不快に感じないために十分なだけの鎮静を必要な期間だけ投与して、それ以外はより安全な薬剤で痛みと不安を治療して覚醒させておくことだ。すでに、「アーリーアダプター」の看護師や医師の中には、アプローチを変え始めている者も出てきており、ICU入室後に患者はこれまでより早く覚醒し、意識を取り戻し始めている。ようやく、他の病棟に転床させる前から患者のことを知ることができるのでは、と期待している。

　肺と脳はつながっているのではないだろうかと最初に思いついてから長い道のりだった。次はどこに向かうのだろうか。

8

　30年以上前に若手医師としてテレサ・マーティンを治療していたときのカルテを、最近読み返した。ここ数年、彼女の入院中に何が起こったのかを調べようと思っていたものの、ためらっていた。知りたくなかったのかもしれない。ようやく決心して、許可を得るために何度も電話やメールで連絡し、ノースカロライナから大量の紙が入ったダンボールを受け取っても、まだ読むのをためらっていた。かつての自分と対面するのは、いつも少し不安だ。

　ほとんど判読できない私の手書きの文字は、何年もあまり変わっていないのですぐにわかった。罫線の入った紙に黒のインクで書いてある。当時の自分の姿が目に浮かぶ。熱心で、真剣で、ハングリーだった。急速に発展する分野を習得し、人々の生命を助けたいと願う若い医師だった。約束事のように、各ページの一番上には

「1989年8月26日」というように日付が書いてある。自分が提供しようとしている医療が、若い患者の人生を救うと同時に台無しにすることになるとはまだ知らなかった。

　最初は素早く、そして次第に落ち着いてカルテを読み進めると、当時の自分がいかに無頓着だったかがわかる。テクノロジーが解決してくれるという自信に酔っていたのだ。驚いたことに、テレサには幼い息子がいた。当時の私は、そのことを知らなかったし、知っていても彼女の診療には関係ないと気にしなかっただろう。私の手によって、テレサは60日以上も人工呼吸器をつけていた。肺の虚脱を防ぐためとして、その当時は標準だった呼吸の大きさは、彼女の胸に収まらないほど大きなものだった。今では、このようなやりかたをすると、死亡率が高くなることがわかっている[19]。テレサの肺が6回も破裂したのは無理もない。

　私のカルテ記載によると、最初の30日間、テレサは1日に125ミリグラムを超えるベンゾジアゼピンとモルヒネの両方を投与されて昏睡状態にあり、筋弛緩もされていた。強力な鎮静薬とオピオイドが大量に血液中に流れ込み、脳にまで浸透した。残りの30日間はベッドから起き上がらず、その後は椅子に座るのもやっとの状態だった。カルテにはせん妄に関する記載がないことはわかっており、読んでみると、ICU精神病であることが繰り返し述べられているのみだった。私は「予想された通りICU精神病が起こってい

19　Acute Respiratory Distress Syndrome Network. Ventilation with lower tidal volumes as compared with traditional tidal volumes for acute lung injury and the acute respiratory distress syndrome. N Engl J Med 2000;342:1301-1308.

る」と記載していた。これには胸が痛んだ。当時の私は、この状態を無害なものと考え、抗精神病薬のハロペリドールを大量に投与していた。そして、極めて未熟なことをカルテに書いている「しかし、驚くべきことに、この患者には未だ単一臓器（肺）の障害しかなく、腎臓、消化管、心血管系の機能は良好である」。何と浅はかだったのだろう。そして、どれほど真実からかけ離れていたことだろう。数週間後、テレサが回復できないほどの体と脳の不調を抱えて戻ってきたとき、そのことに気付くことになる。

　医師として私たちは、患者を傷つける可能性が最も高いのは、メスの手元が狂ったり、中心静脈カテーテルの挿入がうまく行かなかったり、投薬を間違ったりすることと一般的に考えがちだ。しかし、時に、通常行われている診療を最善の診療として盲目的に受け入れてしまうことで、より大きな害を引き起こすことがある。慣れは自己満足を生む。これが、集中治療の現場で起こったことではないかと考えている。精神科医で作家のロバート・ジェイ・リフトンは、「悪性の正常性（malignant normality）」という言葉を作った。リフトンは、ナチスの医師が自分たちの世界構造の中でとる極端な行動の正常性を研究した後、この考えに至った。私たち集中治療医は、人に危害を加えようとしたわけではない。科学と医学の進歩の波の中で、良いことをしようと新しい治療法やアプローチを導入した結果、時にはかえって害になることがあった。自分自身の診療に疑問を持たなかったり、命を救うメリットと副作用のどちらが大きいか判断できると思い込んだりすることで、間接的に意図せず患者に多大な苦痛を与えてしまった。今では、このような副作用のほとんど

は、患者によっては防げることがわかったのだ。

Chapter

9

目覚めの変化
患者が再浮上する

もっと離れた岸へ
ここから行けると信じて。
奇跡を信じて
癒しの泉を信じて。

.... シェイマス・ヒーニー 『トロイの癒し』[1]

　2012年3月、私はコペンハーゲンから西160キロメートルにある
デンマークのオーデンセで、石畳の道沿いの、赤い屋根と水仙のよ
うな黄色の壁のコテージの前に立っていた。この古風な建物は、2
世紀前に作家ハンス・クリスチャン・アンデルセンが幼少期を過ご
した家だ。窓から中を覗きながら、現代版のおとぎ話に自分も出会
うのだろうかと考える。デンマークの医師グループがランセット誌
に発表した、人工呼吸器を装着したICU患者への「鎮静しないプロ
トコル」についての論文[2]を読み、それが本当なのか見てみようと決
心してここに来た。北欧の小国であるデンマークは、1950年代の
ポリオ流行や、1960年代の人工呼吸器の登場など、集中治療の革
新に重要な役割を果たしてきたことを思い出す。しかし、全く鎮静
しないというのは極端な話だ。アンデルセンの『裸の王様』に出て
くる服と同じくニセモノだと暴くつもりでいた。

　オーデンセ大学病院ICUの真っ赤なドアの前で、パレ・トフト医
師とトーマス・ストローム医師の出迎えを受けた。トフト医師は集
中治療医で、この病院での研究業務の責任者である。ストローム医
師は鎮静をしないという論文の筆頭著者で、この論文で一躍有名に
なった。ストローム医師は若く、少年のように見える。好感の持て

1　シェイマス・ヒーニー（小沢 茂 訳）．トロイの癒し―ソポクレス『ピロクテテス』の
　　一変奏：国文社；2008.

2　Strøm T, Martinussen T, Toft P. A protocol of no sedation for critically ill patients receiving
　　mechanical ventilation: a randomised trial. Lancet 2010;375:475-480.

る笑顔で、笑うとえくぼができる。空色のスクラブの上に白衣を着ている。

「ようこそ、ウェス」と、トフト医師はうなずく。髪を完璧に整え、ウールのスーツとネクタイを着た彼も笑顔を浮かべている。

すでに敵意はあまり感じなくなっている。

「はるばるこの小さな国まで来てくださり、ありがとうございます」と、ストローム医師は完璧な英語で言う。「私たちのICUと、患者さんの人生の一部をお見せできるのは光栄です」。

ストローム医師に続いてICUに入ると、広々とした病室の中で、ひとりの患者が薄手のカーテン越しに太陽の光を顔に浴びているのがすぐに目に入る。この患者は、大きな窓の側に置かれたベッドに座っていて、太陽の光を浴びている。まるで、医療チームが患者に「外を見てごらん、君の居場所はあそこなんだよ。この病気は一時的なものだということを忘れないで！」と伝えているかのようだ。近付いてみると、患者は気管チューブを通じて人工呼吸器からの呼吸を受けており、ICUでの治療に必要な通常の医療機器に囲まれているのがわかる。しかし、意識ははっきりしていて、肩越しに看護師が話しかけており、ベッドの足元には理学療法士がいる。患者はメニューのように見えるフォルダーを手にしている。ランチを選んでいるのかとも思ったが、彼はそこに何か書き始める。私が首を傾げているのを見て、ストローム医師が言う。「それは彼のdagbog、日記です。私たちの患者やその家族は皆、ICUで自分の身に起きたことを記録するのにこれを使っているのです」。私はうなずく。私は、ICUダイアリーの先駆者で、英国の博士号を持つ看護師クリ

スティーナ・ジョーンズ博士の記事を読んだことがある。米国では
まだこのICUダイアリーというツールがあまり活用されていない。
忘れないよう、私は頭の中にメモした。これから数時間の間に、さ
らに多くのメモを取ることになるだろう。

　別の部屋では、娘が母親のベッドサイドに座っているというおな
じみの光景を目にする。しかし、ここで違うのは、二人が手を取り
合って、一緒にテレビ番組に夢中になっていることだ。私たちの
ICUでは、普通テレビを楽しんでいるのは家族の方で、患者は意識
がないか、ぼーっとしている。

　「ダムガードさんは、肺炎球菌による敗血症とARDSでICUに入
院しています」とストローム医師が言う。「人工呼吸器を着けてい
て、まだ70％の酸素濃度と12cmH$_2$OのPEEPが必要ですが、鎮静
はされておらず、完全に覚醒しているのがわかると思います。そう
ですよね、ダムガードさん？」ストローム先生は彼女の方を向いて、
デンマーク語で何か言う。それから私に、少なくともあと1日は人
工呼吸器が必要だろうと説明する。

　次に、太陽の光が降り注ぐ別の病室を見せてもらう。そこで、大
きすぎる眼鏡をかけたはげ頭の男性に、ストローム先生が冗談を
言っているのを眺める。こめかみが凹んでいて、胸が樽状になって
いるのは肺気腫の兆候だ。人工呼吸器を装着していて、65％の酸素
濃度を要していたが、ここでも患者は完全に目を覚ましており、誇
らしげに奥さんの写真を見せてくれる。

　このICUでも、人工呼吸器を開始してから最初の数時間は深く
鎮静するが、そこからの診療は私たちのやり方とは大きく異なる。

私のICUでは持続的に鎮静薬を投与し、患者はICUに入室してから何日間も意識がないままだが、このICUでは、痛みや不快感があれば少量のモルヒネを投与するだけである。ストローム医師のチームは、鎮静をしないことで患者が不安などの精神的な問題を抱えるようになるのではないか、いう批判を受けていた。私たちが行ったABC試験──鎮静を浅くする研究──でも同様の批判を受けたが、すでにその懸念は否定されている。患者は、自分に何が起こっているかを目で見て理解できるときの方が、恐怖にうまく対処できるようだ[3]。せん妄の霧の中で誤って解釈した曖昧な記憶しかないときよりも、のちに退院したとき、患者はICUでの出来事をうまく処理できる。

　さらにオーデンセ大学病院ICUの見学は続く。どの病室でも同じだった。気管挿管された患者が、ストライプのこぎれいなシーツがかかったベッドに腰掛け、手振りをしたりホワイトボードにメッセージを書いたりして、看護師や医師とコミュニケーションをとっている。そして、看護師と医師は、それに応え、話し、笑顔を見せ、笑う。立ち止まって、その光景を見つめる。活気に満ちている。看護師は、患者がベッドから起き上がるのに邪魔にならないよう、手際よくラインやチューブを移動させる。患者は理学療法士と一緒に歩き、その後から人工呼吸器がついていく。鎮静しないプロ

3　Kress JP, Gehlbach B, Lacy M, et al. The long-term psychological effects of daily sedative interruption on critically ill patients. Am J Respir Crit Care Med 2003;168:1457-1461; Jackson JC, Girard TD, Gordon SM, et al. Long-term cognitive and psychological outcomes in the awakening and breathing controlled trial. Am J Respir Crit Care Med 2010;182:183-191.

トコル——より正確には、非常に浅い鎮静プロトコル——では、このようなことが可能なのだ。患者は、立ち上がって、歩き、自分のケアに参加する。中には、ICUに入室してから1日もたたないうちからそのようにしている患者もいる。完全に目が覚めて、動き回っている患者が、まだ重症であると理解するのはたやすいことではなかった。しかし、実際に重症なのだ。私は、患者の脳が損傷されないよう鎮静を減らすことに専念していたが、今となってはその試みからの延長として、ベッドから起き上がり、歩き、ICUを退室して元の生活に戻るのは自然なことだとわかった。今回、有名なおとぎ話のせりふは正しくない。王様は本当に服を着ていたのだ。

　後日、私はこの小さな町を離れ、賑やかなコペンハーゲンに行く。色鮮やかなタウンハウスが立ち並ぶ中心街を抜けて、港に沿って進むと、アンデルセンが最も愛したキャラクターの一人、人魚姫を記念する有名なブロンズ像がある。1913年8月23日に初公開されたこの像は、バルト海を見つめている。人魚姫は、愛と人とのつながりを求めて、声と引き換えに、人魚の尾を足に変えた若い女性だ。アンデルセンの原作はハッピーエンドではなかったが、現代版では、人魚姫が声を取り戻し、足を得て、海の向こうで新しい人生を歩むという結末になっている。私は海の向こうを見ながら笑みを浮かべる。鎮静の海から泳ぎ出し、声と脚を手に入れたストローム先生の患者たちのことを考えていた。しかし、それだけではない。医療チームと患者の間には、明らかに思いやりの交流があった。私には今までは見えていなかったような気がするが、それが可能であることがわかった今、私も受け入れたいと思った。

2

　母が開いた夏のブッククラブ以来、私はスタインベックの本を愛読している。弱者に対する共感に触発されたのだ。彼の代表作である『エデンの東』には、生きることが爽快であり、その喜びが世界を明るく彩ることを描いた一節がある。「ときに一種の栄光が人間の心に火を灯すことがあるものだ。それはほとんどすべての人間に起こることである。ダイナマイトに向かって燃えていく導火線のように、その栄光が成長し準備されていくのが感じられるものだ。それは腹の中に感じられる触感であり、神経に、二の腕に感じる喜びである。皮膚は空気の味を知り、深く吸いこんだ息のことごとくが甘美だ」[4]。これは、まさしくオーデンセ大学を訪問した後に私が感じたことだ。

　これまで感じたことのないような興奮と緊迫感、そして自由を胸に、私はナッシュビルに戻った。今までのようなやり方で医療を行う必要はないのだ。娘たちが宿題を終えた後、妻キムと一緒に薄闇の中、近所を散歩しながら話をした。声に熱がこもっているのが自分でもわかる。病院に戻るのが待ち遠しい。頭の中で、患者がICUに入院してわずか数日後には、すでにベッドから出て、病棟を歩いている姿を描いていた。

　「どうやってやるつもり？」とキムが聞く。

　遠く離れた場所はもとより、自分のICUでさえも実現するのは

4　ジョン・スタインベック(大橋健三郎 訳). エデンの東 (2)：早川書房；1986. p12.

非常に困難であることを、私同様にキムにもわかっていた。医療の世界では、現状を維持しようとする力が非常に強い。覚醒して呼吸をするというプロトコルが患者にとって最善であることを納得してもらい、ICUチームに実行してもらうのも困難なのだ。毎日の回診では、看護師、インターン、レジデント、フェロー、薬剤師、呼吸療法士、理学療法士、作業療法士、緩和ケア、栄養士、ソーシャルワーカーなどの、有能な専門家チームに囲まれている。彼らはみな、非常に重篤なICU患者の診療をするため、一定の訓練を受けてきている。しかし、鎮静せずに、早期にベッドから離床するというのは、彼らがこれまで学んできたことすべてに反するのだ。たとえ、自分が直接診療している患者数名に変化をもたらすことができたとしても、私がICUの当番を終えた途端に、状況はまた元に戻ってしまうだろう。

　目指すべきは、単なるローカルな変化ではないこともわかった。デンマークでも、ストローム医師たちのチームが治療する患者ではうまくいっている一方で、この小さな国にある他のICUのほとんどが、まだ患者を——ときには非常に深く——鎮静している。医療を変える必要性を感じている私たちは、世界規模で考えなければならない。世界中で、毎朝回診をしている何万ものICUチームとコミュニケーションを取り、患者の治療方針を決定する役割の一端を担うことが不可欠だ。

　「文化全体を変えなければならない。まずは自分自身から。私がもっと頑張らないと」。このように言いながら、進む方向が分かっているように感じると同時に、道に迷っているようにも感じた。自

分が何をしたいのかはわかっている。また、そこに到達するため
に、集中治療のコミュニティが達成しなければならないこともすべ
てわかっている。目標は大きい。すべてのICUのチーム全体を説
得し、いわば医療の軍隊のようなものを構成しなければならない。
なぜなら、それは医師一人だけで達成できるものではないからだ。
作家であり、神学者であり、公民権運動の指導者であるハワード・
サーマンの言葉を思い出す。「自分自身に尋ねるべき問いが2つあ
る。1つ目は『どこへ行くのか？』で、2つ目は『誰が一緒に行くの
か？』だ。もしこの質問の順番を間違えたら、大変なことになる」。

　「助けてくれる人を探すよ」と私は言う。

　キムがうなずく。「そうね。時間はかかるだろうけど」。彼女はい
つも私を支えてくれる。

　他にも先駆者がいることはわかっている。先月には、ジョンズ・
ホプキンス大学の集中治療医であるデール・ニーダム医師とスク
リップス大学の看護学博士であるジュディ・デイビッドソンが、他
の28人のICU臨床研究家と共同で、ICUサバイバーへのその後の
治療を改善することを目的とした論文を発表したばかりだ。この論
文では、ICUサバイバーが経験することのある、認知障害（脳機能
障害）、精神障害（うつ、不安、PTSD）、身体障害（筋力低下、神経障害）
という3つの長期的な問題をまとめて、PICSと名付けている[5]。ICU
からの退院後に私のところにたどり着いた人たちが抱える問題と同

5　Needham DM, Davidson J, Cohen H, et al. Improving long-term outcomes after discharge from intensive care unit: report from a stakeholders' conference. Crit Care Med 2012;40:502-509.

じだ。この文献をもう一度読むことにする。人工呼吸器を装着した患者をベッドから離床させることや、ICUでの筋肉喪失に関する最近の論文を見たことは覚えているが、その時は紙の上に書かれた実体のない言葉のように見えた。私の関心はせん妄と鎮静にあった。今になって、著者の名前が頭の中に浮かんできた。ポーリー・ベイリー、リチャード・グリフィン医師、マーガレット・ヘリッジ医師、ビル・シュワイカート医師。ヘリッジ医師は、ARDS患者を対象とした画期的な研究の中で、重症疾患を患ってから5年経っても、患者はICU関連筋力低下のために身体機能に困難を抱えていることを示した[6]。また、シュワイカート医師が行った、人工呼吸器装着患者を歩行させるという画期的な研究[7]を思い出す。

　シュワイカート医師とは、実は何年も前に、彼が早期離床の研究を計画しているときに、シカゴ大学で会っていた。私の友人であり、彼のメンターであるJ.P.クレス医師とジェシー・ホール医師が、笑って言った。「彼はこのプロジェクトに興奮しっぱなしなんだ」。この研究で、対照群では患者が歩行を開始するまでに平均で1週間かかったのに対して、シュワイカート医師と理学療法士は、介入群の患者をICUで人工呼吸器を装着してからわずか1日半でベッドから出て、歩行させるようにした。通常の診療から比べると劇的な変化だ。104人の患者を対象としたこの画期的な研究で、離床と歩行

6　Herridge MS, Tansey CM, Matté A, et al. Functional disability 5 years after acute respiratory distress syndrome. N Engl J Med 2011;364:1293-1304.

7　Schweickert WD, Pohlman MC, Pohlman AS, et al. Early physical and occupational therapy in mechanically ventilated, critically ill patients: a randomised controlled trial. Lancet 2009;373:1874-1882.

を行った患者は筋力と協同を取り戻し、驚くべきことにせん妄になる期間が半分に短縮した。このめざましい効果により、退院するまでに患者が身体的自立を回復する率が3倍に上がっている。ICUから退院した後の認知機能障害も軽減するのではないだろうか。

しかし、この研究結果を受けて、集中治療の日々の診療が変わったかというと、それは定かではない。「百聞は一見にしかず」なのだと実感する。私がオーデンセ大学で経験したようなことが、全ての人に必要なのだと。

3

まず、デンマークの友人に聞きたいことがあった。オーデンセ大学での短期間の滞在で、私はすっかり魅了されてしまったため、これから同じようなやり方を始めるために必要な重要情報を知らずに帰ってしまった。彼らのやっていることを学んで、それをそっくり再現しさえすれば、集中治療に必要な変革を他の人々にも納得してもらえるのではないかと考えていたのだ。

トフト医師は喜んで私に説明してくれた。1980年代後半にオーデンセ大学の若い集中治療医だった彼は、世界中のどこのICUとも同じように、当時は鎮静薬をふんだんに使っていた。その後、デンマークの別の病院で勤務して、2003年に教授としてオーデンセ大学に戻ってきたとき、状況が変わっていることに気づく。「驚いたのは、すべての患者、いや、すべてとまでは言わないが、90％の患者が鎮静されていなかったことです」。これを聞いて、私は笑った。彼の驚きは想像に難くない。彼がいない間に、ポール・クリン

199

ト・アンデルセン医師とソーレン・ジェプセン医師という2人の反乱分子が、小さな革命を始めたのだ。

アンデルセン医師とジェプセン医師がなぜ、大きな流れに逆らって鎮静をしないようにし始めたのか興味を抱く。ストローム医師が話を引き継ぐ。「何人かの患者を診ているうちに、2人は『ああ、鎮静という巨大な山を乗り越えなければならないのか。これはICUの鬼門だ』と気付いたのです。鎮静薬のミダゾラムが大量に体内に蓄積して、手に負えない状態になっていました。そのせいで、患者は死にかけているように見えたので、生命維持装置による治療を差し止めることを考えました。その結果、患者が目を覚ましたとき、『ああ、いったい何をしているんだろう』という感じだったのです」。

私はショックを受けた。彼らは、鎮静薬が患者の予後に悪影響を与えているかもしれないという直感からではなく、罪悪感と恐怖心から鎮静薬を中止していたのだ。彼らが生命維持装置を外すことを検討したのは、患者がすでに手遅れの状態にあり、認知機能がひどく障害されていると考えたからだ。クック医師がニューイングランド・ジャーナル・オブ・メディシン誌に発表した研究[8]にあるように、生命維持装置を外す理由のうち最も修正する余地があるのは、長期的に認知機能が低下するだろうという医師の「あて推量」である。しかし、そのような推量に反して患者が目覚め、回復するのを見たとき、彼らは恐怖を感じ、思い切った変化に踏み切ったのだ。

「でも、反対意見もありましたよね？　看護師からは抵抗があっ

8　Cook D, Rocker G, Marshall J, et al. Withdrawal of mechanical ventilation in anticipation of death in the intensive care unit. N Engl J Med 2003;349:1123-1132.

たのでは？」と私は尋ねる。私のICUのあるベテラン看護師は、「患者が昼夜を問わずじっとしているからこそ、集中治療の分野に入った」と言っていた。ストローム医師も最初は大変だったことに同意するが、時間とともに状況が変わったのだと言う。深く鎮静するのが一般的な病院から、数年前にオーデンセ大学ICUへ移ってきた何人かの看護師は、より親密で徹底した人間関係を築く機会が得られたことを大いに喜び、「ああ、すごい、本当の看護師に戻ったんだ」と言ったのだそうだ。

　患者とのつながりが深まり、診療の中で適切な役割を持てるようになることを、看護師が評価したのには納得する。これが鍵なのではないか。患者に起こるこのような変化を目の当たりにすれば、他の人たちも協力してくれるのではないか？　私には確かにそう思えた。頭をよぎったのは、米国では看護師1人に対して患者は1人ではないことだ。世界の多くのICUでは、看護師1人に対して患者2人が主流で、国によってはそれ以上に患者が多いところもある。これを何とかしなければならない。

　それでもわからないことがあった。鎮静しないのがオーデンセ大学ですでにうまくいっていたのなら、なぜ、どのようにして臨床試験を行ったのだろうか。トフト医師がこの問いに応える。「それは私の考えです。鎮静をやめようと考えたのはもちろんアンデルセン医師とジェプセン医師ですが、『これを科学的に証明する必要がある。そうしないと誰も信じてくれないし、世界中でうちの施設だけがやっていることになる』と私が言ったのです」。

　恩師であるハポニック医師がいつも教えてくれていたことを思い

出す。「論文にしなければ、存在しないのと同じだ」。鎮静をしない
のと鎮静をするのを比較する研究のために、トフト医師は鎮静をあ
えて増やすという介入しなければならない奇妙な立場にあった。彼
らが最初にデータを他の人に話したとき、どうなったかを尋ねる。
この研究が発表されたとき、不信感を抱く人が多かったことは知っ
ている。私自身も疑った一人だった。ストローム医師が、ランセッ
ト誌に投稿した内容を、事前にピッツバーグ大学のカンファレンス
で発表した時のことを聞いたことがある。「あれはひどかった」と
ストローム医師は笑う。「彼らはこう言ったんです。『どうも話につ
いていけない。こいつは鎮静しないと言っている。まるで西部開拓
時代だ』。さらに結果を見せると、とても礼儀正しく見てくれまし
たが、『こいつは頭がおかしいんじゃないか。本当に医者なのか？』
と考えているのが分かりました。彼らは『おとぎ話のようで信じら
れない』と言ったのです」。

4

　最近、友人にオーデンセ大学ICUに行ったときのことを話すと、
彼女は「『レナードの朝』のようね」と言った。神経内科医オリバー・
サックスの著書を基にしたこの映画では、ロビン・ウィリアムズが
サックスという架空の医師を演じ、ロバート・デ・ニーロが緊張病
の患者レナード・ロウを演じている。何十年も周囲の世界から隔離
されて暮らしてきたレナードや他の患者たちが、目を覚ます様子を
見るのは素晴らしい。私がデンマークのICUで経験したこととは
かなり異なるが、似ている点も多々ある。この映画には、私がオー

デンセ大学で目撃したような驚きと可能性がある。人と人とのつながりがすべてであることを実感する。冒頭で、緊張症の患者が暮らす病棟のことを、スタッフは「庭園」と呼んでいる。患者たちが、単に食事と水を与えられているだけだからだ。しかし、最後には変化が起こり、患者たちは人間としてケアされるようになる。ロビン・ウィリアムズは、病院の寄付者たちを前に、語りかける。「人間の精神はどんな薬よりも強力であり、仕事、遊び、友情、家族などで育む必要があるのです。これこそが大事なことなのです。忘れられていた、最も単純なことです」。この映画で目を覚ましたのは患者——短時間ではあったが——だけでなく、医師や看護師もだ。オーデンセ大学で、私も目覚めを経験した。

　私は、患者を助けるために科学を追求し、根気よく研究を計画し、疑問に答え、集中治療を良くしようと決心している。オーデンセ大学でようやく、全てが繋がった。科学を追い求め、人間性を見出すのだ。最近、作家レベッカ・ソルニットの一節を読んだ。「科学者もまた、かつてJ・ロバート・オッペンハイマーが言ったように、『常に"謎の端"、つまり未知の境界線上に生きている』のだ。しかし、科学者は未知のものを既知のものに変え、漁師のようにそれを引き寄せ、芸術家はその暗い海へあなたを連れ出す」[9]。医師はその両方を行っていると私は思いたい。

　オーデンセ大学を訪問後、私は意識的に、人間全体に焦点を当てて病気を考えるようにした。当たり前のように聞こえるかもしれな

9　レベッカ・ソルニット（東辻賢治郎 訳）. 迷うことについて：左右社；2019.

いし、私自身もすでにそのように患者に接していると思っていたところもあるが、実際にはまだためらっていたのだ。それも意図的に。研修で学んだことからさらに前進して、感情やつながりに備えて自分を鍛えるようにしたものの、それでもまだ部分的にしか患者と向き合っていなかった。共感し、技術的にできる限りの治療を行っていたが、患者と医師の間にはまだ大きな溝があった。私は患者の「世話をして（take care of）」いた。このような言い方は、取り扱ったり管理したりしていることを示唆していて、「大事に思う（care for）」のとは異なる。鎮静をすることで、この隔たりが強固なものになった。

　デンマークに行ってから数ヶ月後、始める準備が整ったと感じた。生命倫理学者であり神学者でもあるジェームズ・F・キーナンが「慈悲」の定義で述べているように、私は「他人の混沌の中に入る」ことを厭わなかった。しかし、この定義はいささか不完全であると判断した。というのも、私は何年もの間、ICUの混沌の中に飛び込んできたが、必ずしも患者を幸福にしたり癒したりしてきたわけではなかったからだ。身体的な行為であれ、精神的なジェスチャーや会話であれ、常に患者の希望を尊重して、より普遍的な形で癒しを実現したいと思った。特に治癒が望めないような場合には。しかし、そのために犠牲が必要なこともわかっていた。時間、同僚との関係、そして自分自身の平穏が脅かされることになる。

　毎日、患者を診察するときに最初にするのは、アイコンタクトを取ることだ。優しく触れて、私が見ていることに患者が気付いていて、患者も私を見ていることを確認する。そして、一人一人の患者

について、毎日何か新しいことを見つけようとする。病気に直接関係のないことを。それぞれの患者にはICUに来る前の人生があることを忘れないようにし、私が治療している間にその物語が止まらないようにする。そうすることで、患者との適切な関係を築くことができ、私のケアも向上した。患者の病室を立ち去るとき、胸のあたりを締め付けられるような痛みを感じることに気づき、それが慈悲の気持ちから来ているのがわかった。慈悲 (mercy) は、ラテン語の "misericordia" に由来し、心の苦しみという意味である。すなわち「思いやり (compassion)」である。英語の "compassion" は、ラテン語の "cum patior"（共に苦しむ）に由来している。「共に」という言葉から、「共に感じる」という意味の「共感 (empathy)」という言葉に辿りつく。「思いやり」とは、「共感」を行動に移すことと理解できる。研究者であり生命倫理学者でもあるジョディ・ハルパーン博士が行った、臨床的共感に関する研究[10]を長い間信じてきた。特に、「思いやりというのは、ケアのための余分なステップではなく、どのようにケアするかを示す言葉だ」という部分だ。今では、この引用を実践することに抵抗を感じなくなり始めた。そのために努力する必要があった。患者とつながりを持ち、自分の心を開くことは、1日の中でそれほど時間がかからないことに気づく。そして、胸の奥で感じる痛みは、自分が単に治療を提供するだけではなく、医師として、患者を癒す立場であることを知らせてくれる。私は暗い海の中で自分の道を探していた。

10　Halpern J. From Detached Concern to Empathy: Humanizing Medical Practice: Oxford University Press; 2001.

5

　1994年7月、グレートソルトレイクの東数キロメートルに位置するユタ州ケイズビルで、ジョイ・サンドロフは通常の胆嚢摘出手術中に敗血症ショックを起こし、ヘリコプターでLDS病院のICUに運ばれた。同じくケイスビルに住むICU看護師のポーリー・ベイリーは、ジョイの名前だけでなく、小さな町なので、彼女がどこで髪や爪の手入れをするかまで知っていた。ポーリーは担当看護師として彼女のケアをすることになる。それから50日間、ジョイが人工呼吸器を装着して昏睡状態でいる間、彼女のニーズに応じたケアを行い、機会があるごとにジョイの夫ジョンに進捗を伝える。ポーリーは、ジョイがようやくICUを出てリハビリ病棟に移ったあとも、彼女の様子を見に行った。退院してジョイがケイズビルに戻ってからも、ポーリーはジョイとジョンが2人の子供と暮らす家を毎日訪れた。

　昨年、私はユタ州を訪れ、ポーリー、ジョイ、ジョンに会って、彼らのICUでの経験について聞いた。ジョイが入院したときにはまだ彼らのことを知らなかった——私はまだウェイク・フォレスト大学で呼吸器と集中治療のフェローをしていた——が、ポーリーとは8年ほど前にソルトレイクシティで会っていた。どのようにICU患者をベッドから起き上がらせるべきか、それをどのように普及させるべきか考えていたときのことだ。ポーリーは「イノベーター」の一人だ。初めて会ったとき、彼女は2004年の米国医師会雑誌（JAMA）で、せん妄と死亡率についての私の論文を読んだときのこ

とを話してくれた。その論文を読んで、涙を流したというのだ。その研究のために、何日も夜遅くまで、そして朝早くから打ち込んだので、それを聞いて私は感銘を受けた。「やっと、ジョイに起こったことを裏付けるデータが得られたと思いました」とポーリーは言う。

　ジョイとジョンは、ポーリーや他のICUチームのメンバーとともに私をブランチに招待してくれた。そこで、ソーセージと卵のキャセロール、シロップの染み込んだワッフルの山、フルーツサラダの大皿など、手作りの料理を堪能した。ジョイがICUに入院したのは20年以上前のことだが、その影はまだ部屋の中に残っていて、彼らをしっかりと結びつけていた。ポーリーがICUから退院した後の患者を見たのは、その当時ジョイの家を訪れたときが初めてだった。彼女はその時の光景にショックを受ける。ジョイは筋肉がすっかり衰えてしまって、自分でベッドから起き上がれなくなっていたのだ。50日間も筋弛緩されてベッドの上にいればこうなる。血圧を上げ、心臓を動かすために投与された大量の輸液のために身体がむくんでいたので、最初は筋肉が減ってしまったことがわからなかった。ジョンは、「『サードスペース』とかいうところに水が溜まって、23キロも体重が増えたんだ」と言う。しかし、筋肉の衰えによる影響は明らかだった。介助があっても、シャワーを浴びるのに4時間もかかる。ジョンは彼女の世話をするために仕事を辞めた。下の階に階段を下りる——1日1回だけ——には、地元の教会から何人もの人に手助けに来てもらわなければならなかった。子供たちと遊ぶなどは論外で、髪や爪の手入れをするなど思いもよらない。

文章で話すのもやっとだ。必要な言葉が頭の中に浮かんできても、すぐに捉えられず、意味を理解できない。地域の青年部のコーディネーターに戻りたいが、どこから手をつけていいのかわからない。ジョイの人生は滅茶苦茶になってしまった。まだ知らなかったが、集中治療後症候群（PICS）になっていたのだ。そのとき、まだ36歳だった。

　驚きと憤りを感じ、ポーリーは上司であるテリー・クレマー医師に相談する。クレマー医師は、伝統的なトレーニングを受けた生理学者かつ集中治療医で、ポーリー曰く、患者のベッドサイドで一晩中機械を見守り、命を救うために次に何をすべきかを考えているような医者である。それを聞いたとき、肺に焦点を置いて、モニターを見つめていた若い頃の自分を思い出した。患者が入院中に傷ついていたことも、家に帰ってから滅茶苦茶になってしまった人生を送っていたことにも、そのときの私は全く気がついていなかったのだ。

　ポーリーは言う。「ジョイに起こったことを見て、すべてが変わりました。私たちが原因を作っているとわかったのです。私はクレマー医師に言いました。『この問題を解決してみせる……すべてを変える』と。すると彼は、『わかった、じゃあ、関連する文献を持ってきてくれ』と答えました。そこで、私は30センチもの文献の束を持っていって、『はい、どうぞ。でも、そこには私たちがやろうとしていることを裏付けるものは何もありませんよ』と言ったのです」。ポーリーはオレンジジュースを一口飲んで、こう続ける。「せん妄についての文献もなければ、鎮静を減らすことについての文献

208

もなかった。離床することについての文献も。何についての文献も
なかったのです」。

　今でも、話しながら、彼女の目には炎が浮かんでいる。「私はク
レマー医師に、『筋力を保って、早く離床を始めれば、患者は人工
呼吸器から早く外れるようになる』と言いました。しかし、彼は『離
床するのは抜管とは何も関係ない』と言いました」。

　クレマー医師が考えていたことはよくわかる。当時、私たちは
皆、同じように考えていた。「肺を治そうとしているのに、離床が
何の役に立つというのだ？」と。しかし、ポーリーのように考える
べきだったのだ。肺を取り囲む肋間筋や横隔膜といった筋肉には運
動が必要であり、運動をしなければ——特に患者が昏睡状態であれ
ば——筋肉は弱っていくのだと。ポーリーは私の目の前で指を振り
ながら笑って言う。「こんな風に、『あなたは絶対に間違っている、
テリー・クレマー先生！』と言いました。私は怒っていたのです。
その後、クレマー医師は私のところに来て、『わかった、何をした
いというのだ？』と聞いたのです」。

　ポーリーはICUのケアに変革を起こす。理学療法士がICU診療
に参加するようにして患者の筋力を強化し、看護師には患者をより
早い時期にベッドから起こす方法を教える。その結果、患者のケア
は大きく変化した。しかし、ポーリーが求めていたのは、早期離床
だけではなかった。彼女は、患者の立場に立って物事を考えていた
のだ。若い頃に看護師になることを決意した彼女は、共感と思いや
りの心を持っていた。そのおかげで、彼女は行動を起こすことがで
きたのだ。

ジョイの話で最も印象的だったのは、鎮静や運動不足が意図せずに引き起こす害は、一見小さく見えても、患者には重大な影響を及ぼすことだ。ある晩、筋肉がひどく衰弱してベッド上にいたジョイは、何とか力をふりしぼって、腕を伸ばしてベッドのそばにあるナースコールのボタンを押した。看護師が応えて、何が必要なのか尋ねたが、気管挿管されているのでジョイには答えられない。その看護師は、結局ベッドまで様子を見に来ることはなかった。ジョイが、助けを必要として一人でベッドに横たわっているところを思うと、胸が痛む。25年以上も前のことだ。あれから少しは進歩したと思いたい。

6

　オーデンセ大学ICU訪問で鮮明に覚えているのは、重症患者が理学療法士と一緒にゆっくりと歩き、人工呼吸器が忠実な小型犬のように後ろからついて行っている光景だ。これは、テクノロジーの完璧な適応といっていい。私たちのICUでも人工呼吸器を装着した患者が歩いてはいるが、こんなに早い段階ではなく、いつも重症疾患が落ち着くまで待つようにしていた。オーデンセ大学が異なるのは、このような革新的な医療を、全く日常的に行っているためだと気付く。自分のICUでも実現したいと願った。看護師に加えて理学療法士が重要だと感じた。理学療法士は生体力学の訓練を受けており、入院早期から身体を動かすことで身体機能を改善してくれるだろう。

　デンマークを訪れた後、ヒューストンで開催されたカンファレン

スに参加した。プログラムにICUでの早期離床に関する講演があ
ることに気づく。ぴったりだ。その講演をするのは、ヒュースト
ン・メソジスト病院の理学療法士であり、心臓血管と肺の臨床専門
家であるクリスティアン・"クリス"・パーメだ。満員の会場の後ろ
の方になんとか入り、クリスが人工呼吸器を装着した患者での豊富
な経験を、自信とカリスマ性のある話し方で語るのを聞く。患者は
死と隣り合わせで、多くのラインや機械につながれているといっ
た、ICUでの理学療法をとりまく環境の難しさについて話してい
る。しかし、彼女は自分のやり方を説明し、オーデンセ大学よりも
大きな規模であっても、それが可能であることを示す。クリスは、
ICU患者がガイド付きの運動療法やウォーキングプログラムに取り
組むことで得られるであろうポジティブな影響を次々と挙げる。心
肺機能と神経筋機能の改善、自立性の向上、患者の態度の改善、人
工呼吸器からの早期離脱、入院期間短縮と費用の削減、看護師・患
者・医師・セラピスト・家族の高い満足度など。特に、最後の、「高
い満足度」というのが強く私の印象に残った。それは、オーデンセ
大学ICUの看護師が言ったのと同じだったからだ。患者を覚醒さ
せてベッドから離床させるのは、医療者にとっては大変なことだ
が、患者とのつながりや個人的な満足度が重要なのかも知れない。

　クリスとはそれから何年にも渡って友人づきあいをしている。先
日はバンダービルト大学に招待して、ICUチームに講義をしても
らった。クリスに、そもそもなぜ理学療法士になろうと思ったのか
尋ねる。彼女のひらめきが起こったのは、ブラジルのサンパウロ州
リベイラオプレットという小さな町にある高校のキャリア・デーで

のことだ。当時、彼女の名はクリスティアン・デ・ソウザ・ストランビといった。「16歳の私は体育館に座っていたのだけど、一人の女性が壇上に登場し、人々が再び歩けるようになるのを助ける仕事について話したの。その時から、人が立てるようにすることを夢見てきた」。家に帰り、クリスは母親に fisioterapeut[11] になると告げる。理学療法士というキャリアが彼女に語りかけたかのようだった。その後、カンピーナス教皇庁立大学で理学療法の学位を取得し、さらに夢を追い求めるため米国への移住を決意する。婚約者のダリオと一緒にビザを取得し、今にも壊れそうな貨物船で米国を目指した。出発してすぐに無線機が故障し、外界との連絡が絶たれるという船旅だった。嵐に揺られ、航路を大きく外れ、3週間かけてニューオーリンズにようやく到着したのが1985年のことである。

　クリスがニューオーリンズに着いた頃、私は大学の最終学年を終えて、医学部入学の準備をしていた。私たちは数ブロックも離れてないところにいたのだ。世界はなんと狭いことか。やがてクリスはトレーニングのあと、集中治療医学へと進み、ヒューストンに移る。そこで、呼吸器内科医のホルヘ・マリオ・ゴンザレス医師から、人工呼吸器を装着した患者をベッドから離床させて、歩かせるように頼まれる。恐怖を感じたクリスは医師に言う。「でも、機械が繋がっています。これでは歩けません」。私はうなずく。ユタ州でジョイ・サンドロフがICUに入院したのと同じ1994年に、ゴンザレス医師がそのような治療を提案したことに驚く。ポーリー・ベイ

11　訳注：ポルトガル語で「理学療法士」。

リーと同じく、クリスも医学文献の少なさに驚く。「このテーマについて書かれたものは何もなかった」とクリスは言う。

　最初、クリスは躊躇した。患者を傷つけるのではないかと不安だったのだ。そんなある日、CTを撮影するため、ICUから患者が放射線科に搬送されるのを見た。「靴箱のようなものを持ってきて患者に接続したので、それが何なのか聞いてみたの。すると『ハミルトン製のポータブル人工呼吸器ですよ』という答えが返ってきた。その当時、私たちがICUで使っていた人工呼吸器は、ゴーカートくらいある巨大なものだったのに」。

　次にゴンザレス医師が、「患者を歩かせたい」と持ちかけたとき、クリスは呼吸療法部が使っているハミルトン製人工呼吸器の説明をした。ゴンザレス医師はすぐに受話器を取り、呼吸療法部のディレクターに連絡する。「クリス・パーメによると、この病院には小さな青い箱のような人工呼吸器があるそうだけど、その人工呼吸器を5分以内に持ってきてくれないか」。それが届くと、ゴンザレス医師は「さあ、その人工呼吸器を取り付けて、患者をベッドから立ち上がらせて歩かせてくれ」と言った。隣に医師が控える中、クリスはゆっくりと患者の向きを変えて足をベッドから下ろし、床に足が付くようにした。彼女の説明を聞きながら、私はその光景を思い浮かべる。それまでに何度も見てきた光景だ。最初の一歩を踏み出すとき、患者は「自分にできるのだ」と実感して目を輝かせる。歩けるのだ。たとえ重症で人工呼吸器をつけていても。言葉通りの意味でも、比喩的にも、それは大きな一歩だ。

　最初の頃、クリスは患者が転んでケガを負ったり、場合によると

死んでしまうかもしれないと思い込んでいた。なんといっても、患者は重症なのだから。「何度もトイレで泣いて、泣いて、泣いた。それほど緊張していた」とクリスは言う。そんなある日、テレサ・ヘルナンデスという高齢女性が入院し、重度肺炎のために人工呼吸器を装着することになる。入院前には、子供を育てた家で自立した生活を送っていた人だ。何年も前に罹ったポリオのために右足は麻痺していたが、活動的で、足に装具をつけることで歩いたり、階段を上ったりできた。人工呼吸器を装着してからというもの、テレサの体はどんどん弱っていき、人工呼吸器を外して自力で呼吸できるようになるのは難しいと思われた。退院して自宅に戻れる可能性は低い。ゴンザレス医師はクリスを見て言う。「歩かせなければ、この患者は死んでしまう。でも、もし立ち上がらせられれば、回復する。簡単なことだ」。

　クリスは、テレサが自分の家でまた暮らせるよう、体を動かし、筋力を回復させて、人工呼吸器を外す手助けをしようと決心する。クリスの助けを得て、テレサの体力は日に日に回復し、とうとう人工呼吸器が必要なくなり、ICUを出て家に帰り、杖歩きができるようになった。クリスはICUでの理学療法士という天職を見つけ、ICU患者に早期から歩いて運動させることを提唱し、最終的には論文を書いてさらに広めていく。振り返ることはなかった。

　私はポーリーとクリスの話に魅了された。二人は、入院生活が患者に与える影響を目の当たりにし、患者のために正しいことをしたいと思うようになった。退院しても療養施設に入ったり、死亡したりするのではなく、自宅に帰れるようになる、というのは強力な動

機づけになる。何をICUの「成功」とするかを、変えなければならないと改めて思う。患者が何を望んでいるのかに耳を傾け、それを実現するために手助けしなければならない。

7

1952年に出版されたスタインベックの『エデンの東』を読み返してみて、PICSの身体的影響、つまり長期のベッド上安静による神経や筋肉の損傷が正確に描かれていることに驚かされる。「肺炎から回復して、再び歩けるようなるときが来た。9週間も寝ていたので、筋肉はすっかり弱くなり、なかなか回復しない。介助されて立ち上がると、全身の神経が叫び声をあげ、胸腔内の膿を出すために開けた胸の傷がひどく痛む。私はベッドに倒れ込み、『もうダメだ！立ち上がれない！』と叫んだ」。PICSという言葉が生まれる60年前に、スタインベックは大病を患った後の身体の衰え、リハビリの必要性、患者の心の痛みを、わずか数行の文章で表現している。

オーデンセ大学を訪問した後、私は、患者が何日もベッドで動かないでいる時に、体に何が起こるのかを正確に知りたいと思うようになった。生活の中での衰えは見てきたが、体の中はどうなっているのだろうか。英国人のリチャード・グリフィス医師とは、様々な学会を通じて面識があり、集中治療における筋萎縮に関する彼の古典的な論文[12]も知ってはいた。話していていつも楽しく、陽気で博

12　Griffiths RD, Hall JB. Intensive care unit-acquired weakness. Crit Care Med 2010;38:779-787; Griffiths RD, Jones C. Seven lessons from 20 years of follow-up of intensive care unit survivors. Curr Opin Crit Care 2007;13:508-513.

識だったので、私は彼の論文を読むことにした。長距離ランナーの
カロリーが足りなくなると、筋肉や脂肪を燃焼するのと同様に、重
症患者が動かないでいると、身体は病気と闘うためのタンパク源と
して骨格筋を利用することを、この論文は示していた。しかし、重
症患者の場合には、筋肉量の減少が極端だ。経管栄養を投与するこ
とで衰弱はある程度は軽減されるが、身体が骨格筋を利用する過程
はそれでも続くことをグリフィス医師は示した。患者が再び身体を
動かして初めて身体は筋肉を補充し始める。

　グリフィス医師の研究により、ICUで1日動かないでいると、
失った筋肉を再生するために2週間以上の活動が必要であることが
明らかになった。私はこのことを知らなかったし、集中治療に携わ
るほとんどの人が認識していなかったことは驚きだ。安全の名の下
に、私たちはあまりにも長い間、患者をベッド上で安静にさせてい
たのだ。他の医療分野でも、結核患者を療養所で治療したり、脚に
血栓がある患者や産後の患者にベッド上での安静を勧めたりと、う
かつに害を及ぼすことに加担してきた。それがとても悔しかった。
私たちが行った治療の結果が、患者が病院を去ってかなり時間が
経ってからしかわからないのは、永遠の課題のように思える。

8

　本書執筆の数ヶ月前、私はグリフィス医師と改めて話をすること
ができた。彼は、イギリスで最初のICUの一つである、リバプー
ル近郊のウィストン病院で輝かしいキャリアを納めて引退し、一年
の一部をフランスのプロバンス地方で過ごしていた。彼はロンド

ン北部で育ち、父親は運輸研究所の責任者で、母親は生物学の教師だった。教育について尋ねてみる。「私は植物、動物、何でも学びながら育ちました。1971年にロンドン中心部のユニバーシティ・カレッジの医学部に進学しましたが、3年生のときに、筋生理学の学位を別に取得し、その後、バーナード・カッツとアンドリュー・ハクスリー卿という2人のノーベル賞受賞者と一緒に仕事をしました」。ハクスリーは、神経に沿ったナトリウム輸送の研究でノーベル賞を受賞し、その後、筋肉の収縮の仕組みを説明する「スライディング・フィラメント仮説」を発表した。この仮説は、現代の筋生理学の理解の基礎となっている。グリフィス医師は、神経筋系の知識を実直に身につけたのである。

「神経が出会い、互いに連絡を取り合い、筋肉にいつどのくらいの時間収縮するかを伝える方法を研究しました」と、グリフィス医師は、手振りを交えて早口で話す。彼が3歩先まで考えていて、それに追いつこうと話しているように感じたのを覚えている。

グリフィス医師は、卒業後10年間に、小児科医、新生児科医といった職を経て、研究職に就いて筋肉の生検を行うことになる[13]。しかし、1985年にウィストン病院のシャーウッド・ジョーンズ医師のICUにコンサルタントとして採用されるまで、一度もICUに足を踏み入れたことがなかった。ジョーンズ医師は、英国における集中治療医学の先駆者である。グリフィス医師は笑って言う。「『君は

13　Edwards R, Young A, Wiles M. Needle biopsy of skeletal muscle in the diagnosis of myopathy and the clinical study of muscle function and repair. N Engl J Med 1980;302:261-271.

我々が知らない医学をたくさん知っている。大人の集中治療について、私たちが知っていることをすべて教えよう』と言われたのです」。

　そこで働き始めるまで、人工呼吸器を装着し、鎮静され筋弛緩された患者を見たことがなかったため、このような侵襲的に見えるアプローチで病気を治療することに恐怖を感じたという。彼の話を聞きながら、来る患者も来る患者も昏睡状態になっている光景は、日常的に診ていなければ、さぞ衝撃的だっただろうと考えていた。

　まだシートベルトの着用が徹底していなかったため、当時、ウィストン病院に入院してくる患者の多くは、交通事故で動揺胸郭[14]を負っていた。ハンドルに胸をぶつけることで肋骨が折れたり、肺を損傷したりして、1週間〜10日ほど人工呼吸器が必要になることが多かった。グリフィス医師は思いつく。「患者は動揺胸郭で入院してくるが、脚には問題はない。7日間筋弛緩されているので、動かないでいる。受動運動器具を使って片方の脚は1日に数時間動かすようにして、反対の脚と比較したらどうだろう」。このようにして、動かないでいることが筋肉喪失に与える影響と、受動的な運動が筋肉に与える影響を知るための介入研究を行った。筋生検を行ったところ、動かさなかった脚では筋の変性が著しい一方で、受動的に運動をした脚ではタンパク質の喪失が抑えられ、筋線維の衰えが少ないことがわかった[15]。グリフィス医師は言う。「私は言ったのです。

14　訳注：複数の肋骨骨折により、胸郭が不安定になること。

15　Griffiths RD, Palmer TE, Helliwell T, et al. Effect of passive stretching on the wasting of muscle in the critically ill. Nutrition 1995;11:428-432.

『患者を動かないままにしていてはいけない。これでは新しい病気を作ってしまうことになる！』と」。さらに言う。「弱くなった筋肉は液体で膨らんだままなので、最初は目で見てもわかりません。筋肉の衰えがはっきりとわかるまでには、数週間かかることもあります」。

　ジョイ・サンドロフの身体がICUから退院した後も浮腫んでいたと、彼女の夫ジョンが言っていたのを思い出す。グリフィス医師によると、浮腫が引いて、筋肉の減少が測定できるようになるまでには数週間かかるという。ICU患者は、退院してようやく鏡を見られるようになっても、むくんでいるため自分だとわからないことが多い。しかし、何度も言ってきたように、ICUチームは退院した後の患者の姿を見ることはない。このため、何十年もの間、見えないところで起きていた隠れた災害だったのだ。

　ジョイ・サンドロフが人工呼吸器を装着していた50日間、ICUのベッドから動かなかったため、介助なしには歩けなくなったのも不思議ではない。また、テレサ・ヘルナンデスが理学療法のおかげで退院し、自立した生活を送れるようになったのも不思議ではない。ポーリー・ベイリーとクリス・パーメが行ったICU患者の早期離床が、どれほど重要で、人生を変えることになるのか、リチャード・グリフィス医師の研究が科学的に裏付けたのだ。

　オーデンセ大学の患者たちが、病気のごく初期から覚醒して身体を動かしているのを見たとき、彼らが自分自身を人間として見ていることの素晴らしさに注目した。それは患者の魂にとって有益なことだ。しかし、グリフィス医師の研究を通して、それが彼らの肉体

的な健康、筋力や運動能力の向上にも不可欠であり、ICU後の生活に復帰する能力につながることを理解した。

　人間の行動は不思議だ。ソルトレイクシティのポーリー・ベイリーを訪ねたり、人工呼吸器を装着した患者の歩行に関するビル・シュワイカート医師の画期的な研究を彼自身の口から聞いたりして、早期離床のパイオニアたちの功績について知っていたにもかかわらず、デンマークまで行ってそのおとぎ話が実際に行われているのを目の当たりにするまで、彼らの発見の重大さを認識できなかった。その時初めて、彼らの足跡をたどるという挑戦を受け入れる準備ができた。

　私がオーデンセ大学のICUから立ち去るとき、トーマス・ストローム医師は大きな窓から赤い屋根を見て、私にこう言った。

　「私たちの地元の作家、ハンス・クリスチャン・アンデルセンは、生き埋めになることを恐れていました。彼は寝るとき、枕元に『私は死んでいない。眠っているだけだ』という小さなメモを枕元に置いていました」。

　そしてストローム医師は笑い、私もそれに続いた。その後、世界の様々な国の何十ものICUを視察して、患者のベッドの頭の上に「私は死んでいない。鎮静されているだけだ」というサインがあれば良いかもしれないと思うようになった。

Chapter
10

情報を広める
新しいアイデアの実践

一人の人間が直接できることは、ほんのわずかだ。
しかし、他に10人集めて同じ作業をさせられれば、
多くのことを達成できる。

ウィルバー・ライト　オクターブ・シャヌートへの手紙

I

　ロブ・ハーマーは、オンタリオ州フラートンの小さな村の農場で、ダートバイクのレースやキャブレターの分解に明け暮れて育った。両親は彼に、手を汚して一生懸命働くよう勧めた。学校の勉強に苦労することはなかったが、ロブの頭の良さに注目した地元の農機具店主に、教育を続けるよう勧められて初めて、勉強に力を入れるようになった。エンジンと物の仕組みを直感的に理解できる彼は、機械工学を学び、後に製油所で研究エンジニアのグループを監督する仕事に就く。冒険心旺盛なロブが、車やオートバイのレースに参加したり、オーストラリアでのスカイダイビングやスキューバダイビングの旅を計画したりしているときに、看護師のボニー・マッケイと出会う。ボニーは、ロブの社交的な性格とハンサムな見た目に惹かれ、妹の結婚式に連れて行く。

　この最初のデートがきっかけで二人は恋に落ち、2年後の1994年に結婚すると、すぐにランスとケイリーという二人の子供に恵まれる。協力して子供を育てる一方、ロブは化学工業の重役に出世し、ボニーは看護と教育を志した。ロブは、問題を解決することに情熱を傾け、その結果、ソーラーパネル技術などいくつもの特許を取得する。それでも家族のために時間を大事にし、家の中で子供たちと追いかけ合いをして、ランスのホッケーチームのコーチをし、ケイリーが数学の宿題をするときは側についていた。

　2005年のある日、ロブは肘を怪我した。2日後には赤く腫れ上がり、高熱を出す。ボニーが説得してなんとか近くの病院へ連れて

行った。医師は、細菌による皮膚感染症である蜂窩織炎を疑っており、全身へ急速に進行していることに驚く。数時間後には、腕を切断しなければならないまでに見えた。突然、ロブは命のために戦うことになる。まだ43歳だった彼は、救急車でデトロイトのヘンリー・フォード病院に搬送され、毒素性ショック症候群による敗血症と診断される。壊死性筋膜炎——「人食いバクテリア」の名で知られる——という珍しい皮膚と軟部組織の感染症にかかっていたのだ。ICUのチームは、ロブの命と腕を救うために、感染症によって破壊されて壊死した組織を取り除く手術を何度も行う。治療に反応し、最終的に回復するまで、ロブは3週間に渡って人工呼吸器を装着することになる。せん妄に苦しみ、自分が収容所にいるのではないか、そこらじゅう血だらけではないか、ボニーが自分を陥れようとしているのではないか、と考えるようになる。しかし、看護師たちが言ったように、彼は生き延びられて幸運だった。退院して家に帰れば、また元の生活に戻るはずだった。入院中に娘のケイリーが作ってくれたアヒルのステッカーを、肘のギプスから注意深く剥がし財布に移す。入院の思い出として。

2

　ある肌寒い春の朝、バンダービルト大学の認知神経科医であるレアラニ・アコスタ医師からメールが届く。「イリー先生、新患のロブ・ハーマーさんについて、先生に相談してもよいと本人から許可をもらいました。わからないことがあるのです。ハーマーさんは52歳のエンジニアで、認知症精査のために妻のボニーさんと一

緒に受診されました。9年前の2005年にICUに入院し、その時にひどいせん妄になったことで痴呆が起こったと言っています。それ以来、彼の人生は『生き地獄のよう』だと。過去の画像検査では脳梗塞は見つかっていません。認知症にしては若すぎますし、併存症もなくて、検査結果も正常で、診察や神経認知機能検査の結果の説明がつきません。話が合わず、腑に落ちません。たった一度ICUに入院しただけで、新たに認知症のような病気になるなどあり得るのでしょうか？」

　メールを読みながら、胃のあたりが不快になった。まさしく話が合わず、腑に落ちなかったが、アコスタ医師の質問に対する答えは「イエス」だと思った。私は、翌週に直接会う時間を提案し、返信した。微妙なニュアンスを含む情報の量を考えると、メールでのやりとりでは不十分で、またICU入院中の詳細についても聞きたいことがあった。アコスタ医師は、会うときまでにさらに調べておくと言ってくれた。それから数日間、このメールのことが頭を離れなかった。ICUで治療を受けたあとから、頭に霧がかかっているようだったり、悪夢が続いたりすることに悩む患者や家族からメールを受け取ることはこれまでにもあったが、認知症の専門家から連絡を受けるのは初めてだ。アコスタ医師は明らかに、患者の状態に困惑していた。私自身、何度もそのような思いをしてきた。

　それまで脳に何の問題もなかった人でも、重症疾患のあとで認知症になりうることを、私たちはちょうど1年前に発表した研究で明確に示した。何年も前から、ICU入院によってある程度の認知機能障害が生じることは分かっており、もっと悪いことが起こっている

のではないかと疑っていた。そしてついに、NIHがスポンサーと
なったBRAIN-ICUの研究によって、それが証明されたのだ[1]。この
研究では、ICUに入院した患者のうち3人に1人以上が、アルツハ
イマー病や外傷性脳損傷によく似た認知症を発症することが明らか
になった。それは、日常機能にも支障をきたすほどで、退院後少な
くとも1年間は続いた。この研究によると、ICUでのせん妄の期間
が長いほど、認知症になる可能性が高い。この結果自体も衝撃的だ
が、30代、40代、50代の若い患者に発症しているというデータが
特に気がかりだった。サラ・ベス・ミラーや、牧師からの早期退職
を余儀なくされたリチャード・ラングフォードといった人たちだ。

　ICUから退院した後のサラ・ベスのMRIが頭から離れない[2]。まる
で、ギプスを外した後の萎んでしまった上腕二頭筋のように、脳が
萎縮していた。50代前半の女性の脳が、痴呆のある85歳の脳のよ
うになってしまったのだ。この記憶がきっかけとなり、私はジム・
ジャクソン博士と、ブリガム・ヤング大学の神経科学者ラモーナ・
ホプキンス博士と一緒にBRAIN-ICUのサブスタディを立ち上げる
ことになる。VISIONSと呼ばれる神経画像プログラム[3]を使うこと
によって、ICUサバイバーの脳MRIを入手し、解析することができ
るようになった。この研究には、私のメンティーで若いイタリア
人の老年科医アレッサンドロ・モランディが参加した。ストラディ

1　Pandharipande PP, Girard TD, Jackson JC, et al. Long-term cognitive impairment after
　critical illness. N Engl J Med 2013;369:1306-1316.

2　J. C. Jackson, S. M. Gordon, D. Burger, et al. Acute Respiratory. Distress Syndrome and
　Long-Term Cognitive Impairment: A Case Study. Archives of Clinical Neuropsychology
　2003;18:688.

バリウスの故郷であるクレモナで育ち、音楽を愛するモランディ医師は、訛りの強い英語で「バイオリンの調子が悪いなら、その原因を突き止めなければならない！」とチームを奮い立たせる。後日、ICUサバイバーたちのMRI画像を見て、私はゾッとした。サラ・ベスと同じように、脳機能障害は画像にはっきりと現れている。そして、極度の認知障害と記憶喪失を反映して、海馬と前頭葉皮質は小さくなっている。これらは、記憶や遂行といった神経心理機能を司る脳の部位なのだ。

ICUサバイバーたちが、何年も使ってきたテレビのリモコンの使い方がわからなかったり、薬を飲んだことを忘れたりしても不思議はない。このような状況を何度も目の当たりにしてきた。ある患者は、車をどこに停めたか思い出せず、駐車違反の罰金が1,000ドル以上にもなった。また、住宅ローンの支払いを毎回忘れてしまうため、あやうく家を失いそうになった患者もいた。せん妄の程度がひどいほど、海馬と前頭葉の萎縮が強いことをデータは示していた。ロブ・ハーマーの脳MRIも同じように見えることだろう。

1週間後、オフィスにいると電話が鳴った。アコスタ医師からだ。「会う必要はなくなりました」。アコスタ医師は泣いている。「ボ

3 A. Morandi, B. P. Rogers, M. L. Gunther, et al., "The Relationship between Delirium Duration, White Matter Integrity, and Cognitive Impairment in Intensive Care Unit Survivors as Determined by Diffusion Tensor Imaging: The VISIONS Prospective Cohort Magnetic Resonance Imaging Study," Critical Care Medicine 40 (2012): 2182–2189. M. L. Gunther, A. Morandi, E. Krauskopf, et al., "The Association between Brain Volumes, Delirium Duration, and Cognitive Outcomes in Intensive Care Unit Survivors: The VISIONS Cohort Magnetic Resonance Imaging Study," Critical Care Medicine 40 (2012): 2022–2032.

ニー・ハーマーさんから連絡があって、ハーマー氏は自らの命を絶ったとのことです」。時間が止まったようだ。私はイスに座り込む。アコスタ医師は話し続けるが、ほとんど私の耳には入ってこない。耳元で言葉が回っているだけだ。認知症、回復、銃。何と言うべきかわからない。

　呆然とオフィスを出て、なんとかエレベーターに乗り込み、春の日差しの中に出る。周りの木々はピンクや紫の大合唱で咲き乱れ、見回す限り人々は喜びに満ち溢れているようだ。目的を持って。ロブ・ハーマーは目的を失ってしまったのだ。彼の死は、医師として、そして夫として、父親としての私を、根底から揺さぶる。病気が彼をそこまで追い詰めたこと、そして彼から希望を奪ってしまったことに悲しみを覚える。彼は子供たちと遊んでいたかと思うと、次の瞬間には自分の将来について何も思い描けなくなったのだ。ICUサバイバーたちが、すっかり変わってしまった人生をどう生きるか見つけようともがいているのを見てきた。しかし、自殺だなんて。首を振る。彼をその道に導いた苦痛は想像するに余りある。

　歩きながら、ロブ・ハーマーの症状に困惑するアコスタ医師のことが思い浮かび、痴呆やアルツハイマー病の他の患者のことを考え始める。医師がICU入院とその後の認知機能低下を結びつけて考えていない患者がどれだけいるのだろう。また、医師がPICSについて知らないために、痴呆の思考の霧の中から抜け出せないでいる患者がどれだけいるのだろうか。そして、かつての私の患者のうち、世界のどこかで一人で絶望の淵に立たされている人がどれだけいるのだろうか？

3

当時はまだ知らなかったが、ロブ・ハーマーの妻ボニー・ハーマーは看護師で、修士号を2つと、教育学で博士号を持っていた。病棟でせん妄の患者を見たこともあったが、それ以上に、夫との生活で実際にせん妄を目の当たりにすることになる。彼女は、夫がヘンリー・フォード病院ICUで何日もせん妄状態にあったことと、退院してから精神・認知機能障害に悩んだことの間には関連があるのではないかと考えていた。探求を続けるうちに、ついに彼女はバンダービルト大学のアコスタ医師に連絡を取ることになる。

私はボニーを探し出して話を聞いた。夫ロブが経験したような恐怖を他の人が味わうことのないよう、PICSについての情報を広めたいという彼女の思いに心を動かされた。彼女は、看護大学で学生にせん妄やPICSについて熱心に教え、新人看護師にはベッドサイドでのCAM-ICUの使い方を指導している。彼女が、ロブの重症疾患とその治療について話すのを聞きながら、私はうなずいた。デジャヴのように感じる。標準治療とされていた、ベンゾジアゼピン系薬剤による深い鎮静を受けていた。加えて、せん妄治療のために抗精神病薬も投与されていた。2005年当時であれば、私もまったく同じように治療して彼の命を救い、家族のもとに帰せることに安堵したことだろう。そして、次に運ばれてきた患者に目を向けたとたん、もう彼について考えることはほとんどなかっただろう。ICUから退院した後、ロブがPTSDと不安障害に苦しみ、パラノイア、悪夢、フラッシュバック、不眠などの症状があったことをボニーは

明かす。そして、重度のうつも発症していた。精神科医と他の医師たちが、多くの薬剤を処方し、眼球運動による脱感作と再処理法（EMDR）、バイオフィードバック、カウンセリングなどいくつもの治療も行ったが、何の効果もなかったという。

年月が経つにつれ、ボニーは夫の認知機能が衰えているのに気付きはじめる。かつて数学の天才で発明家だった夫が、5×13のような簡単な計算に苦労するようになり、娘ケイリーの算数も手伝えなくなった。ボニーは、夫がコルベットの車を組み立て直すことをどれほど楽しんでいたかを思い出した。かつてはフレーム・オフ・レストアといって、車を完全に分解して組み立て直すこともしていた。「車をどう組み立て直せばよいのかも思い出せないくらいになっていました」と、ボニーはその思い出に首を振りながら言う。私の脳裏には、あちこちに散らばった車の部品が、ロブの人生の不満を映し出すジグソーパズルのように見えていた。ロブは元通りにピースを組み立てることができなかった。

詳細な神経認知機能検査を受けた後、ロブとボニーはすでにわかっていたことを聞かされる。精神活動の処理速度が非常に遅くなって、タスク遂行というかつては優れていた能力がなくなった、完全に障害を抱えた状態であることを。ロブの問題は、引退したアメリカンフットボールの元プロ選手が40代前半でかかる、慢性外傷性脳症（CTE）[4]と呼ばれる痴呆に似ていることに私は気づく。

結局、ロブは2年間の障害休暇を取って、必要な医療サポートを受けることになった。その2年が終わる頃、復職を控えて、彼は元

気を取り戻し始めていた。ボニーの声が弾む。「絶望的な心境から、再び希望を見出すことができたのです」。彼女は、ロブが仕事で着る服を買いに家族でシカゴに行った日のことを思い出す。デパートの中を歩いているうちに、ロブは注意が逸れてしまい——その頃はよくそういうことがあった——必要もないのに、長さ 4.5 メートルもあるステンレス製のカウンターを買ってしまった。ボニーは、そのときの戸惑いを思い出す。ロブは、それを車の上に縛り付けるためのタイダウンストラップを買ってきたものの、うまくいかずに悪戦苦闘する。「農家で育った機械技師なのに、ストラップの使い方がわからないなんて……」。彼女の声は沈んでいる。「そのせいで、彼はひどく苛立ってしまった」。そのころにはよくあったのだろう。そのカウンタートップを家まで持って帰れたかどうかはわからないし、それは話の要点ではない。しかし、カウンタートップが車から降ろされ、駐車場に打ち捨てられている様子が目に浮かぶ。それもまた、人生がうまくいかなくなったことを思い知らせるものだ。

　アコスタ医師と会って、「まだできることがあるかも知れない」と感じたとボニーは言う。検査をして、ロブに何が起こったかを少なくとも理解する。確認のようなものだ。母の日を子供たちケ

4　Omalu BI, Hamilton RL, Kamboh MI, et al. Chronic traumatic encephalopathy (CTE) in a National Football League Player: Case report and emerging medicolegal practice questions. J Forensic Nurs 2010;6:40-46; Omalu B, Bailes J, Hamilton RL, Kamboh MI, et al. Emerging histomorphologic phenotypes of chronic traumatic encephalopathy in American athletes. Neurosurgery 2011;69:173-183, discussion 183; Mez J, Daneshvar DH, Kiernan PT, et al. Clinicopathological Evaluation of Chronic Traumatic Encephalopathy in Players of American Football. JAMA 2017;318:360-370.

イリーとランスと一緒に過ごそうと、夫婦は帰路につく。うちの
前まで来たところで、玄関先に箱が積み上げられているのが見え
た。「つまり、会社がロブのオフィスのものを全部箱に入れて、家
に送って来たのです。クビだと」。ボニーはその時のことを語った。
「会社に戻れないと知って、ロブは絶望しました」彼女の目に悲し
みが浮かんでいるのがわかった。その翌日が、ロブ・ハーマーの最
後の日になった。

　決めつけるのは避けたいと思いつつも、ボニーと話すうちに、あ
るイメージが浮かんでくる。病気のために命を絶とうとする人の多
くが、痛みや肉体的な苦痛から解放されることを求めているわけで
はないことは、医師による自殺幇助や安楽死を求める人たちを対象
にした幅広い研究[5]からわかっている。その代わり、一番の理由は
実存的な苦しみだ。自殺は複雑で、単一の出来事と人生を終わらせ
る決断の間には必ずしも因果関係があるわけではない。しかし、ロ
ブの場合は、ICUでのせん妄から、進行する認知症やうつの発症ま
で、一本の線が引けるように思える。彼はボニーに、「人とのつな
がりが薄くなってきている」と話していた。ボニーが見せてくれた
ロブの写真に目をやる。カメラに向かってにっこり笑う彼の目は大
きく、未来は明るい。完璧な家族。ローマのトレビの泉の前で、妻
とキスをしている。"LIFE IS GOOD"と書かれたTシャツを着て。

5　Emanuel EJ, Fairclough DL, Emanuel LL. Attitudes and desires related to euthanasia
and physician-assisted suicide among terminally ill patients and their caregivers. JAMA
2000;284:2460-2468; Ely　What Happens When a Patient Says, 'Doc, Help Me Die,'
CNN, 2018/03/20. https://edition.cnn.com/2018/03/20/opinions/caregiving-what-its-like-
to-be-me-wes-ely-opinion/index.html（2022年7月4日閲覧）

私は喉の奥にあるしこりを飲み込む。会社から予告なしに箱が玄関に届いたとき、ロブは自分の未来が絶望的なまでに損なわれてしまったと感じたのかもしれない。

そんな風である必要はないのに。

4

ロブ・ハーマーの死後、私は他の患者のために変化を起こし始めていることで、少しでも気を休めようとした。深い鎮静やベッド上安静など重症患者に対する従来の治療法が、患者の脳や身体に害を与えることを証明するデータを集めるのに15年以上かかったが、今では影響力のある学術誌に掲載された数多くの論文に後押しされ、合意が形成されつつある。ロブ・ハーマーの認知症の原因を一つに絞るなどは科学的ではないだろうが、防げたであろう原因として最も可能性が高いのは、彼が受けたベンゾジアゼピンの大量投与と、敗血症で入院中に陥った長期間のせん妄である。ベンゾジアゼピン系薬剤の使用はせん妄発症の強い予測因子[6]であり、せん妄はICU退院後の認知症の強い予測因子であることが、当時からわかっている。ロブが亡くなった2014年までの25年間に、合計3,000人以

---

6   Pandharipande P, Shintani A, Peterson J, et al. Lorazepam is an independent risk factor for transitioning to delirium in intensive care unit patients. Anesthesiology 2006;104:21-26; Pandharipande PP, Girard TD, Jackson JC, et al. Long-term cognitive impairment after critical illness. N Engl J Med 2013;369:1306-1316; Girard TD, Jackson JC, Pandharipande PP, et al. Delirium as a predictor of long-term cognitive impairment in survivors of critical illness. Crit Care Med 2010;38:1513-1520.

上のICU患者を対象に27の研究[7]が行われたが、ベンゾジアゼピン系薬剤が比較対象となる薬剤よりも優れていると示した研究はひとつもない。にもかかわらず、ベンゾジアゼピンは重症患者に対して最も頻繁に使われる鎮静薬であった。科学的知見に基づき、私たちは別の方法を採りはじめた。その方法を実践することで、重症患者の人生がすでに変わり始めている。私のような医師や多くの医療関係者が、ICU入院中に脳や身体に起こる障害を予防したり、軽減したりすることを主導し、退院後の患者をサポートすることに重点を置いている。ロブが味わったような生き地獄の苦しみを、私たちは防ぐことができるのだ。

　ロブの死を知った数日後、ヨーロッパで尊敬されている看護師ピーター・ナイダール博士の新しい論文を読んだ。そこには、早期離床が患者の回復を早めるという明確なエビデンスがあるにもかかわらず、ドイツ国内の116のICUでは、人工呼吸器を装着した患者の0.2％しか歩行していないことが示されていた[8]。新しいやり方がまったく採用されていないのだ。怒りがこみ上げてきた。ドイツのように技術的にも医学的にも進んだ国でそうだとしたら、他の国にはどんな希望があるというのだろう。ナイダール博士はこの研究結果にショックを受ける。研究に示された数字のことだけではなく、将来にわたって人生が左右されるだろうすべての患者を憂いて。

7　Ely EW, Dittus RS, Girard TD. Point: should benzodiazepines be avoided in mechanically ventilated patients? Yes. Chest 2012;142:281-284; Chest 2012:142:287-289.

8　Nydahl P, Ruhl AP, Bartoszek G, et al. Early mobilization of mechanically ventilated patients: a 1-day point-prevalence study in Germany. Crit Care Med 2014;42:1178-1186.

「暗闇の中に立っていて、明かりをつけて、初めて部屋に何があるか見るようなものです」と彼は言う。「やるべきことはあまりに多い」。

5

チャリティー病院でサラ・ボリッチを担当した最初の日から、私は集中治療に魅了されてきた。研修医の頃もそれ以降も、私の1日のリズムは命を救うように調整されており、すべての行動がそれを反映する。臓器機能が急速に低下している患者が緊急で運ばれてくると、ラインとチューブを挿入して迅速に介入し、生命維持装置を開始する。

患者の状態が悪化すると、何本ものラインやカテーテル、透析機械など、さらに介入を増やしていく。患者の状態がもはや重症ではなくなると、介入のために加えた物を取り除いていく。それは、ICUに入室してから数日後のことも数週間後のこともある。そして、患者の命が助かれば、次のステップを考え始める。

それが昔のやり方だったのだ。このような介入が患者のその後の人生に及ぼす影響を理解するようになってはじめて、集中治療には入口と出口があると考えるようになった。入口が気管挿管や中心静脈カテーテル挿入など救命のための緊急処置だとすれば、出口は早期離床など生活の質を高めるためのケアということになる。集中治療の新しい方法では、出口について考えるのが入院経過中のより早い時期にシフトした。患者がICUに入ってきた時点で、生命を助ける以上のことを考えなければならないことがわかった。長期の

身体的および心理的健康に目を向けたい。そして、患者の状態が安定していれば、ICUに入室してから2日目の日が昇る前に、入口で始めた医療的介入をなくすか、減らすことを考える。安全で実行可能であれば——患者ごとに判断してではあるが——身体的あるいは薬剤による抑制、ベッド上安静、面会制限などをやめるか減らすようにする。目的は患者を解放することである。英国の医療倫理学者ゴードン・ダンスタンは言う。「患者の死が医学の失敗であるかのごとく、集中治療の成功を生存率だけで測るべきではない。生き延びた後の生活の質で測るべきである」[9]。

　実際には、このような基準を完璧にするのは難しいものの、2014年までには、大きな前進を見せ始めていた。バンダービルト大学では、内科ICUのディレクターの一人であるアート・ウィーラー医師の主導で、ICUを設計し直すという偉業が達成された。新しいICUは広々としていて、実用的で、光にあふれている。ICU全150室にはいずれも、家族や友人が座ったり、眠ったりできるような快適なスペースが、患者のベッドの横に設けられている。病室のトイレは広くてシャワーが備え付けられており、抜管したらすぐに介助付きで使えるようになっている。床は寄木張りで、壁には絵画が飾られ、ベッドには音楽を流したり、様々な言語で話したりすることができる機能が付いている。そして、患者が話すのがラオ語であれ、その他のどの言語であれ、通訳が待機している。これは私が提唱した。患者が病室に馴染めるよう、家族には患者の私物——写真、ブ

9　Dunstan GR. Hard questions in intensive care. A moralist answers questions put to him at a meeting of the Intensive Care Society, Autumn, 1984. Anaesthesia 1985;40:479-482.

ランケット、本、自作のポスター——を持ってきてもらうようにしている。これまでの無機質で疎外感のある部屋とは一線を画し、誰にとっても親しみやすい空間になっている。

　アート・ウィーラー医師と、内科ICUのもう一人のディレクターであるトッド・ライス医師は、早期離床の導入を提唱する。集中治療領域で尊敬される二人のリーダーシップによって、新しいアプローチの方向性が示された。

　理学療法士エレナ・シロの仕事ぶりには感動する。重症患者を説得してベッドから起き上がらせるのはたやすいことではないが、彼女は患者の不安を和らげ励まして、それをやってのける。人工呼吸器を後に従えて、看護師と一緒に患者を廊下の端まで歩かせて帰ってくる姿をよく見かける。オーデンセ大学で私が勇気づけられたのと同じ光景だ。エレナと連携して働く作業療法士のブリタニー・ワークの役割は、日常生活動作を手助けすることだ。彼女は、患者に話しかけ、三目並べやつづり当てゲームをして、患者が頭を使うようにする。時々、会話を耳にすることがある。「ランカスターさんは釣りがお好きなんですよね？　マス釣り。次に釣りに行くときに必要なもののリストを書いてもらえますか？　餌、はい……みみず、他にはありますか？」ノートに文字を書くランカスター氏の表情は真剣そのものだ。そして彼は、リストを見ているブリタニーの顔に目をやる。「コーヒー、いいですね」と言って、ブリタニーは笑う。医学的ではないように見えるが、それが患者の脳に良い影響を与えることはわかっている。病気の間に切断された神経細胞同士の結合を、積極的に再構築しているのだ。そして、彼の心も癒し

ている。彼の心がICUを離れて、川からの霧が立ち昇る中での早朝の釣りに想いを馳せていればよいのだがと望んだ。ブリタニーもエレナも仕事に喜びを感じているのを見ると、彼女たちにとってもいいことなのだろうと想像する。彼女たちは患者の強い味方で、最近、集中治療リハビリテーションの学会に参加して、知識を深めている。進歩しているように思えるが、同時に始まりのようでもある。ピーター・ナイダール博士がドイツで行ったのと同じ研究をアメリカで行ったとしたら、重症患者の何パーセントが新しい方法で治療を受けているのだろうか。明かりをつけたとしたら、何が見えるだろうか。

6

医療の質改善研究所（IHI）の創設者で、会長兼CEOであるドナルド・バーウィック医師は、1999年12月9日に第11回「医療における質の向上フォーラム」で印象的なスピーチを行った[10]。講演では、1949年に13人の若い消防士の命を奪ったモンタナ州マン・ガルチ山火災の話をし、この悲劇から何を学び医療に応用すべきか語った。バーウィック医師の妻アンは、当時、重い病気で入院治療を受けていた。娘が入院したときに私が実感したように、バーウィック医師も多くの点で医療制度が変わらなければならないと実感するこ

10　Berwick　Escape Fire: Designs for the Future of Health Care: John Wiley & Sons; 2004; Escape Fire: Don Berwick National Forum Address, 1999.http://www.ihi.org/education/ IHIOpenSchool/resources/Pages/AudioandVideo/ImprovementMovementDVDEscapeFir e.aspx （2022年7月4日閲覧）

とになる。それから12年以上経って、外傷性ICUのソーシャルワーカーでIHIのディレクターでもあるケリー・マカッチョン・アダムスと働いたときに、初めてバーウィック医師のスピーチを読んだ。ケリーは、医療の質向上のため、「集中治療再考——鎮静を減らし、せん妄をモニターし、患者の離床を増やす——」[11]というチームを作っているところで、私は彼女の誘いを喜んで受けた。私たちは、集中治療への新しいアプローチを様々なICUに広げようと、全国で複数のワークショップを開催した。

　マン・ガルチでの悲劇を描いたノーマン・マクリーン著『マクリーンの渓谷 若きスモークジャンパーたちの悲劇』に夢中になったことがある。15人のスモークジャンパー（森林降下消防士）と1人の森林火災監視員が、封じ込められると思われた山火事に挑むが、それが1800ヘクタールの大火災に発展してしまったのだ。ジャンパーたちがパラシュートで降下した後、風向きが変わり、炎が彼らに襲いかかってくる。他のメンバーが逃げ出す中、チームリーダーのワグナー・"ワグ"・ダッジだけは違った。あまりに先進的なために、全くの愚行に見えることをしたのだ。山火事が迫る中、ダッジは目の前の草むらにマッチで新たに火をつける。エスケープ・ファイアーだ。草が燃え尽きるやいなや、ダッジはその中でうつぶせになった。燃えさかる山火事が燃え尽きた草の外側を駆け上がり、ダッジの体は逆さまに宙に浮いたが、山火事に巻き込まれること

11　Bassett R, Adams KM, Danesh V, et al. Rethinking critical care: Decreasing sedation, increasing delirium monitoring, and increasing patient mobility. Jt Comm J Qual Patient Saf 2015;41:62-74.

なくそのまま燃え尽きた灰の中に叩きつけられる。ダッジは他のス
モークジャンパーにもエスケープ・ファイアーの中に来るよう言っ
たが、誰も従わなかった。生き残ったのは、ダッジと他に2人だけ
だった。

　その日、マン・ガルチでは多くの間違いがあった。バーウィック
医師のスピーチを読みながら、彼の知恵に触発される気がした。彼
は、医療において安全の文化を築くための5つの必須条件として、
「現実を直視する」、「古い道具を捨てる」、「隊列を組む」、「コミュ
ニケーションをよくする」、「有能なリーダーを育成する」を挙げて
いる。彼は言う。「今がチャンスだ。エスケープ・ファイアーとな
るのはなんだろう？」

　ケリーと私がワークショップを進めていく中で、この考え方が念
頭にあった。私は、旧態依然としたICU治療が、入院中にも退院
後の生活でも患者を苦しめている現実を受け入れていた。そして
今、ICUが安全性という文化を受け入れるための新しいツールの準
備が整った。世界中の健康と医療の質向上を使命とするIHIで働け
ることを光栄に思う。医療の質向上とは、要するに、現在受けてい
るケアと、本来受けるべきケアの間にあるギャップを埋めることを
意味する[12]。

　医療の質評価の父であるアヴェディス・ドナベディアン医師[13]の

12　"Crossing the Quality Chasm," IHI, 2020, http://www.ihi.org/resources/Pages/
Publications/CrossingtheQualityChasmANewHealthSystemforthe21stCentury.aspx（2023
年1月12日閲覧）

13　Donabedian A. The quality of care. How can it be assessed? JAMA 1988;260:1743-1748.

足跡をたどることを光栄に感じる。それはつまり、病院が患者に最高のケアを提供し、患者の生活に最も貢献するための効果的な方法を見つけるよう尽力するということだ。ワークショップでは、医師、看護師、理学療法士、呼吸療法士など、重症ケアに携わる医療従事者を、ICUに連れて行って実際の患者から学ぶ。科学的なデータや論文はすでに医学雑誌に掲載されているが、その医療の変化が患者の人生にどのような影響を与えるかを示したい。そして、その人間性あふれる診療に魅了されてほしいと願う。

　何百ものメディカルセンターが、「集中治療のABCDE」という複数の段階からなるプロトコルに従って、標準治療を変えることに同意した。このプロトコルは、私たちがランセット誌に発表したABC研究[14]などの論文を元に作られたものだ。マルコム・グラッドウェル著『ティッピング・ポイント』[15]に倣って、一連の診療を覚えやすく脳に定着しやすいものにしたかったので、アルファベットの最初の5文字を割り当てることにした。

　A：鎮痛Analgesia（痛みの有無）を評価して、痛みを予防し、治療する

　B：鎮静を中断して覚醒させて、人工呼吸器を止めて自発呼吸を確認することの両方Bothを毎朝行う

　C：鎮痛剤と鎮静剤を選択Choiceして、ベンゾジアゼピン系など

14　Girard TD, Kress JP, Fuchs BD, et al. Efficacy and safety of a paired sedation and ventilator weaning protocol for mechanically ventilated patients in intensive care (Awakening and Breathing Controlled trial): a randomised controlled trial. Lancet 2008;371:126-134.

15　マルコム・グラッドウェル（高橋 啓 訳）. ティッピング・ポイント―いかにして「小さな変化」が「大きな変化」を生み出すか：飛鳥新社；2000.

せん妄を引き起こしやすい薬剤を可能な限り避ける

　D：せん妄Deliriumを評価して、予防し、治療する

　E：ICUに入院中、できるだけ早くベッドから起きて（早期離床 Early mobilization）、運動Exerciseをする。

　さまざまな要素をまとめて忠実に実行することが救命につながり、害を減らすことを後に証明してから、このプロトコルのことを「バンドル」と呼ぶようになる。

　2011年、ソルトレイクシティで開催されたワークショップは、わずか30人の参加者でスタートした。ケリーのチームにはポリー・ベイリーとテリー・クレマー医師、そしてインターマウンテン・メディカルセンターのICU看護師長ヴィッキー・スプーラー、カリフォルニア大学サンフランシスコ校の熱血ベテラン理学療法士ハイディ・エンゲルが加わった。彼らは、疑い深い人たちをも奮い立たせ、抵抗の壁が高く見えるときにも希望の光を与えてくれる。ワシントンDC、サンディエゴ、シカゴ、サンフランシスコを回ってワークショップを開催するうちに、それが使命のように思えてくる。考え方を変え、命を救う。一度に患者ひとりずつ。あるいは、医師ひとりずつ。医師ひとりが新しい診療に可能性を見出し、自分の施設のICUに持ち帰れば、さらに広まる。あるいは、ワークショップで見たことに刺激を受けた看護師ひとり、学んだことを共有しようと決めた理学療法士ひとりが。病院から病院へと希望の波紋が広がっていく様子を想像する。ワークショップに参加するすべての人に、私がオーデンセ大学で体験したのと同じ興奮を味わってもらいたいと願う。

科学を論文にして他の人も学べるようにすることは、私の身に染みついている。そこで、ICUの文化を変えて記録することに乗り気な病院をいくつか訪問して、そこでの成果を報告することにした。それらの病院での経過を追ったのだ。ニューヨーク州トロイにあるサマリタン病院のチームは、ワークショップに参加する前のICUでのケアについてこう語る。「人工呼吸器を装着している患者すべてに、麻薬とベンゾジアゼピンを持続的に投与して、手足が動くことがないようにし、覚醒を評価することはなく、せん妄などまったく考えていなかった」。その当時、このような診療が米国中のほとんどのICUで行われていた。新しいプロトコルに従おうとする中で、さまざまなICUチームがエビデンスに基づく診療をベッドサイドで実際に適用する難しさを探りながら、成功と課題を記録していった。困難であるだろうことは初めから分かっていた。文化や慣習を変えるのは決して簡単なことではない。彼らの困難は予想できたことだった。スタッフの中には、自分たちの現在の標準治療が最善の方法ではないことを認めたがらない人がいる。「ICUで20年間働いてきたのに、何が間違っているというの？」と言うベテラン看護師もいた。鎮静薬を早めに中断すると、患者が怖がったり、チューブを抜いてしまったり、スタッフに危害を加えたりするだろうし、人工呼吸器を装着した状態で歩かせたりすると害が及ぶだろうと純粋に恐れている人もいた。退院後の患者の生活の質に影響があるかもしれないという考えは、あまりに先のこと過ぎて、心配するほど実感できないようだった。また、多職種からなるチームを調整してケアを提供するのにも苦労した。そして、それは膨大な量の

仕事のように思えた。

　それに対して、私たちは「変化は難しい」と受け入れた。そして、成功するための準備の仕方や、簡単なことから始めることを教えた。一つ目に、離床を始めるに当たって、骨盤骨折のある多臓器不全の患者ではなく、入院を繰り返していて傷やケガのない肺気腫の患者や、合併症のない術後の患者を選ぶようにする。二つ目に、一回ネガティブな経験をしたとしてもそれだけのことだと理解する。それでもプロトコルに従うことはできるし、そうすべきなのだ。三つ目に、スタッフの中から、チームを応援してくれるリーダーを見つける。四つ目に、深呼吸をして、あるやり方を長い間してきたからといって、それが正しいわけではないことを静かに思い出す。人工呼吸器を装着した患者を鎮静から覚醒させ、歩かせることがもたらす変革の力を医療チームが実感し、「もう以前のやり方には戻れない！」と言うのを目の当たりにしてきた。

　実現するのが最も難しいのは、離床の部分であることが多い。しかし、実現できれば祝いたくなるのも離床でのことだ。たいていは並外れた努力とチームワークの成果なのだ。サウスダコタ州のラピッドシティ地域病院のスタッフは、非常に重症で気管挿管されており、急性腎不全のために持続で透析を受けているある患者について話してくれた。「ICUに入院して3日目には、離床チームが彼女をベッドから立ち上がらせ、透析機械の隣に立ってその場で足踏みをさせることができました。こんなことができるなんて絶対にないと思っていましたが、できたのです！」。彼らの感じる達成感は手に取るようにわかる。

IHIには、「来週の火曜日までにできることは？」というスローガンがある。この言葉は、大きな変化を実現することに圧倒されそうになる気持ちを抑えるのに特に役に立つ。私たちは、Plan（計画）-Do（実行）-Study（研究）-Act（改善）の「PDSAサイクル」のモデルに従って行動する。月曜日にチームが集まり、小さな変化を計画し、火曜日にそれを実行し、何がうまくいき、何がうまくいかなかったかを研究する。改善が見られれば、変化を継続し、そうでなければ、そのことを確認する機会となる。私はもともと、何事も早く、一度にすべての変化を起こしたいタイプだった。しかし、ケリーから、小さな変化を試す方がより効果的で、持続可能であることを教わったのが役立った。

　数十年にわたる誤った思考が生み出した、乗り越えられないと思われる困難にもかかわらず、個々の患者の人生が好転するのを見たり、スタッフや家族からの心からの証言を聞いたりして、全国の数多くの医療従事者が新しいやり方を信じるようになった。バーウィック医師をはじめ、ボストンを拠点とするIHIのメンバーからの助言を受けて、ケリー・マカッチョン・アダムスはエスケープ・ファイアーを点けたのだ。

7

　「患者を死なせないだけではダメ。私たちは、その人が戻りたいと思う人生、ICUに入院する前の人生に戻れるようにしなければならない」。これは、カリフォルニア州サクラメントに本部があるサター・ヘルス病院システムで、多施設共同研究を主導したICU看護

師メアリー・アン・バーンズ＝ダリーの信条だ。7つの地域病院が
ゴードン＆ベティー・ムーア財団から助成金を受け、ABCDEFバ
ンドルの遵守と患者の転帰の関連性を研究した。ABCDEFバンド
ルのうちFは、新たに追加された「家族（Family）の参加」という項目
で、極めて重要なものだ。インテル社の共同設立者であるゴード
ン・ムーア氏は、少し前にICUでせん妄状態に陥った経験があり、
家族が付き添えないことを大いに苦痛に感じていた。彼は、癒しの
存在である家族との触れ合いを大切にしたいと考え、ベッドサイド
で愛する人との触れ合いを増やすことを主張した。私は、バンドル
に家族の参加を盛り込むことに大賛成で、ICUの面会制限をなくす
だけでなく、ICUチームの毎日の回診にも家族に参加してもらうこ
とにした。家族にはもっと早くこのように診療に参加してもらうべ
きだったと思う。それは、臓器や身体を超えて患者全体に視線を
向け、さらにその外側にある家族にも視線を向けるために重要なス
テップだ。

　メアリー・アン・バーンズ＝ダリーに初めて会ったのは、アンソ
ニー・ルッソと妻のデブラ・ルッソからアンソニーがICU滞在後
に衰弱していった様子を聞いたのと同じ日だった。ルッソ夫妻の
話を聞いて、バンドル実施を成功させなければならないという思
いを強くする。新しい方法が科学的にどれほど証明されていよう
と、患者に届かなければ役に立たない。メアリー・アンは、友人た
ちから「ジェット」の愛称で呼ばれている。馬鹿げたことは許さな
い、断固とした率直さは、この愛称にピッタリのように思える。彼
女が主導している限り、ICUチームがバンドルを遵守しないなど

ありえないだろう。2014年、メアリー・アンのリーダーシップのもと、サター・ヘルス病院システムは6,064人の患者を登録し、集中治療のABCDEFバンドルについての最初の多施設研究を行った[16]。ABCDEFバンドルは、ニューイングランド・ジャーナル・オブ・メディシン誌、米国医師会雑誌、ランセット誌に掲載された35以上の研究を元に作られたものだ。サター・ヘルスのプロジェクトは、ABCDEFバンドル——のちにA2Fバンドルと呼ばれるようになる——の遵守率が高いほど、生存率が高くなり、昏睡やせん妄のない時間が長くなることを初めて明らかにした研究となる。

　ジェットことメアリー・アンは、サター・ヘルス病院システムで集中治療の文化を変えるために、どのようにアプローチしたかを教えてくれた。「まず、小さな病院のICUに行き、バンドルについて話しました。『Aはこうで、Bはこう、Cはこう』と説明していくと、看護師たちは『うん、うん』とうなずきます。そこで私は、『これからはこういうふうにしなければならないの。これが新しくてカッコ良い診療なの』と言うと、看護師たちは『わかった』と言います。2週間後にまた行ったときに、どうなっていたと思います？何も変わってないのです」。ジェットが笑う。でも、その時には笑えなかったことは想像に難くない。「死亡率が減少すると説明しても、看護師たちにはあまり意味がありません。患者の物語を伝えなければなりません」。それは、私たちも学んだことだった。人々を

16　Barnes-Daly MA, Phillips G, Ely EW. Improving Hospital Survival and Reducing Brain Dysfunction at Seven California Community Hospitals: Implementing PAD Guidelines Via the ABCDEF Bundle in 6,064 Patients. Crit Care Med 2017;45:171-178.

納得させるには物語を伝えなければならない。

　ジェットは続ける。「サッター・ヘルスの基幹病院であるサッター・メディカル・センターに行って、ICU看護師のミーティングをしました。60 〜 70人の看護師が集まっていて、私の持ち時間は1時間です。最初の40分で私たちがいかに患者を傷つけているかを話し、残りの20分でそれをどう解決するかを話しました。鎮静薬がどのような影響を及ぼすのか、患者をベッドに寝かしたままにすることがどう影響するのかを話しました。患者がそのあと歩けなくなり、仕事を失い、配偶者や家族を失うことを話しました。死んだ方がましだと言った患者もいたと。看護師たちは泣いていました。彼らは古いやり方を習ってきたので、自分たちが正しいことをしているのだと思っていたのです。看護師たちは『知らなかった』と言いました。私は『私も知らなかったので、自分でも勉強しているところなの。でも、私たちは患者さんを傷つけ、脳を壊している』と言いました」。

　ジェットの目には、思い出したように涙が浮かんでいた。彼女は私を見て言う。「あれでみんなが変わりました」。

　今となっては、家族が参加しないバンドルは考えられない。医療チームが癒しのすべてを提供できるわけではないことを、なぜ長い間気付かなかったのだろう。患者が自分の物語の中で声を失っていることに何度も気づかされてきたが、家族がどれほど助けになるのか、そしてそれによってICUチームがどれほど助けられるのかまでは理解していなかった。家族が、看護師や理学療法士、作業療法士と協力して、患者が鎮静状態から目覚めたときに落ち着かせた

り、ベッドからイスに移動するときに応援したり、脳を活性化するために一緒に言葉遊びをしたり、お気に入りの本や雑誌を読み聞かせたりするのを見てきた。家族は、患者について私たちが知り得ないことを知っていて、それが患者の癒しに重要であることに気づかされた。家族はチームの重要な一員なのだ。

ムーア財団は、米国集中治療学会（SCCM）による「ICU離脱」の提携[17]にも出資することになった。A2Fバンドルはこの「ICU離脱」に含まれることになる。患者が人工呼吸器から離脱するだけでなく、せん妄や、化学的・身体的抑制、ベッド上安静、そしてICUでのネガティブな経験すべてから離脱するという意味で、「ICU離脱」という名が付けられている。2015 〜 2017年初めまでに、米国とプエルトリコの68の成人ICUと10の小児ICUが合計15,226人の患者を登録した。その2年間に、私たちはそれらの病院にA2Fバンドルを導入した。IHIで学んだ文化を変えるステップと同じように、チームを作り、リーダーを見つけ、小さな変化を試し、バンドル遵守をモニターし、成功体験によってそれぞれの病院での賛同者を増やしていく。15,000人以上の患者がこの新しいケアを受け、患者やその家族の生活だけでなく、医療チームにも影響を与えた。

バンドルの最初の看護師リーダーの一人であるミシェル・バラス博士や、ブレンダ・プン博士、クリス・パーメ、ハイディ・エンゲルは、全国の病院で医療チームや家族とともに何時間も過ごし、エ

17　Ely EW. The ABCDEF Bundle: Science and Philosophy of How ICU Liberation Serves Patients and Families. Crit Care Med 2017;45:321-330; Society of Critical Care Medicine. ICU Liberation, 2020. https://sccm.org/ICULiberation/About（2022年7月5日閲覧）

スケープ・ファイアーの火を灯した。彼らの話に心が温まる。生命維持装置につながれている女の子の父親は、マペットという名の飼い犬のビデオをiPadで再生して娘に見せた。幸せそうに吠えるマペットの声が、医療機器の音よりも大きく部屋に響く。娘が鎮静から目覚め、最初にホワイトボードに書いた言葉が「マペットは？」だったのを見たとき、父親はどれほど笑い、涙を流したことだろう。心臓発作を起こした兄に付き添ってICUにいた消防士は、回診が毎朝9時であることを知って喜んだ。仕事に向かう前に、チームの一員として回診に参加できるからだ。

　昔のICUでは、家族の面会は制限されており、医療チームは必要だったり、時間のあるときにしか情報を伝えなかった。これは一種の証言的不正義（testimonial injustice）であると今となってはわかる。医療チームにだけ権力を集中させることで、家族の価値を下げ、愛する人のケアについて発言する権利を奪っていたのだ。ICU離脱とA2Fバンドルによって、家族や患者本人をICUチームの中心メンバーとして迎えるだけでなく、その価値を活用できるようになった。

　ナッシュビル退役軍人病院は、ICU離脱に参加した2つの退役軍人医療センターのうちの1つである。看護師リーダーのケリー・ドラムライトは、A2Fバンドルをすぐに受け入れて支持した。その核にあるヒューマニズムが気に入ったのだ。彼女には、A2Fバンドルが最終的に患者の自律性を高め、満たされていない身体的、感情的、精神的なニーズを患者本人が表明できるようになるとわかった。数年前、自分の父親が亡くなったときに苦しんだ経験があるの

で、家族が大切な人に付き添える機会は特に大歓迎だった。父親が亡くなったとき、彼女と家族は立ち会うことができなかったのだ。

　古いやり方の影響を受けている看護師たちとともに、古い文化を変えようと戦う彼女の姿を見た。中には喧嘩腰の看護師もいたし、仕事を辞めてしまう人もいた。でも、彼女は貫き通した。患者の経過を撮影したビデオを、許可を得てチームと共有することで、チームのモチベーションが大きく変わることを発見する。初日には鎮静されていたウッド氏が、3日目には理学療法士に手伝ってもらってベッドからイスに移る姿を映したビデオが共感を呼ぶ。看護師は、自分たちの頑張りが報われることを実感するのだ。医師のリーダーであるジュリー・バスタラチェ医師は、バンドルの各要素を監督する医師をそれぞれ任命する。さらに、患者がICUの通路を毎日歩けるよう、医療機器を運ぶための車輪の付いた道具を購入してくれた。

8

　医学の世界で最も説得力があるのは、複数の研究で用量反応が確認されるときだ。用量反応とは単純に、何か（例えば薬）を多く使えば低い用量のときよりもよく効く（あるいはその逆）という意味である。プロトコルの遵守率によっても、臨床介入の「量」を変えることができる。サッター・ヘルス病院システムでの経験と同じく、SCCMの「ICU離脱」提携では、A2Fバンドルのすべての要素が遵守される率が高いほど、患者がICUや病院で過ごす期間が短くなり、生存率が高くなり、昏睡やせん妄のない時間が増えることが示

された[18]。2つの研究に参加した21,000人の患者にとって、A2Fバンドルの6つの要素を遵守することは、ベッドから離床する時間が増え、ICUへの再入院が減り、退院後に介護施設へ入ることが減り、自宅への退院が増えることを意味する。患者はICUに入院する前の生活に戻ることができるのだ。それはまさしく、ジェットをはじめ、私たち全員が望んでいることだ。

　私がせん妄の研究を始めたとき、一番の関心は、せん妄という脳損傷の潜在的な原因を突き止めること、そしてそれを悪化させるような診療をしていないか調べることだった。最終的には、せん妄の発生を防ぐか、少なくともその影響を軽減することを望んでいた。しかし、A2Fバンドルを開発する旅が、私を患者のもとへ連れ戻すのにどれほど役に立つかは過小評価していた。国立老化研究所がスポンサーとなった私たちのMIND-USA研究[19]は、2018年にニューイングランド・ジャーナル・オブ・メディシン誌に掲載され、ハロペリドールなどの抗精神病薬（過去40年間、せん妄の治療に病院や介護施設で最も多く使用されている）が、重症患者のせん妄を軽減しないことを初めて示した。この結果は、世界中のICUに患者中心の医療を導入したいと願う私たちにとって、特に重要なものだった。もはや、医師やICUチームは、薬剤を処方するだけで患者のせん妄に十分対処できているなどと考えることはできない。ICUでのせん妄

18　Pun BT, Balas MC, Barnes-Daly MA, et al. Caring for Critically Ill Patients with the ABCDEF Bundle: Results of the ICU Liberation Collaborative in Over 15,000 Adults. Crit Care Med 2019;47:3-14.

19　Girard TD, Exline MC, Carson SS, et al. Haloperidol and Ziprasidone for Treatment of Delirium in Critical Illness. N Engl J Med 2018;379:2506-2516.

を減らすには、①痛みのコントロール、②鎮静薬の減量、③覚醒、④せん妄の管理、⑤早期離床、⑥家族の関与、というA2Fバンドルの6つのステップ[20]を行うのが最も良いというデータを見過ごすわけにはいかなくなっている。科学を追い求め、人間性を見出す。このバンドルによって、私は患者の中に一人の人を見出し、病衣の中の人間を見ることができるようになった。

このバンドルの核となる「人を中心としたケア」が全米で普及するにつれ、私は世界各国を訪れ、変化を受け入れようとする医師や病院のリーダーたちと話をし、サポートするようになる。彼らは私たちの論文を興味深く読み、バンドルの要素を自分たちの患者のケアに導入することを強く望んだ。それは、わくわくするような光景だ。ストラディバリウスを愛する老年科医のアレッサンドロ・モランディ医師が中心となって、6大陸47カ国1,521のICUを対象に調査を行ったところ、A2Fバンドルの一部でも診療に組み入れているICUが89％ある一方で、6つすべての要素を実践しているのは57％に過ぎなかった[21]。この調査によって、今後どれほどの尽力が必要か知ることになったが、自分たちの取り組みが全米、そして世界に広がりつつあることを知り、胸が熱くなる。

ラテンアメリカの見識ある医師であり、思想的リーダーであるラ

20　Critical Illness, Brain Dysfunction, and Survivorship (CIBS) Center for ICU Delirium and Dementia, 2020. https://www.icudelirium.org/（2023年1月12日閲覧）

21　Morandi A, Piva S, Ely EW, et al. Worldwide Survey of the "Assessing Pain, Both Spontaneous Awakening and Breathing Trials, Choice of Drugs, Delirium Monitoring/ Management, Early Exercise/Mobility, and Family Empowerment" (ABCDEF) Bundle. Crit Care Med 2017;45:e1111-e1122.

ウル・アレハンドロ・ゴメス医師が、以前、ブエノスアイレスで開催された学会で私のところに来て、こう言った。「重症患者の『古典的』ケアは、認知症工場のようなものだ。この工場を閉鎖するのは私たちにかかっている」。私たちは、それに向けて進んでいる。

数年前の回診で、左目周囲の皮膚に感染症を患った患者に会った。

「おはようございます、キースさん。医師のイリーといいます」。

ジャネット・キースと夫ビル・キースは、高校、大学と付き合いを重ね、70歳代になった今、結婚して50年以上になる。手をつないだ二人が怯えているのが分かる。ジャネットの左耳から目まで急速に感染が広がったので、救急車で運ばれ、私たちのICUに入院した。それから数時間後、彼女の顔面に感染症が野火のように広がるにつれ、壊死性筋膜炎であることが明らかになる。ロブ・ハーマーの肘から始まったのと同じ病気だ。外科医は、壊死していく顔の皮膚を筋肉層まで切除し、病気に先を越されないように最善を尽くす。手術は1回、2回、3回と繰り返され、やがて皮膚のほとんどが無くなってしまった。そして、ロブと同じように、敗血症性ショック、ARDS、腎不全に身体が耐えられず、急遽、生命維持装置が開始され、部屋は機械とチューブでいっぱいになる。頬や眼窩には2ミリの細いドレナージチューブが刺さり、喉に入った気管チューブは人工呼吸器に繋がっている。ずらっと並んだ点滴ポンプから、15種類以上の薬剤が体内に送り込まれ、生命を維持する。

ジャネットのベッドの横には、額縁に入った写真が飾られてい

る。ジャネットと夫ビル、そして成長した息子たちボーとマイクの家族が写っている。そこには孫たちに囲まれた彼女がいる。1枚の写真では、ジャネットは長いガウンに身を包み、きらびやかな宝石を身に着けている。別の写真には、エッフェル塔が写っている。「ふたりとも旅行が大好きなんだ」と、ビルは強い南部なまりで言う。「機会があるたびに出かけてる」。彼はいつも病室にいて、ファミリーエリアにいるか、ジャネットのベッドのそばに座って優しく語りかけている。「話すことがたくさんあるんだ」と彼は言う。私は「話し続けてください。ジャネットにはあなたの声が聞こえていますよ」と促す。息子たちは、ジャネットのため、ビルのため、お互いのために、交代でベッドサイドに座っていることが多かった。

ジャネットの耳元で、「ジャネット、君のすべてをケアしているんだよ。心と体と魂と」と囁く。彼女が私の言葉を理解しているかわからないが、私は続ける。「あなたは優美な女性だ。ICUから出て自分の人生に戻るためには、洗練されたワルにならなければならない」。なぜそんなことを言ったのかよくわからないが、夫ビルからジャネットにはユーモアのセンスがあると聞いていた。彼女の容態が安定してすぐに、ベッドの上で座らせて、それから歩くことを始める。ジャネットは最初抵抗したが、ビルの応援を受け、看護師と理学療法士に助けられて、人工呼吸器を後ろに従えながら廊下の端まで歩く。目や顔に大きな包帯を巻いているため、スタッフからローン・レンジャーと呼ばれ、前に進むように説得される。ビルはいつもそばにいて言う。「ハニー、愛してる。すぐそばにいるよ。息子たちもここにいるし、孫たちも家で君がまた抱きしめてくれる

のを待っている」。重度のせん妄のため、小さくうなずく以外に何
も反応しないことよくあった。しかし、ビルは常に励まし続け、私
たちスタッフもそれに倣う。A2Fバンドルに基づき、重症疾患のさ
まざまな要素を治療することに焦点を合わせ、彼女の脳と身体を守
る。必要なときには浅く鎮静をし[22]、自発呼吸トライアルがうまく
いくとすぐに抜管して、人工呼吸器からの離脱を果たす。人工呼吸
器から外れるとシャワーを浴びることもできる。ごく当たり前のこ
とに過ぎないが、元気が出る。人工呼吸器から外れて、ジャネット
が私に最初に言ったのは、「イリー先生の言葉がいつも聞こえてい
て、私を駆り立ててくれました。先生の望む『洗練されたワル』に
なれるよう。それが私の命を救ったのです」だった。

　私が医師として長年かけて学んだうちで最も印象的なことは、科
学やデータとは何の関係もない。それは、一度に一人の患者の物語
だ。私たちの仕事が進化するに伴い、私は質の向上に関するアヴェ
ディス・ドナベディアン医師の著作を読み返した。彼ならきっと最
善の方法をまとめてくれるに違いないと思っていたが、期待が裏切
られることはなかった。「システム認識とシステムデザインは医療
従事者にとって重要だが、それだけでは十分ではない。それらは、
あくまでも実現するための仕組みに過ぎない。システムの成功に不
可欠なのは、個人の倫理的側面である。最終的に、質の秘訣は愛で

22　Shehabi Y, Bellomo R, Reade MC, et al. Early intensive care sedation predicts long-term mortality in ventilated critically ill patients. Am J Respir Crit Care Med 2012;186:724-731; Hughes CG, Mailloux PT, Devlin JW, et al. Dexmedetomidine or Propofol for Sedation in Mechanically Ventilated Adults with Sepsis. N Engl J Med 2021;384:1424-1436.

ある」[23]。

23 Donabedian A. A founder of quality assessment encounters a troubled system firsthand.
    Interview by Fitzhugh Mullan. Health Aff (Millwood) 2001;20:137-141.

Chapter

11

患者の中に人を見出す
人間らしさによる希望

思いやりこそは人間としての最も重要で、
おそらく唯一の規範である。

──────────── フョードル・ドストエフスキー 『白痴』[1]

I

　この8年間、時間のある限り、早朝に愛犬バターと近所をサイクリングするのを日課にしている。バターは我が家に新たにやってきたラブラドール・レトリバーの雑種で、ニューオーリンズの濃厚なデザートを好物にしている事からこの名前がついた。私は左手でバターのリードを持ち、右手で自転車のハンドルを握る。以前に、近所の人が同じことを試して手首を骨折したことがあるが、私はうまくできるようになったと思っている。バターが私の横を跳ね、舌を横に突き出して笑う。日が昇るにつれて星が消えていったり、青空が広がっていったりするのを眺めながら、なるべく意識が外側に向くようにする。

　バターと家に戻った後、瞑想をして、妻のキムと話をしてから仕事に出かける。回診を済ませると、焦点を変える。メールやテキスト、自分自身や他の人に宛てたメモを口述することが多い。口述した文章を後で読み返すと、"ICU（集中治療室）"と言ったつもりが、よく"I see you（あなたを見ている）"と変換されていることに気付く。最初は、この間違いが出てくるたびに、せっかく注意して書いた文章が見当違いな内容になってしまうことにヒヤヒヤし、間違いを詫びるメールを送っていた。しかし、今は間違っても微笑むだけだ。私たちが患者を「見て」、声を「聞いて」いることを、患者に実感してもらう。この集中治療の一番の目標を常に覚えておくのは悪いこ

1　ドストエフスキー（亀山郁夫 訳）. 白痴（全4巻）：光文社；2015-18.

とではない。

　スペインのマドリッドの有名な集中治療医で、「人間らしい集中治療」プロジェクト（Proyecto HU-CI）[2]の創設者でディレクターであるガブリエル・エラス・ラ・カジェ医師は、集中治療室のことを「脱人間化室」と呼ぶ。患者の個性、人生の物語、ニーズ、価値観が奪われてしまう場所という意味だ。つまり、その人をその人たらしめているものすべてが、灰色に塗りつぶされてしまう。エラス医師がショッキングな絵を見せてくれた。トーマス・モロー医師が描いたと思われるもので、ベルトコンベアで運ばれてきた人々が、ガウンを着た画一的な患者に変わった後、医療チームに迎え入れられるというものだ。彼らの願望や個性、好み、記憶はすべて消えてしまう。私は、そうならないように日々努力している。ヘラス医師から教わった言葉を心に留めておきたい。"Cada persona es un mundo."（一人ひとりが世界である）。患者のことを「治すべき肺」としか見ていなかったころから考えると、長い道のりだった。壊れた臓器にのみ焦点を絞っていた自分が信じられない。CTスキャンやレントゲン写真といったレンズを通して患者を見て、科学的な正確さをもって患者の問題点を突き止め、純粋に身体的な姿を描写することに還元していたのだ。ノイズを排除しているつもりだったが、今ではそのノイズにも意味があるとわかる。

　医学生の頃、患者の現病歴と既往歴に続いて、社会歴を聞くように教わった。理屈の上では、患者の個人的な背景を知ることができ

2　Humanizing Intensive Care Project, 2020, https://proyectohuci.com/en/home/（2023年1月12日閲覧）

る瞬間である。しかし現実には、医師は多忙なため、社会歴ではいくつか決まった質問をするにとどまる。最終学歴は？　職業は？　家族にどんな病気があるのか？　タバコを吸うか？　酒は飲むか？　クスリはやるか？　など。これらの質問は、会話のきっかけにすることを意図したものではない。重症疾患があって死の危険性に晒されている状況では、全く聞かないことも少なくない。

　今では、ICU入院している患者が覚醒するのが早くなり、せん妄になることが少なくなったので、ICUの雰囲気が変わった。私たち医師は相変わらず忙しく、次の治療のことをいつも考えているものの、患者に意識があって私たちの顔を見ていることが増えると、おのずと会話をするようになる。看護師は、患者と雑談をしたり、家族からもっと患者のことを聞いたりして交流を深めている。患者が覚醒するまえからそのようにすることもある。この点については、テレビ番組の医師や看護師の方が進んでいるのが気になっていた。何年も前から、脚本家は患者の背景を丁寧に描写して、厄介な恋愛や複雑な家族の絆などを描くことで、視聴者が患者や患者を救う医師に感情移入できるようにしてきた。

　私は年齢を重ねるにつれ、臨床の現場では、純粋に頭脳的なアプローチから、より感情的なアプローチに移行してきた。患者のケアには医学的な知識や技術ももちろん重要だが、それだけでは不十分だと気付いたのだ。今は、患者が何を感じ、何を考えているのか、どうすれば患者のニーズに応えられるのか、自分自身をオープンにしていきたいと考えている。

　以前、スペインのある有名人が長期入院したあと、「ICUは地獄

の一丁目だ」と不満を訴えたと、エラス医師から聞いたことがある。エラス医師は「命が助かったのに、そんなことを言う人がいるのか」とショックを受け、くわしく調べてみようと考えた。ICUサバイバー、医師、看護師にアンケートをとり、その回答を研究した。研究するのが質であったり、人々の考えや信念についての物語であったりすることから、このような研究のことを質的研究と呼ぶ。一方、数値や率で測るような研究のことは量的研究という。質的研究はあまり科学的ではないと思われがちだが、うまく行えば非常に重要なものになる。有名人によるICU入院に対するこのようなネガティブな反応は、ICU患者の間では珍しいものではないことがわかった。さらに、もし医師や看護師がICUのベッドに横たわったとしたら、恐怖、痛み、孤独、混乱、尊厳やアイデンティティーの喪失を感じるであろうことに、エラス医師のグループは気付いた。患者は、どのような背景であろうと、喉が渇いていて、暑すぎか寒すぎかのどちらかに感じていて、疲れ果て、コミュニケーションがとれない状態になっていた。解決すること自体はそれほど複雑ではなかったが、考え方を変える必要があった。これが、エラス医師の「人間らしい集中治療」の基礎となる。

ICUでのケアが常に生死に関わるような一大事で、大急ぎで慌ただしく行うわけでないことに、世界中の集中治療コミュニティは気がついた。スピードを緩め、患者に微笑みかけて手を握り、患者が怖がっていることを理解する必要がある。患者の話を聞いたり、枕の位置を調整したり。朝にはブラインドを開けて、春の日差しを取り込む。私たちは、「他にやるべき大事な仕事がある」といった間

違った考え方をしてきた。そのように習ってきたので、「そんなことをしている時間なんてない！　命を救うのに忙しいんだ！」と、個々の患者のニーズに応じたケアはオプションであり犠牲にしても仕方がないと考えるようになった。そのように考えることに、ある程度の正当性もあった。ICUでは毎日、ショック状態に陥ったり、再挿管が必要だったりと、多くの緊急事態を扱っているので、それに対して治療を行うことがより重要であるように思われる。しかし、常に危機的状況にあるわけではない。同じく重要な「人を中心としたケア」を提供することにも時間を割き、個々の患者にとって何が大事なのかを理解しなければならない。人として患者全体を視野に入れることが、せん妄を軽減し、転機を改善させることにもつながるのだ。

　患者個人のニーズを考慮した取り組みとして、睡眠を確保できるよう、投薬スケジュールを変更したり、夜間の清拭をとりやめたりすることが挙げられる（医療チームに時間のゆとりがあるからといって、かつては午前3時に清拭していたなど今では想像もつかない）。ICUでの睡眠の乱れは、せん妄の原因になると考えられている。研究によると、ICU患者の多くは検査で起こされる他に、アラーム・機械・スタッフ同士の会話などさまざまな騒音、部屋の外の照明、薬剤の副作用などのために、1日に熟睡できる時間が1時間に満たないことが分かっている[3]。ベンゾジアゼピン系やプロポフォールなどの鎮静

3　Watson PL, Pandharipande P, Gehlbach BK, et al. Atypical sleep in ventilated patients: empirical electroencephalography findings and the path toward revised ICU sleep scoring criteria. Crit Care Med 2013;41:1958-1967.

薬は徐波睡眠を抑制して、回復の元になる急速眼球運動（REM）睡眠を減少させる。徐波睡眠がなくなると、患者がさらに傷ついてしまう。

　睡眠が健康にとっていかに重要であるかを示す研究が急速に増えている。私たちの体がリンパ系で血液をきれいにするように、脳もグリンパティック系[4]から毒素を排出する[5]。グリンパティック液の流れはまだ解明されていないが、初期の研究によると、人間の脳では睡眠サイクルの特定の段階になるまで十分に活性化しない可能性が示唆されている[6]。そのため、睡眠時間が短ければ、脳の「老廃物処理」経路が有効に働かないかもしれない[7]。また、鎮静や麻酔がグリンパティック液の流れを悪くするというエビデンスもある[8]。ICUでは、このためにすでに傷ついた脳から認知症が起こったり、患者が死に近付いたりする危険性がある。

　ICUでの睡眠プロトコルや「昼寝」時間を、イェール大学医学部

4　訳注：脳にあるグリア細胞（glial cell）とリンパ系（lymphatic system）を組み合わせた用語。

5　Rasmussen MK, Mestre H, Nedergaard M. The glymphatic pathway in neurological disorders. Lancet Neurol 2018;17:1016-1024.

6　Mendelsohn AR, Larrick JW. Mendelsohn AR, Larrick JW. Sleep facilitates clearance of metabolites from the brain: glymphatic function in aging and neurodegenerative diseases. Rejuvenation Res 2013;16:518-523; Benveniste H, Heerdt PM, Fontes M, et al. Glymphatic System Function in Relation to Anesthesia and Sleep States. Anesth Analg 2019;128:747-758.

7　Sabia S, Fayosse A, Dumurgier J, et al. Association of sleep duration in middle and old age with incidence of dementia. Nat Commun 2021;12:2289.

8　Gakuba C, Gaberel T, Goursaud S, et al. General Anesthesia Inhibits the Activity of the "Glymphatic System". Theranostics 2018;8:710-722.

のメリッサ・クナート医師とマーガレット・ピサニ医師が考案し、研究している[9]。彼らの研究では、睡眠が中断される原因を調べて、午前0時から4時までの少なくとも4時間は睡眠を最優先することで、騒音を3分の1減らして、睡眠の中断を大幅に減らすことができた。しかし、非常に重症の患者の中には、4時間の睡眠を確保できない人もいることが指摘されている。睡眠プロトコルは、ICUの文化や診療とはうまく合わない点が多いものの、現在のケアの仕組みに組み込むよう意識して、尽力しなければならない。

　また、ICUに音楽を導入して、音楽の持つ癒やしの力[10]を患者の不安や恐怖を和らげるのに活用しはじめている。音楽は、ICUでの騒音やストレスから患者の気を紛らわせると同時に、現状をはるかに超えた楽しい思い出を呼び起こすことも多い。患者にヘッドホンを用意したり、さまざまな機器を使って病室に音楽を流したりして、患者やその家族が自分のプレイリストを選べるようにするのは簡単なことだ。私は、音楽が患者とのつながりを築くための良い

9　Knauert MP, Gilmore EJ, Murphy TE, et al. Association between death and loss of stage N2 sleep features among critically Ill patients with delirium. J Crit Care 2018;48:124-129; Knauert MP, Pisani M, Redeker N, et al. Pilot study: an intensive care unit sleep promotion protocol. BMJ Open Respir Res 2019;6:e000411; Knauert MP, Redeker NS, Yaggi HK, et al. Creating Naptime: An Overnight, Nonpharmacologic Intensive Care Unit Sleep Promotion Protocol. J Patient Exp 2018;5:180-187.

10　Messika J, Martin Y, Maquigneau N, et al. A musical intervention for respiratory comfort during noninvasive ventilation in the ICU. Eur Repsir J 2019;53:1801873; Chlan LL, Weinert CR, Heiderscheit A, et al. Effects of patient-directed music intervention on anxiety and sedative exposure in critically ill patients receiving mechanical ventilatory support: a randomized clinical trial. JAMA 2013;309:2335-2344.

きっかけになることに気付いた。ある患者は、お気に入りの映画「ロード・オブ・ザ・リング」シリーズのサウンドトラックを聴きたがった。「シャイア」の最初の小節が部屋に響き渡ったときに、患者の顔に広がった、幸せに満ちた笑みは忘れない。その後、人工呼吸器から離脱してから、看護師とお気に入りのシーンについて話しているのを見かけた。

　ICUダイアリーも、人と人とのつながりを促す方法のひとつだ。アンネ・フランクの驚くべき日記から、私たちがどれだけ多くを学んだことか。アンネ・フランクは、家族が身を隠していたときのつらい体験を詳細に記しており、歴史の暗黒時代について独特の視点を提供してくれる。スウェーデンの看護学博士であるカール・ベックマンが2001年に初めて発表した興味深いアイデア[11]は、「アンネの日記」の鏡像のようだ。つらい出来事を経験した本人が、その経験を書き留められないときに、他の人が日記をつけることで、後でパズルのピースを組み合わせるのに役立つというのがICUダイアリーの概念だ。重症患者の家族や医療チームが、ICU入院中に起こった出来事を文字や写真、時にはビデオで綴る。集中治療のパイオニアである看護師・科学者のクリスティーナ・ジョーンズ博士は、ベックマン博士と共同で、この概念を検証する最初の無作為化試験を2010年に発表した。その結果、ICUサバイバーのPTSDの発症は、対照群では13％だったのが、ICUダイアリーで入院中の詳細な記録をした群では5％に低下させることができた[12]。

11　Bäckman CG, Walther SM. Use of a personal diary written on the ICU during critical illness. Intensive Care Med 2001;27:426-429.

ICUダイアリーを使えば、ベッドサイドで長時間付き添っている家族にも重要な活動や目的ができることになり、退院後に患者が入院中に起こったことを理解するのに役立つ。それが医師である私の役に立つとは思ってもいなかったが、手書きのメモを見ることで、患者にはICUの病室の外に人生があり、大切な時間や人がいることを忘れずにいられる。最近、ある日記の記述が私の目に留まった。患者の旧友が書いたもので、高校時代にソフトボールの州選手権で勝利点を取ったことへのお礼が書かれていた。その友人は続けて、この勝利が彼女に自信を与え、人生の重要な時期を乗り越えられたと書いている。患者が昼寝から目覚めたとき、私はその試合について尋ねてみた。すると、彼女はそれまで見たこともないほど元気になり、私は突然、彼女の世界に入り込むことができたのだ。

　私が患者のICUダイアリーに書き込むときは、それがカルテの一部でないとわかっているので、自由に自分の考えを表現することができる。最近、ある患者のICUダイアリーに、「ティシャ、目覚めたときのために言っておくと、誰かがあなたを傷つけに来るという恐怖は、現実のことではないんだよ。あなたは愛されている。私たちは、あなたが回復して人工呼吸器を外せるようになるまでケアをするよ。またあとで」と書いた。ティシャの不安を少しでも和らげるため、目が覚めたらすぐにこれを見せてくれるよう担当看護師

12　Jones C, Bäckman C, Capuzzo M, et al. Intensive care diaries reduce new onset post traumatic stress disorder following critical illness: a andomized, controlled trial. Crit Care 2010;14:R168; Jones C, Bäckman C, Griffiths RD. Intensive care diaries and relatives' symptoms of posttraumatic stress disorder after critical illness: a pilot study. Am J Crit Care 2012;21:172-176.

に頼む。

　医師としてまだ経験の少なかった頃の私なら、睡眠、音楽、日記が集中治療医の道具の一部であり、患者のために役に立つとは考えもしなかっただろう。しかし、今では違う。患者は人間で、人間中心のケアに応えてくれる。

　ジョン・プラインは何十年もの間、私のお気に入りのシンガーソングライターだ。彼が新型コロナで倒れたとき、バンダービルト大学のICUチームが彼のケアをできたことは光栄だった。世界中の何百万人もの人々に尊敬され、愛されている彼が、病気が悪化したときでさえも特別扱いを求めなかったことに、私たちは驚かなかった。彼は、自分の人生に忠実な人だった。私たちは、他のどの患者をケアするのと同じように彼をケアし、彼を救うために最善を尽くして、家族にとって彼がどれほど大切な存在であるかを知る。両側に肺炎をきたした彼の予後は悪く、命が助からないことが明らかになったとき、医療チームは最後まで彼が安心できることに焦点を合わせた。そして、2020年4月7日、彼はこの世を去る。彼の死から数ヶ月後、23年連れ添った妻フィオナ・ウィーラン・プラインに、二人が分かち合った人生と愛についての話を聞く。何年も前に、ジョンはラリー・キング・ライブ[13]への出演を断った。フィオナが言うには、「彼は、汚れた黒いTシャツを着てクローガー[14]に行けないような人間になるつもりはなかった」のだという。彼女は思い出して笑う。もし、ジョンがICUに入る前に「脱人格化室」に

13　訳注：米国の有名なトーク番組。
14　訳注：米国のスーパーマーケットチェーン。

入っていたとしたら、「有名人」か「ミュージシャン」に区分されたことだろう。確かに彼は有名人でミュージシャンであり、そこから逃れることはできない。しかし、彼は人間らしさ、希望、恐れ、ニーズを見せてくれた。そして、妻フィオナへの限りない愛も。それは、彼が最後に書いた曲"アイ・リメンバー・エブリシング"からも伝わってきた。フィオナは、看護師たちがジョンをあたかも自分の父親のように扱ってくれたと感謝した。彼女は言う。「当時はワクチンも治療もなく、もちろん治癒する方法はなく、非常に難しい病気だった。だから、残るのは心だけ。そこにあるのは、人間らしさだけ。そこにあるのは、思いやりだけなの」。

2

　タイタス・ランシングがインフルエンザの症状を発症し、数日で全身の機能が働かなくなり、ヘリコプターで緊急にバンダービルト大学小児病院に搬送されたのは、わずか4歳のときだった。母親アリソンと父親マットは、医師と看護師から、タイタスは朝までもたないだろうと告げられた。タイタスは即座に気管挿管され、ECMOの機械が取り付けられた。ECMOとは、血液を体から外に出して酸素を加え、二酸化炭素を除去したのちに再び静脈から体内に戻す装置だ。腎臓が機能しなくなると、医師が持続透析を開始する。心臓が停止すると、蘇生チームが駆けつけて、敗血症性ショックに侵された小さな体を蘇生する。タイタスはなんとか心肺停止から生還したものの、マットとアリソンは最悪の事態を覚悟する。タイタスの双子の妹キャロラインと6歳の兄ワイリーにどう伝えるべ

きかまだ考えていない。すべてがあまりに早く起こっている。

　驚くことに、タイタスはそこから持ち直す。回復には小児ICU
で6週間、アトランタでさらに3週間のリハビリを要した。小児
ICUで主治医だった小児集中治療医クリスティーナ・ベターズがあ
とから教えてくれたことには、医療チームはタイタスをベッドから
起こして動かさなければ、このまま歩けなくなってしまうと恐れて
いたのだという。幸いなことに、ベターズ医師はバンダービルト大
学の小児ICU離脱チームの一員だった。このチームを率いるのは、
A2Fバンドルを熱心に提唱するハイディ・スミス医師で、成人患者
のせん妄ツールを小児版に適応して検証していた[15]。「タイタスは早
期離床のスーパースターだったの！」とベターズ医師は言う。理学
療法士と作業療法士がチームに参加し、言語療法士はコミュニケー
ションに力を入れた。両親は常にベッドサイドにいた。ベターズ医
師は、タイタスを低いテーブルの前の小さな椅子に座らせ、プレイ
マットを敷いた床に座るキャロラインとワイリーといっしょにレゴ
を組み立てるのを手伝う。「このとき、入院して以来初めて兄妹が
交流したんです」と母アリソンは言う。「それまでは怖がっていた
のですが」。それは、家族全員にとって非常につらい経験だった。

　一家がアラバマ州マディソンという人口わずか45,000人の小さ
な町に戻ると、タイタスは地元の有名人になる。行く先々で、人々

15　Smith HA, Boyd J, Fuchs DC, et al. Diagnosing delirium in critically ill children: Validity and reliability of the Pediatric Confusion Assessment Method for the Intensive Care Unit. Crit Care Med 2011;39:150-157; Smith HA, Gangopadhyay M, Goben CM, et al. The Preschool Confusion Assessment Method for the ICU: Valid and Reliable Delirium Monitoring for Critically Ill Infants and Children. Crit Care Med 2016;44:592-600.

は彼を「奇跡の子」と呼んだ。彼こそが重症疾患を生き延びた男の子なのだ。アリソンとその家族にとって、変わらないものは愛犬のチューイだけだ。スター・ウォーズに登場するチューバッカから名付けた犬だ。NASAでロケットの設計をしている父親マットは、「家族全員が見知らぬ惑星に辿りついたようだ」と感じる。タイタスがICUに入院しているとき、アリソンの友人がチョコレートやお酒の小さな瓶が入った箱詰めをプレゼントしてくれた。「家に帰った最初の夜、着替えさせようとするとタイタスが叫びはじめ、親がタイラスにばかり構うものだからキャロラインが叫びはじめ、ワイリーはなんだかよくわからないことを言いながら叫びだしたんです。私はお酒を飲まないのに、自分のオフィスに駆け込んであの箱からお酒を取り出しました」。

　最高の治療をICUで受けても、回復は難しい。ICU後の介入が継続的なケアプランには欠かせない。タイタスが家に戻ってから、もう1年が経つ。学校にもまた通い始め、新しいライトセーバーでジェダイの技を試すのが大好きな子供に戻っている。しかし、入院による試練は、タイタス本人にとっても、家族全員にとってもまだ終わっていない。タイタスは今でも脚や腕の痛みと筋力低下に苦しんでいる。ガーゼ交換や採血の悪夢を見る。まわりで荒っぽい遊びが始まると、自分が傷つくように感じてパニックになる。双子の妹のキャロラインは、常に彼のことを心配するようになり、どこにいるのか知りたがる。そして、彼女自身も原因がわからない慢性的な足の痛みを訴えるようになる。ワイリーは弟をかばうようになり、両親が死んでしまうのではないかと心配している。アリソンとマッ

トは二人とも PTSD と診断される。ストレスからアリソンのクローン病が悪化し、何度も入院を繰り返すため、子供たちの不安はさらに悪化する。アリソンの言葉を借りれば、「タマネギのように何層にもなった問題を抱えている」。

タイタスたちランシング一家の物語は、多くの点で見慣れたものだ。重症疾患が誰かの人生に突如として現れ、その後に荒廃を残していく。しかし、私が思い起こすはそのような既視感ではない。むしろ、些細なことだ。タイタスが病院に運ばれた晩のことを思い出してしまうので、アリソンは今でも冷凍のポークチョップを料理する気になれないこと。タイタスは、彼らが行くケープカナベラルの教会の伝道師の名前にちなんで名づけられたこと。キャロラインとタイタスが双子であるため、双子の父親である私には身近に感じられる。マットがロケット科学者であること。これらのことが、彼らを彼らたらしめていて、彼らが背負っている物語であり、彼らを人間たらしめている。今、私が医師として気にかけているのはこのことだ。個々の患者に合わせて ICU で治療を行うように、帰宅してからの治療も患者に合わせたものでなければならない。

ランシング家は「PICS-F」[16] になっている。これは、重症患者の家族に起こる集中治療後症候群（PICS）だ。ベターズ医師はこれを予期していた。タイタスへのケアの一環として、CIBS センター──ランシング家からは車で2時間かかる──でタイタスと家族のフォローアップを行った。ベターズ医師のチームは、ICU 退院後にタイ

---

16 Davidson JE, Jones C, Bienvenu OJ. Family response to critical illness: postintensive care syndrome-family. Crit Care Med 2012;40:618-624.

タスの身体機能と、認知機能、心理状態が回復するのを見守る。タイタスは理学療法と心理カウンセリングを受け、他の家族もタイタスの病気がどのようなものか、それが家族にどのような影響を与えたのか理解するため個別にセラピーを受けている。家族は、自分が重症疾患という試練をくぐり抜けたわけではないので、苦しんでいることに罪悪感を覚えることもある。彼らの痛みも認めなければならない。重症疾患は、患者が入院している間だけでなく、その後の人生にも大きく影響するため、患者とその家族のために積極的なケアを提供するのを標準的な診療にしなければならないとついにわかった。苦しんだ患者が私たちのところに戻ってくるのを待っていてはいけない。

3

　バンダービルト大学の集中治療専門医で、根っからのヒューマニストであるカーラ・セヴィン医師は、PICSが患者の生活に与える影響を懸念し、ICU回復センター[17]の立ち上げに尽力した。このセンターは、今ではCIBSセンターの一部として広く知られている。セヴィン医師は病院管理部門と巧みに交渉し、空いている外来スペースを、設立間もないICU回復センターのために金曜日に借りられるようにする。多職種からなるセヴィン医師のチームは、ICUから退院した患者を、PICS発症の危険性が高い人から外来で診察し始める[18]。人工呼吸器をつけていた患者、ショックがあった患者、

17　CIBS ICU Recovery Center, 2020, https://www.icudelirium.org/cibs-center/overview（2023年1月26日閲覧）

せん妄のあった患者を、退院後に外来で診察し、カルテに助言を添えて外来主治医に引き渡す。これは、退院後に重症患者を手助けする素晴らしい方法だ。国内および世界中の主要な病院の多くが、同じ様なICU後外来を開設し、患者のニーズに応えるようになっている。このような活動は、セヴィン医師、アン・アーバーにあるミシガン大学のジャック・イワシナ医師、ニューヨークにあるアルバート・アインシュタイン医科大学のアルコ・ホープ医師といった、先見の明のある人たちが率いる米国集中治療医学会のTHRIVEイニシアチブ[19]によって推奨されている。

　以前に、移植患者の診療をしていた時のことを改めて思い出す。移植後には、ひとつの問題――臓器の機能不全――の代わりに、別の問題――臓器拒絶反応を防ぐための継続的な治療――を抱えることになるとわかっていた。これを患者に説明し、移植手術後のケアをサポートする臨床計画を立てた。重症疾患は移植と異なり突然やってくるので、準備に費やす時間はほとんどないが、重症患者が

18　Sevin CM, Bloom SL, Jackson JC, et al. Comprehensive care of ICU survivors: Development and implementation of an ICU recovery center. J Crit Care 2018;46:141-148; Sevin CM, Jackson JC. Post-ICU Clinics Should Be Staffed by ICU Clinicians. Crit Care Med 2019;47:268-272.

19　Haines KJ, McPeake J, Hibbert E, et al. Enablers and Barriers to Implementing ICU Follow-Up Clinics and Peer Support Groups Following Critical Illness: The Thrive Collaboratives. Crit Care Med 2019;47:1194-1200; Haines KJ, Sevin CM, Hibbert E, et al. Key mechanisms by which post-ICU activities can improve in-ICU care: results of the international THRIVE collaboratives. Intensive Care Med 2019;45:939-947; Mikkelsen ME, Still M, Anderson BJ, et al. Society of Critical Care Medicine's International Consensus Conference on Prediction and Identification of Long-Term Impairments After Critical Illness. Crit Care Med 2020;48:1670-1679.

長期療養を必要とするであろうことはすでにわかっている。そのために、ICU回復チームと迅速に連携する。

ICU回復センターは、集中治療医、薬剤師、ナース・プラクティショナー、心理学者など多職種の専門家で構成される。彼らは協力して、理学療法や作業療法の手配、長い服薬リストの確認、創傷の治療、認知機能やメンタルヘルスの問題への対応、地元の医師や専門家への紹介、保険・雇用・金銭的問題・障害申請といった生活の実際的な面での支援に取り組む。PICSはまだ広く認識されていないため、ICUサバイバーは健康保険や障害保険会社から断られることがよくある。私たちのチームは、このような厄介な問題に対処するのを手助けする。

ICU回復センターは、集中治療によって人生に影響を受けた人々を、全国各地から受け入れている。自分の症状がICU入院と関連しているとは知らず、何年も苦しんだ後に当センターを訪れる人もいれば、フォローアップの必要性を理解する集中治療医に紹介されて、退院後すぐにやってくる人もいる。集中治療の発展に伴い、PICSの程度はさまざまで、ICUに入院していた時期によって異なることが多いが、一概に言えるわけではない。ICU回復センターの患者のために、ICUサバイバーのサポートグループの集まりが毎週開催される。新型コロナによる長期後遺症に悩む患者とその家族の幅広いニーズに対応するため、最近ではこの形式を拡大した。世界中で数千万人もの患者が、最初の感染から何週間や何ヶ月経った後にも、いまだ新型コロナの後遺症に悩まされ続けている[20]。このような状態を、ロングCOVID、SARS-CoV-2急性感染後遺症（PASC）、

急性COVID後症候群（PACS）などと呼ぶ[21]。主な症状として、ブレイン・フォグ（脳の霧）、倦怠感、息切れ、筋力低下、下痢、体液貯留などがあり（他にも多数あるが）、以前の活動レベルに戻ることが難しく、仕事に復帰ができない場合もある。

　この長期後遺症患者の一人ハイディ・ロスがサポートグループの集まりに参加したのは、ロングCOVIDに悩まされて4ヶ月経った頃で、極度の倦怠感、脚の筋力低下、集中力の欠如について語った。「ひどい日には、会話の内容を忘れたり、会話をしたことを忘れたりするだけでなく、会話をしている最中に、今言ったばかりのことを忘れるのです。そうでない日が本当にありがたいと思うようになりました」。新型コロナの長期後遺症に悩む患者の中には、ICU入院が必要なくらい重症だった人もいれば、ハイディのように軽症で自宅で療養しただけの人もいる。新型コロナによる長期後遺症を抱える患者のニーズと、ICUサバイバーのニーズには明らかに重なるところがある。両方とも、問題を認めてもらい、サポートを受け、リハビリテーションを行う必要がある。

4

　サポートグループの最近の集まりで、新しく参加したばかりのリッチはうつむいて静かに座っていた。しかし、長年参加している

20　Nalbandian A, Sehgal K, Gupta A, et al. Post-acute COVID-19 syndrome. Nat Med 2021;27:601-615.

21　訳注：SARS-CoV-2は新型コロナウイルス、COVIDは新型コロナウイルスによる感染症を指す。

トミーが話を振ったところ、リッチの表情が明るくなる。彼は、自宅から遠く離れたICUで死にかけた後、まだそのときの記憶に悩まされている。コンピュータープログラマーである彼は、妻ダニエルとの間に3人の幼い子供がいる。リッチがもはや仕事を理解できないことが明らかになり、解雇されたため、家族は経済的に困難な状況にある。ダニエルは、リッチが不安とうつに打ちひしがれているようだと言う。しかしリッチは、毎週サポートグループの2時間、理解してもらい助けてもらっていると感じている。このグループに参加したことは、病気になってからで一番良かったことだと彼は言う。「仲間がいるように感じます。ここのみんなは私を理解してくれる」。

他の参加者も頷く。よく耳にする言葉だ。ICUサバイバーたちが苦悩していても、医療関係者から親しい友人や配偶者に至るまで誰にも理解されないことがよくある。彼らは、自分の身に起こっている問題に加えて、誤解され、孤立しているように感じている。多くの人にとって、ようやく話を聞いてもらい、見てもらい、認めてもらうことは、大きな安心感につながる。バージニア州からZoomで参加していたジーンは、人々が自分の病気を真剣に受け止めてくれないことへのいらだちを語る。彼女が泣き出したことを謝罪すると、サラ・ベスが言う。「それでいいのよ。私たちはそのためにここにいるのだから」。

オードゥン・フスリッドは、せん妄についての雑誌の記事を読んで私たちのサポートグループに辿り着いた。それまでの4年間、重症疾患にかかったあと自分に何が起こったのかを理解しようと、答

えを探し求めていた。オードゥンは言う。「右手が切り落とされて
いればどんなに良いだろうと思う。そうすれば、何かがおかしいと
みなにすぐ分かってもらえるのに。でも実際には、『何が問題なん
だろう？』と変な目で見られるんだ」。オードゥンは、かつてウォー
ル街の投資銀行で働いていたが、退院後は仕事をしていない。自分
が何者なのかわからなくなってしまったという。「前に進むために
車輪が必要なのに、その車輪がなくなってしまったんだ」。

　集中治療を受けている間に起こる類の障害は、人間らしさとい
う、その人のアイデンティティーの核を壊してしまうことがある。
集中治療後によく見る認知症はその最たる例で、人との交流やつな
がりを断ち切り、自己意識を崩壊させる危険性がある。ICUサバイ
バーを支援するためには、彼らには過去の物語や経験があって現在
の生活があることを認識し、一人の人間として見られているという
自信を彼らに与える必要がある。

　私たちのサポートグループの常連であるスティーブ・エドモンソ
ンとラマー・ヒルはともに、敗血症から回復した元プロミュージ
シャンだが、退院した後は音楽を聴きたいとも、ましてや楽器を
演奏したいなどとは思わなくなっていた。スティーブはジャズとブ
ルースのギタリストで、1990年代にダイナトーンズで、2001年か
らICUに入院する2010年まではジャッキー・ペイン/スティーブ・
エドモンソン・バンドで活動していた。退院後、彼は妻のジュディ
に言った。「目が覚めたらすっかり別人になって、自分でも好きに
なれない人間になっていたよ」。彼の重要な部分が消えてしまった
のだ。しかし、医師は何年も彼に「悪いところは何もないし、でき

ることは何もない」と言い続けた。ラマーにとっても音楽は人生であった。ドク・ワトソン、レイ・チャールズ、エバリー・ブラザーズといった伝説的なミュージシャンのために、ピアノやドラム、ギターを演奏したのだ。ラマーは私への手紙にこう書いてきた。「ICUは私から完全に音楽を奪ってしまった。もうないんだ。消えてしまった。音楽を失ったことは、私にとって本当に謎だ。その一部は認知的で、一部は感情的で、永久に続くように見える」。ラマーは完全に意気消沈していた。

二人とも助けを求めてICU回復センターを訪れた。そして、何カ月にも渡って医療チームの診療を受け、サポートグループのメンバーから励まされて、進むべき道を見つけ始めている。スティーブとラマーは、サポートグループのセッション以外でも、長時間話をする仲になった。スティーブは近況を知らせてきた。「音楽を快適に聴けるようにと努力してきて、楽しめるようになってきたよ」。彼が再びギターを弾けるようになる日を楽しみにしている。ラマーにとっては、まだ音楽は生活の中に戻ってきておらず、私たちは手助け出来ないかと方法を模索し続けている。サポートグループの存在とスティーブとの友情が、ラマーにとってプラスであることは確かだ。

サポートグループは、経験を共有するための安全な空間となる。多くの急性期病院が、がんサバイバーや外傷性脳損傷サバイバーにするのと同じ様に、ICUサバイバーに対するアフターケアに力を入れ始め、リハビリや回復のひとつの方法としてこのようなサポートグループを提供するようになっている。重症患者を対象としたこ

のようなサポートグループの最初の記録は、ICUダイアリーで有名なクリスティーナ・ジョーンズが1992年にイギリスのウィストン病院で行ったものだ。ジョーンズ博士は若い頃、リチャード・グリフィス医師の元で重症患者の転帰を研究していて、患者や家族にとって本当に必要なのは、他にも同じ経験をしている人がいると理解することだと気付く。当初、彼女は月1回のミーティングを病院で開いていたが、来る人は誰もいなかった。ICUサバイバーの多くは、死にそうな経験をした場所に戻ることを怖れているのだと気付き、ミーティングの場所を地元のパブに移す。すると、大勢の人が集まってきて、エールを飲みながら熱心に語り合うようになる。ジョーンズ博士は、「奇妙だし、イギリス的に聞こえるかもしれないけど、ICUサバイバーの最初のサポートグループは、リバプールのパブでビールを飲みながら誕生したの」と笑いながら話す。

　ICU回復グループの草の根レベルのパイオニアはアイリーン・ルービンだ。シカゴで弁護士になったばかりで33歳だったアイリーンは、1994年に細菌感染からARDSを発症する。入院は60日以上におよび、おむつを着用しなければならず、体重は20％減少し、肺が破れて虚脱したために5本の胸腔ドレーンを挿入することになり、最終的に車いすで退院した。5年後、アイリーンはARDS財団[22]を設立する。この財団は、ICUではよく見るがほとんどの人は聞いたこともないようなARDSという病気の、米国初の患者団体だ。彼女の目標は、ARDSについて一般の人々を教育し、PICSに

22　ARDS Foundation, 2020, https://ardsglobal.org/（2023年1月12日閲覧）

なることが多いARDSサバイバーとその家族のために精神的なサポートと実用的なリソースを提供することだ。「それまでにこのような団体はなかったので、世界中の人々が情報を求めて、あるいは情報を共有するために、すぐに私たちにコンタクトを取ってきました」と、彼女は語る。

ICU回復センターのサポートグループに参加するたび、ICUサバイバーとその家族、そして私たち医療従事者にとって、物語の力がいかに大きいか気づかされる。ここは安全な空間で、患者は自分の病気やその影響について何を話してもよく、話すことで理解する。私は医師として、耳を傾け、学ぶ。ナラティブ・メディスンは比較的新しい分野で、エビデンスに基づく医療とストーリーに基づく医療を統合し、患者と医師の相互作用を強化する。この分野の先駆者の一人であるリタ・シャロン医師が言うように、こうした患者と医師のつながりは「官僚的や技術的なものではなく、創造的で独特な、人間の経験をさらけ出すもの」なのだ[23]。ナラティブ・メディスンでは、患者は医師からの質問に答えるのではなく、自分の物語を医師に語ることによって、自身の病気を管理できるようになる。医学部のナラティブ・メディシンの授業では、医学生は文学を読むスキルを活かして、患者との対話にパターン、テーマ、始まり、中間、終わりを見つけることを学ぶ。ブラウン大学のヘディ・ウォルド博士を招いて、ナラティブ・ライティングが患者の体験を人間らしくす

---

23 Charon R. The patient-physician relationship. Narrative medicine: a model for empathy, reflection, profession, and trust. JAMA 2001;286:1897-1902; Charon R. Narrative Medicine: Honoring the Stories of Illness: Oxford University Press; 2008.

る可能性[24]について講演してもらった。医学生は、カリキュラムの様々な分野で、ナラティブ・メディシンを学ぶ機会がある。このような実践は、若手の医師だけでなく、私のような白髪頭の医師も、内省と執筆を通じて患者体験を理解できるよう意図したものだ。

5

先日、キャロル・ビリアンがボルチモアから新しくサポートグループに参加し、話を聞かせてくれた。その場にいた多くのICUサバイバーと同じように、彼女の人生も数時間のうちに変わってしまった。夕食の予定を話し合っていたかと思うと、次の瞬間には大腸が破裂して床に倒れ、すべての臓器の機能が停止してしまう。キャロルはICUで生命維持装置につながれ、4ヶ月後に母親の家に退院したときには、自分の誕生日も覚えていない状態だった。家族で経営する不動産業の仕事を再開しようにも、コンピューターの電源の入れ方さえわからない。彼女は言う。「うつになり、以前の生活を続けることができなくなった。教科書通りのPICSの例だと思う」。

ICUで目覚めたとき、なぜそこにいるのか全く覚えておらず恐怖を感じたと語る彼女に、同じく重症疾患を生き延びたサポートグループの仲間たちは耳を傾け、うなずく。彼らもみな、その気持ちを知っているのだ。リッチ、サラ・ベス、ラブモア、トミー、

---

24 Wald HS. A piece of my mind. In the here and now. JAMA 2008;299: 613-614; Wald HS. Optimizing resilience and wellbeing for healthcare professions trainees and healthcare professionals during public health crises – Practical tips for an 'integrative resilience' approach. Med Teach 2020;42:744-755.

スティーブや、その他大勢の参加者——その場にいる人もいれば、ズームで参加している人もいる——の顔を見た。彼らは皆、大変な思いをしてきている。しかし、彼らはまた一人ICUサバイバーを仲間として迎え入れ、話を聞き、分かち合い、できる限りの手助けをするつもりでいる。キャロルはもうこのグループの一員だ。重症疾患という地獄から生還したキャロルには、語るべき物語がある。サポートグループのテーブルには、彼女の居場所がある。それが癒しになる。

　キャロルの話で印象的だったことがある。それは、サポートグループに長年参加している人たちに比べると、キャロルの回復がはるかに順調なことだ。ICUから退院して2年も経たないうちに、家業の経営に復帰している。自立して生活し、また飛行機で旅をしている。彼女に許可をもらって、治療を受けたというボルチモア近郊の市民病院の医師に連絡を取った。嬉しいことに、その病院では標準治療として、浅い鎮静や早期離床を含めて、バンドルに含まれるすべての要素を遵守していた。キャロルを担当した集中治療医のリンダ・バー医師は、「セントジョー病院では、A2Fバンドルに非常に力を入れているんです」と教えてくれた。キャロルがICUを退院してすぐに良くなったのには理由があったのだ。

　しかし、そのような治療にもかかわらず、キャロルには明らかな認知機能障害が確かにあった。彼女の脳は失われた機能をどのように取り戻したのだろう。これについて尋ねると、キャロルは興奮して「あら、私の脳トレの話を聞きたいのね」と言った。キャロルは、脳が上手く機能していないことを懸念して、自ら脳のトレーニング

を毎日90分間行っていた。「この12週間、単語ゲームと数字ゲームを1日に45分くらいずつやっているの」。彼女は断固たる決意を固め、この方法を毎日欠かさず続けた結果、仕事に復帰できるようになった。CIBSセンターを訪れてからちょうど1週間後、彼女は自分へのご褒美として新しいラップトップコンピューターを購入した。古いコンピューターのバックアップを取り、ファイルを転送して、新しいコンピューターを使い始める。彼女はとても喜んで、「うれしくて踊ってしまった」とメールしてきた。脳トレが功を奏したのだ。

　数年前、私はイスラエルのテルアビブで開催された集中治療の学会に参加した。そこへの移動中、イスラエルの心理学者で経済学者のダニエル・カーネマンの著書『ファスト&スロー』[25]を夢中になって読む。この本の中で、カーネマン博士は2種類の思考について説明している。システム1とは、素早く、効率的で、具体的な思考（マルコム・グラッドウェルの著書『第1感』[26]にも登場する）。システム2とは、ゆっくりとした、熟慮と論理によって導かれる思考だ。この本を読めば読むほど、ICUサバイバーの多くが抱える認知機能障害は、システム2の問題だと確信した。カーネマン博士が説明するように、見慣れた道で車を運転し、後部座席の子供の声を聞きながら、ラジオの選曲を変えるといった、自動操縦で行動しているときにはシス

25　ダニエル・カーネマン（村井章子 訳）．ファスト&スロー　あなたの意思はどのように決まるか？：早川書房；2014.

26　マルコム・グラッドウェル（髙橋 啓 訳）．第1感 「最初の2秒」の「なんとなく」が正しい：光文社；2022.

テム1の思考を使う。しかし、車の流れに合流するといった時には、システム1を上書きしてシステム2の思考を使い、一時停止して、安全に車線変更するための計画を立てる。ICUサバイバーは、思考の大半を占める本能的や潜在的な考えが関わる作業をこなすことができるものの、システム2のゆっくりとして深い思考はほぼ不可能であるように見える。退院してから何度も交通事故に遭う人が多いのは、偶然ではないだろう。

　それと同じ頃、「神経可塑性」という、新たに神経を接続することによって脳が再編成される能力について読み始めた。特に、脳が損傷や病気に順応して補えることに興味を持った。テュレーン大学の医学部生だったときには、脳は再生も治癒もできず、元から決まった接続があると教わったし、当時愛読していた『カンデル神経科学』にもそのように書いてあっただろう。神経細胞は死んだら終わりなのだと。しかし、1980年代半ば、バンダービルト大学のジョン・カース博士、カリフォルニア大学サンフランシスコ校のマイケル・メルツェニヒ博士、アラバマ大学のエドワード・タウブ博士をはじめとする神経科学者が、動物実験を通じてこの見解に異議を唱え始め、神経可塑性という分野が誕生した。実験で人為的に脳卒中を作り出すと、片マヒ（仮に左側とする）になったネズミや霊長類は、左側を使わないことを学習する。身体の左側の機能を永久に失ってしまって、脳はすべての作業を右側で行うようになる。しかし、実験で、カース博士、メルツェニヒ博士、タウブ博士がまだ機能している側の手足（この場合なら右側）を使うことを様々な方法で一時的に制限したところ、片マヒがあるはずの左側を使わなくはならな

かった[27]。脳の炎症が落ち着き修復が始まった頃に、動物たちの動きの制限を解除すると、脳が配線を組み直して新たに接続し、再び左半身を使い始めることを発見したのだ。これらの動物の脳は、明らかに神経可塑性を示していた[28]。

ノーマン・ドイジ医師の著書『脳は奇跡を起こす』[29]を読んで、ICUサバイバーにも可能性を感じるようになった。ICU入院中に受けた損傷に、脳が順応し、自己修復したとしたら？ ドイジ医師に連絡を取ったところ、アラバマ大学バーミンガム校で開催される「神経可塑性と治癒のサミット」に招待してくれた。このサミットには、メルツェニヒ博士、タウブ博士の他、瞑想が脳に与える影響に魅了されているダライ・ラマも参加した。神経科学は、私が研究するせん妄にも深く関わっている医学分野であり、私自身、学ぶべきことが多い分野なので、エキスパートの話を聞くのを楽しみにアラバマへ向かう。以前に、瞑想に関するダライ・ラマの教えを読んだことがあり、非常に興味を持っていた。ダライ・ラマは、人生を川にたとえ、流れを止め、静止した水の中に居続けることができるとしている。私は、家で瞑想をするのを習慣にしている。病院

27 Taub E, Uswatte G, Mark VW, Morris DM. The learned nonuse phenomenon: implications for rehabilitation. Eura Medicophys 2006;42:241-256.

28 Merzenich M, Wright B, Jenkins W, et al. Cortical plasticity underlying perceptual, motor, and cognitive skill development: implications for neurorehabilitation. Cold Spring Harb Symp Quant Biol 1996;61:1-8; Merzenich MM, deCharms RC. Neural Representations, Experience, and Change. In: Llinás RR, Churchland PS. The Mind-Brain Continuum: Sensory Processes: The MIT Press; 1996. p61-81.

29 ノーマン・ドイジ（竹迫仁子 訳）. 脳は奇跡を起こす：講談社インターナショナル；2008.

では、ダライ・ラマの教えを診療に取り入れて、不安を抱えることの多い患者やその家族が、過去や未来に生きようとする誘惑に負けず、今を生きられるよう手助けする。

このサミットで最も勉強になったのは、タウブ博士が開発した拘束誘発療法（CIT）[30]に関する話だ。先の動物実験を人間に応用したもので、脳を接続し直すことで、外傷性脳損傷、脳卒中、脳腫瘍、さらには多発性硬化症からの回復を最適化するという脳リハビリテーションのアプローチだ。彼の研究によって、何千人もの人々が、損傷を負った脳の機能を改善させている。講演を聞きながら、ICU後の認知症に苦しむ世界中の何百万人もの人々が回復するのにも、この認知機能リハビリの概念は役立つのではないかと考えた。

それ以来、私たちはCIBSセンターで、PICSの患者が脳機能を取り戻せるよう、多角的なアプローチに取り組んでいる。タスクを実行するという脳の能力を取り戻すための訓練を行ってきた。ICU退院後に障害されていることが多い能力だ。最初はゴール・マネジメント・トレーニング（GMT）と呼ばれるプログラムを使っていた[31]。これは、トロント大学のブライアン・レヴィーン博士が開発した方法で、決断を下す前にその結果を「いったん立ち止まって考える」ようにすることで、実行能力を改善するのが目的である。患者は、

---

30 Taub E, Mark VW, Uswatte G. Implications of CI therapy for visual deficit training. Front Integr Neurosci 2014;8:78; Taub E, Uswatte G, Mark VW. The functional significance of cortical reorganization and the parallel development of CI therapy. Front Hum Neurosci 2014;8:396; "Constraint-Induced Therapy (CI Therapy)," Taub Therapy Clinic, UAB Medicine, 2020. https://www.uabmedicine.org/patient-care/treatments/ci-therapy（2022年7月5日閲覧）

タスクを管理しやすい単位——私は「一口サイズ」と呼んでいる——に分割することで、タスクを完了させられる可能性が高まる。GMTをコンピューターで行えるようにすることで、より多くの人に反復してプログラムに取り組んでもらえるようになり、利用状況を追跡できるようになった。

　現在、私たちは神経科学とテクノロジーの最近の発展を利用し、より多くのICUサバイバーに認知リハビリテーションを提供することを目指している。この分野では退役軍人省の資金援助を受けて研究を行っており、マイケル・メルツェニヒ博士が開発したBrainHQ認知エクササイズ[32]を、ICUサバイバーを対象とした今後の臨床試験に使用する予定だ。また、カリフォルニア大学サンフランシスコ校の神経科学者アダム・ガザレー博士とアキリ社は、認知リハビリテーションのために使えるビデオゲームを、世界で初めてFDAに認可されるまでに発展させた[33]。私たちも、認知機能回復の

31　Levine B, Robertson IH, Clare L, et al. Rehabilitation of executive functioning: an experimental-clinical validation of goal management training. J Int Neuropsychol Soc 2000;6:299-312; Levine B, Schweizer TA, O'Connor C, et al. Rehabilitation of executive functioning in patients with frontal lobe brain damage with goal management training. Front Hum Neurosci 2011;5:9.

32　Wilson JE, Collar EM, Kiehl AL, et al. Computerized Cognitive Rehabilitation in Intensive Care Unit Survivors: Returning to Everyday Tasks Using Rehabilitation Networks-Computerized Cognitive Rehabilitation Pilot Investigation. Ann Am Thoracic Soc 2018;15:887-891.

33　Anguera JA, Boccanfuso J, Rintoul JL, et al. Video game training enhances cognitive control in older adults. Nature 2013;501:97-101; Berry AS, Zanto TP, Clapp WC, et al. The influence of perceptual training on working memory in older adults. PLoS One 2010;5:e11537.

研究の一部に、彼らのエキサイティングで適応性の高いコンピュータゲームを採用している。脳トレがICUサバイバーの日常生活にも役立つことが、これらの研究によって証明されればと願っている。システム2の思考がシステム1の思考を引き継ぐべき状況を認識できるようになれば、読書、不動産取引のスプレッドシート管理、作曲や演奏などをできるようになる。

今後の治療やリハビリテーションのアプローチに役立てるため、重症疾患の後に起こる後天性認知症がどのようなものなのか解明しようとしているところだ。重症疾患後の認知症は、「アルツハイマー病および関連認知症」(ADRD)[34] に含まれ、ICUに1日でも入院すれば起こりえることが分かっている。脳卒中や外傷性脳損傷とは異なり、脳CTやMRIで「マクロ」な損傷としてすぐにわかるわけではない。その代わり、脳内で神経インパルスを伝達する細胞であるニューロンや、ニューロンを支える格子状の細胞であるグリア細胞が多数失われ、損傷することで、患者はびまん性の「ミクロ」な損傷をきたす。私たちが行ったVISIONSの研究が示した通り、こうした脳への変化は、何ヶ月も経ってから脳組織の損失として表れる。

現在、NIHの老化研究所から資金提供を受け、脳のリポジトリを構築している。CIBSセンターの外傷外科メイヤー・パテル医師

---

34 "Alzheimer's Disease & Related Dementias (ADRD)," NIH, 2020, https://www.nia.nih.gov/health/alzheimers（2023年1月12日閲覧）"NIA-Funded Active Alzheimer's and Related Dementias Clinical Trials and Studies," https://www.nia.nih.gov/research/ongoing-AD-trials（2023年1月12日閲覧）

と臨床神経心理学者アンジェラ・ジェファーソン博士と私は、ラッシュ大学の神経科学者チームと提携して、BRAIN-2研究[35]を行った。この研究では、ICUサバイバーが発症する痴呆に到るさまざまな脳の状態を、細胞レベルで調べている。アルツハイマー病、さまざまな種類の脳卒中、レビー小体型痴呆、慢性外傷性脳症（CTE）を調べ、脳細胞が死んでいき、脳の通信手段が途絶する根拠を探す。この発見が今後の予防プログラムと認知リハビリテーションの発展につながることを期待している。

6

　重さ約1.4キロの人間の脳は驚異的だ。脳には800億〜1000兆個の神経細胞があり、そのそれぞれが他の10,000〜15,000の神経細胞と接続している。これは100兆〜1,000兆のシナプスに相当し、毎秒、常に変化している。グリア細胞、すなわちミクログリアとアストロサイトは、私たちの脳の健康を語る上で、ますます中心的な存在になりつつあるように思える。特にミクログリアは、脳内の炎症を制御していると考えられている。アストロサイトは、長い間、脳をまとめる接着剤のように考えられてきたが、血液脳関門の維持、免疫反応の制御、神経細胞の健康と成長に重要な役割を果たすことが今では分かっている。これらすべての種類の細胞間での複雑な相互作用が、脳損傷からの回復を解き明かす鍵になるだろう。このように脳が再生するという可能性は、大きな希望となる。

35　"The BRAIN-2 Study," Grantome, 2020, https://grantome.com/grant/NIH/R01-AG058639-01A1（2023年1月12日閲覧）

ICUサバイバーの一人キャロル・ビリアンの自己流脳トレの体験に特に興味深い。神経可塑性を実現した一例に思われるからだ。キャロルは3ヶ月間、自分を追い込みながら脳のトレーニングに取り組んだ。まるで、周りのものを見ることも理解することもできなかった深い溝から這い出すような感覚だったと、彼女は言う。キャロルの脳トレは新しい脳組織を育てたのだろうか?

　2006年、ロンドン大学の神経科学者エレノア・マグワイア博士らは、ロンドンのタクシー運転手の海馬の灰白質量を調べ、対照群であるバス運転手と比較するという、示唆に富んだ実験を行った[36]。タクシー運転手は、「グリーンバッジ」免許を取得するために、25,000以上もある通り(その多くは一方通行)と、チャリングクロス駅から半径10キロメートル以内にある数千の名所という、目のくらむような複雑な地図を暗記しなければならない。この訓練は「知識の習得」と呼ばれ、通常3〜4年かかる。タクシードライバーは、何千本もある道路をさまざまな方法で移動する。一方で、ロンドンバスのドライバーは、わずか6週間の訓練で完全に認可され、厳密に決まったルートを何回も同じように走行する。細かい点はいくつかあるが、この研究は、バス運転手と比較して、タクシー運転手では海馬後部(新しい記憶を形成するのに重要)の灰白質の量が増えてい

36　Maguire EA, Gadian DG, Johnsrude IS, et al. Navigation-related structural change in the hippocampi of taxi drivers. Proc Natl Acad Sci U S A. 2000;97:4398-4403; Maguire EA, Woollett K, Spiers HJ. London taxi drivers and bus drivers: a structural MRI and neuropsychological analysis. Hippocampus 2006;16:1091-1101; Woollett K, Maguire EA. Acquiring "the Knowledge" of London's layout drives structural brain changes. Curr Biol 2011;21:2109-2114.

ることをMRI画像から発見した。マグワイア博士は、私たちの日々の心の活動が、脳の新しい結合や容積増量につながることを明確に示したのだ。ロンドンの地図に例えると、脳は新しい通りを作ったり（ニューロン新生）、既存の通り同士をつなげたり（シナプス新生）、インフラを構築したり（グリア細胞の増殖）することができるのだ。この神経可塑性の多くが、ある程度、キャロルの脳の中で起こったに違いない。

　問題は、どのようにこの知識を適用して、脳を取り戻したいと願う何百万人ものキャロルのようなICUサバイバーに、大規模な認知機能リハビリテーションを行うかである。

7

　ランシング一家と同じように、ICUサバイバーの多くは、不安やうつ、PTSDなどのメンタルヘルスのカウンセリングを必要としている。

　私の患者で、膵炎と緊張病を起こし、せん妄のために黒いジャガーの幻覚を見たカイル・マリケーンは、今も対処法を学んでいる。ジャガーが現れてもそれが現実ではないと理解できるようになったのは、セラピーのおかげだと考えている。メンタルヘルスのカウンセリングは、彼がもろさを克服し、進むべき道を見つけるのを手助けする。彼と妻のケイティは、入院中のビデオやメモが入ったICUダイアリーが、鎮静中に自分の身に起こった多くのことを処理し、理解するのに役立っていると考えている。カイルは、ICUのベッドで家族や友人と会話している自分の姿をビデオで見て、奇妙なこと

や邪悪なことは何も起こっていないのがわかった。ICU入院中に彼が体験した歪んだ幻影の世界は、彼の脳の中のねじれた現実だった。

　ICUダイアリーのパイオニアであるクリスティーナ・ジョーンズ博士と、新型コロナが世界的に大流行している時期に連絡を取り合った。すでに引退しているジョーンズ博士は、ウェールズの海岸にあるカモメの鳴き声が聞こえる自宅で、話をしてくれた。彼女は、ICU入院中のことを思い出せずにいる人たちや、せん妄によって誤った記憶を持つ人たちの空白を埋めるために、ICUダイアリーを思いついたのだと説明してくれた。

　話している途中、ジョーンズ博士はいったん口を閉ざしてから言う。「ある若者の話です。彼は18歳で、外傷性脊髄損傷を負っていました。治療のため、普通のベッドから、体を固定する脊髄損傷用ベッドに移しました。彼のICUダイアリーの中から、このベッドに横たわる姿を撮った写真を見せると、彼は『ああ、これですべて説明がつく』と言いました。彼は、映画『マトリックス』の世界に閉じ込められるという恐ろしい悪夢に悩まされていたのです。その悪夢の原因が、彼には今はっきりわかりました。人によっては、1枚の写真がすべてを解き明かすことができるのです」。

　私たちが目指すのは、患者が元の人生に戻るのを一歩一歩サポートしていくことである。私の患者のトッド・ボウリンは、副鼻腔炎からの敗血症で命を失いかけた。彼は、妻のリディアが言うところの「何でも屋」として、農場での仕事に戻るために助けを必要としていた。横でスキップする幼い息子たちに付き添われてICUの廊下を端から端まで歩くなど、ICU入院中の早期から運動や離床を

行っていたにもかかわらず、入院中に筋肉が減少してしまった。数
分動いただけでも、すっかり息が切れてしまうのだ。研究による
と、人工呼吸を要する患者は、ICU入院の最初の1週間で、筋肉量
の20％近くを喪失する[37]。そして、身体活動、認知機能、日常生活
における他人への依存度といった要素に基づく臨床虚弱尺度で評価
すると、急速に虚弱が進行している[38]。通常であれば、何年もかかっ
て起こるような身体的障害が、トッドのような比較的若い患者で
あっても、ICUに入院して数日で現れることがあるのだ。

　回復のためには、ICU退院後のケアが不可欠だ。弱った筋肉を強
化し、コンディションを整えるために、トッドには退院後すぐに在
宅での理学療法を手配した。次に、理学療法士が彼と一緒に農場へ
行き、トラクターから何度も乗り降りしたり、重いロープの束を
運んだりなど実際の運動をしてもらうことで、彼の仕事に何が必要
なのか評価する。トッドには認知機能のリハビリも必要だとわかる
と、作業療法士がトッドのケアに参加する。以前に比べて記憶力が
衰えているため、タスクを実行するための正しい順序を把握するの
も難しい状態だった。そこで、作業療法士は、トッドにとって何が
一番役に立つかを理解するため、自宅と農場を訪れる。そして、勤
務時間の記録や、コンピューターの使い方、記憶術などのサポート

37　Puthucheary ZA, Rawal J, McPhail M, et al. Acute skeletal muscle wasting in critical illness. JAMA 2013; 310: 1591-1600.

38　Brummel NE, Girard TD, Pandharipande PP, et al. Prevalence and Course of Frailty in Survivors of Critical Illness. Crit Care Med 2020;48:1419-1426; Rockwood K, Song X, MacKnight C, et al. A global clinical measure of fitness and frailty in elderly people. CMAJ 2005;173:489-495.

をした。退院から1年余り経った時点で会ったときには、トッドはフルタイムで仕事に復帰しており、以前の状態に戻りつつあると実感していた。

　重症疾患のあと、このように患者に合わせたケアをすることで、患者の回復が大きく改善し、元の生活に戻れるようになるのを見ると安心する。トッドは運が良かった。ICUサバイバー10,000人以上を対象とした52の研究[39]の分析によると、退院したあとに職に就けていない割合が、1年後では40％、5年経っても33％だった。さらに、最初は仕事に復帰したできた人の中でも、最大36％はその後に職を失い、66％は職を変わり、84％は勤務時間が短縮するなど雇用状態が悪化していた。このような研究結果[40]は、ICUから退院したあとも集中治療による破壊的な影響が待ち受けていること、ICUサバイバーがそこから立ち直るにはサポートが必要であることの両方を浮き彫りにしている。慣れ親しんだ以前の仕事に戻れることのメリットとして、もちろん経済的な面も重要だが、それだけではない。かつて楽しんでいた活動に戻ることによって、ICUサバイ

39　Kamdar BB, Suri R, Suchyta MR, et al. Return to work after critical illness: a systematic review and meta-analysis. Thorax 2020;75:17-27.

40　Norman BC, Jackson JC, Graves JA, et al. Employment Outcomes After Critical Illness: An Analysis of the Bringing to Light the Risk Factors and Incidence of Neuropsychological Dysfunction in ICU Survivors Cohort. Crit Care Med 2016;44:2003-2009; Kamdar BB, Huang M, Dinglas VD, et al. Joblessness and Lost Earnings after Acute Respiratory Distress Syndrome in a 1-Year National Multicenter Study. Am J Respir Crit Care Med 2017;196:1012-1020; McPeake J, Mikkelsen ME, Quasim T, et al. Return to Employment after Critical Illness and Its Association with Psychosocial Outcomes. A Systematic Review and Meta-Analysis. Ann Am Thoracic Soc 2019;16:1304-1311.

バーは自尊心、尊厳、自立心、アイデンティティー、秩序を取り戻
し、それが感情的・心理的な幸福の助けとなる。誰にとっても大事
なことだ。

<h1 style="text-align:center">8</h1>

　退役軍人病院のICU6号室に入室した新しい患者は、肩まで毛布
をかぶって、眠っているように見えた。付き添いがいる様子はな
く、枕元に家族の写真もなかったが、もしかしたらあとで誰かが見
舞いに来るのかもしれない。「家族のことを調べる」とメモ書きを
して、カルテに目を通す。すると、1年前に刑務所に入っていたこ
と、血糖値とコレステロール値がともに高く、ナトリウムが低すぎ
ることがわかる。ベッドに近づくと、彼は目を開け、私を見上げて
瞬きをする。

　「おはようございます、ルイスさん。私は医師のイリーです、今
日からあなたの担当になりました」。

　彼は横を向く。私はすぐにせん妄の検査に取りかかり、これか
ら行うことを説明する。「私が『A』と言ったら手を握ってください、
それ以外の文字を言ったときには握らないでください。いいです
か？」

　彼が頷くのに合わせて、気管チューブが上下する。

　「すみません。すぐに済みますので」。

　彼は肩をすくめる。

　「A」しっかり手を握ってくる。「B」反応なし。「R」反応なし。
「A」反応なし。私はABRACADABRAの順に続けて文字を言う。ル

295

イス氏は少し当惑したように私をまっすぐ見ているが、反応はない。彼は覚醒していて、意識もあるのだが、全く注意力を保つことが全くできないのだ。

検査によって、この患者には低活動型せん妄があることがわかった。低活性型せん妄とは、反応が遅かったり無気力であったりといった症状を呈する静かなタイプのせん妄で、せん妄評価ツールを使って客観的にモニターしなければ75％が見逃される。彼のことを非協力的な患者と片付けてしまうのは簡単なことだ。透析の予約を2回続けてすっぽかし、体液量が過剰になっている。ナトリウム濃度が危険なほど低いのも納得がいく。それがせん妄の原因なのだろう。彼は、ICUにまた入院したことを知って苛立っている。若い頃であれば、私は彼のことをケンカ腰の患者だと思い込んだかもしれない。

「なぜ透析に来なかったかわかる？」と私はレジデントに尋ねる。「来られなかったのでは？　ソーシャルワーカーには相談した？」

「もう相談しました」と、若い医師が応える。「警察と何かあるようです。前回の入院では、警官が病院まで探しに来ていました」。

それで説明がつくかもしれない。警官と鉢合わせするのが心配なら、予約があっても透析に行くことを躊躇するのは想像に難くない。そして今、ルイス氏は重篤な状態にある。

「ソーシャルワーカーが来たら知らせてもらえる？」と頼む。「一緒に話を聞きたいので」。

レジデントが、すでにソーシャルワーカーに相談することを考えついていたこと、患者を治療するには、病気や怪我につながるよう

な外的要因にも対処しなければならないのに気付いていることを嬉しく思った。患者の置かれている状況は、その人の健康状態や、医療へのアクセスに影響を及ぼす。これを上流因子と考えている。

　健康の社会的決定要因とは、人が住み、働き、学校に通い、遊ぶ場所における状況のことで、リスクや転機にさまざまな影響を及ぼす。特に重要な要因は、住居の基準、教育レベル、地域社会の支援、健康保険や医療へのアクセス、公共交通機関へのアクセス、貧困のレベル、雇用、暴力である。

　10代の頃、農場で一緒に働いていた人たちが定期的に医者にかかっていないことに気づいたが、その理由はわかっていなかった。今となっては、彼らが健康保険に加入していなかったことがわかる。日雇いなので、医者にかかるために休んだり、体調を崩して家にいたりする余裕がなかったのだ。

　農場労働者を取り巻く状況は、様々な形で全国に見られる。貧困にあえぐ人々が基本的な医療を受けられず、近所には食料品店よりもファストフード店の方が多く、運動できるような公園や緑地はない。バンダービルト大学の同僚であるジョナサン・メッツル博士が、社会的不公正や人種差別の蔓延に対して、医療界としてどのように関わっていくべきかを研究[41]しており、その科学的知見に驚かされる。エピジェネティクス研究——行動や環境が遺伝子の働き

41　Metzl JM, Hansen H. Structural competency: theorizing a new medical engagement with stigma and inequality. Soc Sci Med 2014;103:126-133; Metzl JM, McKay T, Piemonte JL. Responding to the COVID-19 Pandemic: The Need for a Structurally Competent Health Care System. JAMA 2020;324:231-232.

をどのように変えるかを研究する学問——によると、ストレスが高く、資源の乏しい環境は、がん、心臓病、糖尿病などの病気の危険因子になる[42]。神経科学は、社会的排除、貧困、慢性的ストレスが脳の発達に悪影響を与え、精神疾患を引き起こす可能性があることを示し[43]、経済学は、低所得者がより安全で豊かな地域に移住することで、糖尿病、肥満、うつ病の発症率が低くなることを示している[44]。

　私は、患者の退院後の生活といった、下流にある回復を追跡できるようになったが、上流も見なければならないとわかっている。そうすることで、初めて人間の全体像が見えてくる。もし、私たちICUスタッフが、患者のコンプライアンス、病気の発症、安価な医療へのアクセスといった要素に影響する無数の人生の現実を認識して、診療（および医学教育）に励んでいたらどうだろうか。新型コロナが大流行している間、私や他の多くの医療関係者は、新型コロナウイルスに感染して死亡した黒人やヒスパニック系アメリカ人の数が、白人アメリカ人に比べて不釣り合いに多いことに衝撃を覚えた。パンデミックは、虫眼鏡のように社会と医療システムの両方に

42　Johnstone SE, Baylin SB. Stress and the epigenetic landscape: a link to the pathobiology of human diseases? Nat Rev Genet 2010;11:806-812.

43　Evans GW, Schamberg MA. Childhood poverty, chronic stress, and adult working memory. Proc Natl Acad Sci U S A. 2009;106:6545-6549; Buwalda B, Kole MH, Veenema AH, et al. Long-term effects of social stress on brain and behavior: a focus on hippocampal functioning. Neurosci Biobehav Rev 2005;29:83-97.

44　Ludwig J, Sanbonmatsu L, Gennetian L, et al. Neighborhoods, obesity, and diabetes--a randomized social experiment. N Engl J Med 2011;365:1509-1519.

おける格差を浮き彫りにした。日々の賃金に頼って暮らしているため、病気になっても仕事を休むことができず、時には狭い部屋に大人数で住んでいる多くのヒスパニック系労働者が、高い確率で新型コロナウイルスに感染しICUを埋め尽くしたことは、決して偶然ではない。そのような患者の多くには、家に家族がいるにもかかわらず、病院の面会制限を解除しても、家族が面会に来られないことが多かった。そのような患者・家族の上流因子として、子供を預けるあてがなかったり、給料をもらえない・職を失う・場合によっては家を失うという怖れから仕事を休むことができなかったり、といった状況がある。

　フレッド・レイズは、新型コロナウイルスによるARDSのために、私たちの新型コロナ専用ICUに入院した。病院の面会規定により、妻のシャロンは面会に来られず、フレッドは深い孤独を感じていた。気管挿管され鎮静されて人工呼吸器に繋がったフレッドは、毎日ホワイトボードに妻シャロンの名前を書いて、来てくれるように頼む。面会制限が解除されたとき、真っ先に病院を訪れたのはシャロンだった。「ただフレッドのそばにいて、応援し、励まし、触れたいと思ったのです。無力に感じて人を頼るのは彼の性格とは不似合いだし、離れてすごすのは私たちの関係とは不似合いなんです」。

　数週間にわたる非常に困難な入院生活を経て、フレッドは一命を取り留めた。脚にはPICSに関連した筋肉と神経の問題があるし、入院前のようにはうまく考えをまとめられない。キャンプディレクターの職を失ったことも、うつ病の原因になっている。しかし、入院中に最も怖れ、動揺したのは、主体性を失ったことのよう

だった。私がフレッドに会いにリハビリテーション病院を訪れたとき、彼は南西部で育ったこと、家族があらゆる場面で偏見を受けたことを話してくれた。「私たちの声は聞き届けられなかった。そこで、自由と尊厳のために戦うことを学んだのです。それが私の原点です」。ICUでの体験は、このすべてを彼に思い出させ、恐怖と孤独を拡大させた。看護師たちが共感を持って接していても、彼は病気のために声を失っていると感じ、恐怖を抱いていた。彼の目を見ながら、私は人間性、格差、そして社会についての重要な真実と向き合わなければならないとわかった。重症疾患の体験は人それぞれで、どのような人であるかによって変わる。そして、医療者はそれぞれの患者の物語に気を配らなければならない。私たちは視線を上げて、すべての患者を見なければならない。

9

　最近、マヤ・アンジェロウ博士の息子で、作家・詩人のガイ・ジョンソン氏と会う幸運に恵まれた。アンジェロウ博士が大統領就任式のために「朝の鼓動に」という詩を準備していたとき、ウェイク・フォレストメディカルセンターでアンジェロウ博士を診療して以来、何十年もの間、彼女の声が私の心に響いていた。そのため、ジョンソン氏と話をすることを楽しみにしていた。アンジェロウ博士のような母の影で育つのがどのようなものか尋ねると、彼はこう答える。「私は母の光の中で育ちました。そのような扱いに、私が値しないことも時にはありましたが、いつも私を広げてくれる経験でした」。話していて、寛大さ、賢明な謙虚さを感じる。私は小学

生のように熱っぽく、彼の母アンジェロウ博士の言葉が心を打った
ことを話す。ジョンソン氏は言う。「母はいつも黒人の視点で書い
ていると言っていましたが、焦点は人間の心だったのです」。

　私たちは、人種間の緊張によって社会や個人が困難に直面してい
ることや、コミュニティの脆弱性がパンデミックによって明らかに
なったことなどを話した。私にとっては、立ち止まって、医師とし
ての仕事をより良く変える方法を考える機会となり、その考えを彼
に伝えた。ジョンソン氏は理解してくれたようで、社会が「文化的
共感」の精神を受け入れる必要性を話してくれた。

　ジョンソン氏の話を聞きながら、私は「文化的共感」という言葉
に興味を持った。患者を個人として知るだけでなく、彼らの文化に
対する意識を高めることが、患者にとってはより良いことだと理解
したのだ。ジョンソン氏のこと、彼の人生のことなど、私には知り
たいことがたくさんあった。そこで考える。「もし、彼が患者とし
てICUに入院していたとしたらどうだろう？　こんなにも多くの
質問をしただろうか？」。脱人格化室のことが頭をよぎる。

　ICUというストレスの多い環境でそぎ落とされるものに、その人
の文化的背景がある。しかし、そうあるべきではない。そうであっ
てはならない。癒しを求める複雑で素晴らしい人間は、多くのもの
から成る。文化的共感には、公平、平等、尊敬、愛という感覚が含
まれる。医師として文化的共感を理解し、診療に取り入れれば取り
入れるほど、ICUの中でもそのあとでも患者をよりよくケアするこ
とができる。そして、"I see you（あなたを見ている）"と言えるように
なるのだ。

ICUでの終末期ケア
患者と家族の望みが実現する

わずかな幸せの粒を
暗闇の中で測り、
秤はそれでも均衡を保つ

・・ ジェーン・ハーシュフィールド『ザ・ウェイング』[1]

　2020年の春、退役軍人病院ICUの勤務で、退役したビクター・コレア米国陸軍大佐を光栄にも担当することになった。ビクター・コレア大佐は、2001年9月11日にペンタゴンで飛行機が爆発したあと、炎、煙、機体の残骸の中、命がけで救命作業にあたり、兵士章とパープルハートを授与されている。その日、彼は多くの死とあまりの破壊のため途方にくれ、多数の人を安全な場所に誘導した後、アーリントンの自宅までの長い道のりを、血まみれのまま重い足取りで歩いた。その時になってようやく、股関節を脱臼していることに気づいたのだった。ベッドサイドに行ってみると、コレア大佐は人工呼吸器をつけている。リンパ腫が体中をむしばみ、肺炎が肺に充満している。このアメリカの英雄は、自分が長くは生きられないことを知っている。彼は、奇跡的な治癒を望んでいたわけではない。ただ人工呼吸器を外して、妻のオレッタ・コレア一等軍曹と5人の子供たちと話をすることを望んでいた。別れを告げるために。コレア大佐は私への指示をホワイトボードに書き込む。「痛みの程度が4〜5になるように鎮痛。しかし、家族のために覚醒していられるように」。

　重症疾患でICUに入室して来た患者は、最善を尽くしても、重症度や診断次第では10〜30%が亡くなる。米国で亡くなる人のう

1　ジェーン・ハーシュフィールド（高橋綾子，小川聡子 訳）現代アメリカ女性詩集：思潮社；2012.

ち、5人に1人は ICU で亡くなっている[2]。救命を望めないことが明らかになったとき、医療チームは治癒することから苦痛を和らげることに考え方と行動を方向転換しなければならない。患者の何が問題なのかではなく、患者にとって何が重要なのかに焦点を当てる時だ。患者や家族とコミュニケーションをとり、情報を共有するのに、この切り替えが非常に有効であることに気付いた。死の過程は個人的なものだ。死に関する患者の希望が何であるかをまず尋ねない限り、その希望に応えることはできない。しかも、患者が深く鎮静されていたり、ひどいせん妄状態にあったりすると、希望を聞くことすらできない。

ドキュメンタリー映画『オリバー・サックス "Oliver Sacks: His Own Life"』の中で、医師で作家のダニエル・オーフリは、偉大な神経内科医オリバー・サックスに、患者としての経験が人間として医師として彼をどう変えたか尋ねている。

サックス医師は、整形外科の手術を受けたときのことを思い出して言う。「自分の気持ちを外科医に伝えることができないのは、脚に起こっていることよりもひどいと思いました。（中略）私には、話を聞いてくれる人、共感してくれる人が必要だったのです」。特に終末期には、患者が自分の願いを伝えられるようにすることが重要だ。

コレア大佐は、「ベッドから起き上がる。はっきりと考える。家族と話す」と書いて、自分の希望を私に伝える。医師として、この

2 Angus DC, Barnato AE, Linde-Zwirble WT, et al. Use of intensive care at the end of life in the United States: an epidemiologic study. Crit Care Med 2004;32:638-643.

希望を尊重し、できる限りのことをするのが肝心だ。だから私は、痛み、呼吸困難、不安、せん妄の治療に集中する必要がある。それから24時間のあいだに、肺の中の水分を減らして、人工呼吸器を安全に外すために懸命の努力をする。鎮静を完全に中止し、痛みと不安を和らげるために、モルヒネの量を増やして、彼が苦痛なく過ごせるようにする。彼は、妻や子供たちと話ができるよう、頭をはっきりさせておきたいと明確に伝えてきた。せん妄になる危険性を下げるために、看護師と私は彼をベッドから椅子へ移す。そして、ひげの手入れをして、家族に会う準備を整える。

　新型コロナ流行のために厳しい面会制限を行っていたが、コレア大佐のウイルス検査は陰性だった。病院の上層部と何度も連絡を取り、家族が面会に来られるよう許可を得る。まず、妻オレッタが彼のもとへ行くと、笑顔が広がる。次に、長女のリディアが病室の入り口に立って、彼を驚かせる。彼は今にも椅子から飛び上がって、リディアを抱きしめるかのようだ。「パパ、とってもハンサムよ」とリディアが言うと、彼は顔をほころばせ、ゆっくりと言う。「知ってるさ」。いたずらっぽい表情をしている。

　リディアが外にいた私のところへ急いでやって来て言う。「見ました？　私が部屋に入ると、父は椅子の上でもぞもぞ動いたのです」。リディアは、お別れのときに父親に意識があるとは思っていなかった。それが彼女にとってどれほど大事なことかわかる。彼女はまた病室へ戻って行く。しばらくしてから部屋を覗くと、子供たちがみんな一緒に座って話していた。

　それからの1週間、家族はコレア大佐に寄り添い、おしゃべりを

して、心にあることを何でも伝え、彼の人生を回想した。9/11のような大きな出来事はもちろんのこと、彼の好きだった1980年代の音楽を聞きながら、小さなことも。彼の日常的な親切が、家族の人生をどのように紡いできたか。コレア大佐は、もはや話ができなくなると、妻オレッタに「ピース、愛してる、祈ってくれ」と走り書きをした。緩和ケアチームとチャプレンが協力し、本人とオレッタの希望に応えて詩篇91篇やイザヤ書12章を祈り、スピリチュアルなニーズも含めて彼の苦しみを和らげた。

最期の数日には痛みと不快感が増したため、モルヒネを増量した。オレッタと5人の子供たちリディア、ビクター、アンドレア、ビクトリア、ホセは、彼への言葉を伝え、息を引き取るまで彼の手を握っている。息を引き取ったちょうどそのとき、オレッタが時計を見上げて、「あっ、9時11分」と声を上げる。まさしく、ちょうどその時間だった。

2

医師としてまだ経験の少なかった頃、ICUでの死を失敗だと考えていた。生き延びられなかった患者のインデックスカードの束のことは、あまり考えたくなかった。死が訪れるたびに虚無感を感じていた。それは心の奥底に潜んでいて、状況が無益だと思える時に姿を現した。ICUに来る患者は皆、もっと生きていたいと願って来ているとわかっている。死ぬつもりでICUにやってくる患者はいない。しかし、しばしば生死の天秤は取り返しのつかないほど死に傾いている。そして、救命出来ないときには、死を敗北のように捉え

ていた。時には、院内の他の病棟を担当する医師が、瀕死の患者を
ICUへ送り込んでくることがある。あたかも、ICUだとカルテに書
かれた事実を覆すような特別な魔法を使えるとでもいうかのよう
に。そのたびに私は悲しくなり、虚無感が沸き起こったものだ。し
かし、今ではもうそのようには感じない。他の病棟の医師は、患者
が愛する人と少しでも長く一緒にいられるようにと願って、ICUへ
送ってくるのだ。患者とその家族が終末期を迎えられるよう手伝い
することに、エネルギーを割くべきであると学んだ。そのために
は、患者の病状を真摯に観察し、適応とならない生命維持療法は差
し控える、あるいは中止する決定を話し合わなければならないこと
が多い。

　担当している患者が亡くなることがはっきりしたときにも、「も
うできることは何もない」とは思わなくなった。生命を維持するこ
とに関しては、厳密にはそうかもしれないが、患者が死を迎える間
にも、さまざまな方法でケアをすることができる。コレア大佐の場
合、彼の希望に沿うためには医療的に何が必要か検討した。彼の頭
をはっきりとさせておくよう鎮痛薬を調節し、抜管しても溺れるみ
たいに感じないよう呼吸を見守り、せん妄がないかモニターし、緩
和ケアチームと協力した。本人と家族が最後の日々を一緒に過ごせ
るよう、これらのことを行い、陰で支えた。私はこのようなこと
を、失敗とは正反対だと考えるようになった。

3

　入院して、肺炎に対する抗菌薬治療を受けていたバーバラウス婦

人が、突然、心房細動という不整脈に陥る。心拍数があまりに上がりすぎたため、肺へ洪水のように水分が一気に流れ込み、呼吸ができなくなる。肺、骨、脳に転移した乳がんがあり、カルテには「心肺蘇生を行わない」と記載されているため、ICUに転床すべきか判断に迷う。

「できることは何もない。ICUに来ても死ぬだけだ」と、ある医師が言う。数年前なら私も同じように考えたであろう。

しかし、集中治療フェローはバーバラウス婦人をICUに入院させるよう主張する。私は即座にそのフェローの決断を支持し、バーバラウス婦人をICUに移す。そして、呼吸のためにBiPAP[3]と呼ばれる非侵襲的なマスクを装着する。すると、すぐに呼吸が楽になり、心拍数を下げる薬剤や余分な水分を取り除く薬剤が効くまでの時間を稼げるようになる。彼女がその晩には亡くならないことははっきりしたが、残された時間が少ないこともわかっていた。今こそ、苦痛を和らげることに焦点を当てるときだ。患者にとって重要なことに。私たちICUチームは、緩和ケアの医師と協力して、バーバラウス婦人の死が苦痛のないものになるように計画を立て、在宅ホスピスを含む有用なサービスを受けられるようにする。バーバラウス婦人は、もうすぐ孫の結婚式があると話し、目を輝かせていた。結婚式に出席できることが、彼女にとって最も重要であることは明らかだ。彼女がICUを退室するときには、結婚式のことを計画に盛り込むようにした。

3　訳注：気管挿管を行わない呼吸補助の方法。

数ヶ月後、手書きで宛名が書かれた封筒が届く。開けてみると、写真が何枚か机の上に落ちる。結婚式の写真だ。よく見ると、携帯酸素を携えたバーバラウス婦人が、にっこり笑う孫と新婦の隣に誇らしげに立っている。彼女の最後の願いが実現したのだ。

4

　この10年間、私はグローバルヘルス活動の一環として、ハイチのさまざまな地域で活動してきた。中でも特に印象に残っているのは、パートナーズ・イン・ヘルス（PIH）とその姉妹組織であるザンミ・ラサンテ（ZL）を通じて、ポール・ファーマー医師のプロジェクトに参加したことだ。1987年に設立されたPIHは、社会正義を掲げる非営利団体で、世界中の貧困地域に質の高い医療を提供している。2013年には、教育施設である300床のミバレ大学病院を設立して、ハイチ中央部で医療を提供している。普段は現地の医療チームと一緒に、割り当てられた仕事をしているが、今回のプロジェクトでは、世界初の黒人主導の共和国ハイチで、最先端の集中治療を確立するために協力することになった。私は、米国のさまざまな病院から集まったICU医師たちのグループの一員として、1ヶ月交代で現地に赴き、プログラムの設立に務めた。最終的には、ミルバレ大学病院で研修を受けたハイチ人看護師や医師たちによって、ICUディレクターであるカルロス・セント・シアー医師の指導のもと、このプログラムは維持されることになる。

　初日に、猛暑の中ICUの回診をしていた私は、セント・シアー医師とともに、人工呼吸器をつけ、やせ衰えたタフ・ドモンド氏の枕

元に立つ。数週間前、来年のトウモロコシを植えるために垂直に近い丘の斜面を耕していたところ、転んで、斜面を転がり落ち、木に激突してしまったのだ。何人かの農夫が、年季の入った木の荷車に負傷したドモンド氏を乗せ、舗装されていない岩だらけの道をロバで引いて、ミバレ大学病院まで20キロメートルの道のりをやってきた。彼らにとっては、近代的な大病院は希望の光に見えるのだろう。

ドモンド氏を頭のてっぺんからつま先まで丁寧に診察し、カルテに目を通す。転倒した際に大腿骨の転位骨折を起こし、そのあとすぐに肺炎に罹ったとある。脂肪塞栓ではないだろうか。脂肪塞栓とは、骨折した骨の骨髄から脂肪が血管内に流れ出て、肺に傷害を起こすことだ。外科医は、手術するにはリスクが高すぎると判断していた。

ドモンド氏の硬くなった肺に、人工呼吸器から空気が送り込まれる音を聞きながら、彼の痩せ方に愕然とする。リチャード・グリフィス医師が英国で数十年前に報告したように、またポーリー・ベイリーが米国ユタ州で何年も前にジョイ・サンドロフの身体に見たように、ドモンド氏の筋肉はすっかり萎縮してしまっている。良い方の足を持ち上げると、大腿骨が浮かんで見える。収穫の時期に山を登っていた頃の引き締まった筋肉はもうない。働くことはおろか、二度と歩くことができないのではないだろうか。骨が最終的に治ったとしても、退院後に歩くことができず、お金も稼げないとしたら、ドモンド氏はどのように暮らしていけばよいというのか。

虚無感が再び湧き上がってくる。これまで生命維持の技術がほと

んどなかった国で、集中治療やA2Fバンドルを広めることに最初は刺激を感じられたが、今では、すでに苦しんでいる人たちに新たな問題を投げかけているように思える。セント・シアー医師によると、ハイチでPICSになるのはドモンド氏が最初ではないが、その数はまだ限られているとのことだ。ハイチは、数年前の国連平和維持活動によって再流行したと思われるコレラの被害とまだ闘っているところだ。ICUサバイバーへの対応を準備せずに、集中治療の技術を導入することで、新たな人災に加担することになるのではないだろうか。

　その日の朝、近くの村に住む妊婦アスミス・シャルル婦人が入院する。重度の子癇から痙攣を起こしていたので、すぐに気管挿管し、2台残っている人工呼吸器のうちの1台を装着する。このような複雑な患者に対応できるのか、他にも重症の患者が来たらどうするのか、不安に感じはじめる。まるで、パンドラの箱のごとく制御しがたいものを解き放っているように感じた。

　セント・シアー医師は言う。「ドモンド氏の場合、単に人工呼吸器をつけるだけで十分ではありません。どうすれば無事に家に送り返せるのかを考えなければなりません。できるでしょうか？　シャルル婦人の場合、痙攣は落ち着いたので、今日中に分娩しなければなりません。そうしなければ、彼女は死んでしまいます」。

　彼の言うとおりだった。目の前の仕事に集中しなければならない。ポール・ファーマーとPIHの共同設立者オフィリア・ダールが、ハイチの夜空の下に広がる田園風景を前に、どのように難題を解決していくか考えながら誓ったように。暗闇で2人が目を凝らす

と、焚き火の明かりがポツポツと見え、クレオール語で「びくとも
しない」を意味する表現"Kenbe fem"を実感した。その火がポール・
ファーマーとオフィリア・ダールに力を与えた。二人は、支援活動
を実現すると誓い合った。

ドモンド氏の命は助からなかった。敗血症による合併症のために
病院で亡くなったのだ。驚いたことに、彼の家族はICUチームに、
カリカリに焼いたヤギ、揚げたプランテーン、果汁たっぷりのマン
ゴーなどのごちそうを持ってきてくれた。新しい集中治療室がなけ
れば生きられなかったであろう彼の最後の時間を、一緒に過ごせた
ことに感謝している。家族の晴れやかな笑顔に、現代の医療技術の
持つ威力を改めて感じる。たとえ、ICUで死を迎えることになった
としても。

シャルル婦人が元気に回復し、生まれたばかりのノビンディを抱
く姿を見ると、この国に持続可能な集中治療を築くために、小さな
歯車としてハイチの人たちと共に働くことの意義を再認識する。セン
ト・シアー医師のチームがバンドルを導入し、命を救うことで、
人々が仕事に戻り、家族を養い、人生の意義を見いだせるように
なる。私の役割は彼らのチームの指揮に従うことだ。そして、死が
迫っているときには、患者を支えて、家族の近くにいられるように
することだ。パンドラが箱を開けたとき、最後に残ったのは希望
だったことを思い出す。

5

少し前までは、緩和ケアと集中治療は相容れないとみなされるこ

とが多かった。緩和ケアの目的は死にゆく人々を手助けすることなのに対し、集中治療は生き延びさせることに焦点を置く。しかし今では、集中治療における緩和ケアの役割を評価し、緩和ケアは患者が死に瀕したときだけのものではないことを理解するICUチームが増えてきている。緩和ケアが必要かは、予後ではなく、患者のニーズに基づいて検討すべきと分かったのだ。死期が近いがん患者の中に、苦痛がうまくコントロールされている人もいれば、治癒が見込まれる外科系ICU患者の中に、ニーズが非常に複雑なために緩和ケアが必要な人もいる。緩和ケアの目的は、重症患者の生活の質を高め、苦痛を和らげ、身体的・感情的・精神的・社会的な健康状態を改善することだ。

　患者と家族を中心としたケアを行うことで、このようなサポートを提供し、患者の個人的な目標に治療を合わせられるようになる。集中治療と緩和ケアを組み合わせるには、主治医である私が緩和ケアも行うことになる。時には、専門医資格を有する緩和ケアチームにコンサルトして、専門チームによる緩和ケアを行うこともある。主治医による緩和ケアと専門チームによる緩和ケアは協力関係にある。しかし、苦しんでいる患者全員を診られるほど緩和ケアの専門医はまだ多くないので、すべてのICUチームが自ら緩和ケアを提供する重要な役割も担うことが重要だ。病院によって、また地域によっては、緩和ケアの専門医が一人もいないところもある。

　長年かけて、私は自らも緩和ケアを行う医師になり、緩和ケアが患者とその家族に平穏をもたらすのを目の当たりにしてきた。集中治療領域では他にも同様に考えている人たちがおり、ICUで死にゆ

く患者をどのようにケアするのが良いのか、多数の研究や科学的文献が発表されている[4]。例えば、2015年には、エルサレムのチャーリー・スプラング医師とベルリンのクリスティアン・ハートグ医師が、世界中の終末期医療に関する大規模な研究を行い、15年前と比較して、終末期に関する法律、政策、生命倫理教育、緩和ケア、倫理コンサルテーションが著しく増加していることを示した。パリのエリー・アズーレイ医師は、心肺蘇生に家族が立ち会うことの利点を証明し、シアトルのランディ・カーティス医師は、死の質に関する指標を開発した。ジェシカ・ツィッター医師とアイラ・バイョーク医師は、緩和ケアにおける患者の実存的ニーズに見事に着目し、ピッツバーグのダグ・ホワイト博士は、ICUにおける家族支援の介入を確立した。

　集中治療領域で最も影響力のある専門家の一人は、カナダの有名なデボラ・クック医師だ。マクマスター大学医学部の教授である彼女は、生命を脅かす病気と闘っている、あるいは終末期を迎えている重症患者への治療を、研究を通して改善しようとしている。デボラは若い頃、先輩医師や学部長から、「終末期医療は厳密な科学ではなく、真剣に研究するのには不適切だ。行き詰まるだろうし、研

4　Palliative Medicine 2021;29:336-345; Jabre P, Belpomme V, Azoulay E, et al. Family presence during cardiopulmonary resuscitation. N Engl J Med 2013;368:1008-1018; Curtis JR, Patrick DL, Engelberg RA, et al. A measure of the quality of dying and death. Initial validation using after-death interviews with family members. J Pain Symptom Manage 2002;24:17-31; Zitter JN. Extreme Measures: Finding a Better Path to the End of Life: Avery; 2017; Byock I. Dying Well: Peace and Possibilities at the End of Life: Riverhead Books; 1998; White DB, Angus DC, Shields AM, et al. A Randomized Trial of a Family-Support Intervention in Intensive Care Units. N Engl J Med 2018; 378: 2365-2375.

究すること自体が非倫理的だ」として、研究対象として相応しくないと言われたことがある。彼女はこの言葉に愕然とし、屈辱に感じたが、それでも前進を続けた。そして今、デボラは「3つの願いプロジェクト」[5]を立ち上げ、死にゆく患者の希望を医師や家族がかなえる手助けをしている。デボラとは長い付き合いで、惜しげもなく知識を共有してくれる友人だと思っている。新型コロナウイルス大流行がますます深刻になる中、連絡を取り合うようになる。終末期医療に携わる多くの医師と同様、このパンデミックは彼女にとってひどく疲弊させられるものであると同時に、深い意味がある。

　デボラはオンタリオ湖の近くで育ち、スポーツと学校の勉強に明け暮れた幸せな子供時代を過ごした。マクマスター大学でもスポーツに熱中し、体育学を学ぶが、健康科学図書館での仕事をきっかけに医学生たちと出会ったことで、医学書を読むようになり、自分の隠れた天職を発見する。それ以来、スタンフォード大学で2年間集中治療のトレーニングを受けた以外は、ずっとマクマスター大学に在籍している。スタンフォードでは、伝説の生命倫理学者エルンレ・ヤング博士に師事し、「生理学、優れた臨床ケア、終末期医療の学術的科学と倫理を融合することは可能である」と学んだ。

　2012年、彼女は人生最後の100日をテーマにしたフォーラムを開催する。そこで、哲学者で生命倫理学の教授であるピーター・シンガー博士が閉会の辞を述べる。効果的利他主義の研究で知られるシンガー博士は、聴衆に「話すだけでなく、実行に移そう」と呼びか

5　Cook D, Swinton M, Toledo F, et al. Personalizing death in the intensive care unit: the 3 Wishes Project: a mixed-methods study. Ann Intern Med 2015;163:271-279.

けた。彼はまた、より良い終末期医療のために、自分の仕事の中
で実践できることを考え出し、それを他の参加者と共有するよう
フォーラム参加者に呼びかけた。デボラは少し慌てたが、彼女曰
く、その日がきっかけとなり、「3つの願いプロジェクト」を生み出
すことになる。これは、ICUでの死を個々の患者に応じたものにす
る方法で、患者の最期の日々を穏やかにし、家族の悲しみを和ら
げ、医療従事者の職業意識をより強くする。

　オンタリオ州の21床のICUで行われた最初の研究では、家族と
患者、医療従事者が協力し、患者を敬う願いを少なくとも3つ考
え、患者の死の前後に実行した。デボラが教えてくれた実例には次
のようなものがある。患者の価値観を表現する言葉を印刷したポ
スター。ベッドサイドに置かれた背の高い花瓶に入ったひまわり。
生演奏の音楽。犬やウサギ、スカンク（！）などのペット。ピザの
宅配。お茶会。ビデオ通話での再会。「これらは医療従事者の思い
やりを示すものです」とデボラは言う。「私は、若い看護師や医師
に、病室に行って会話をし、家族に質問をするよう教えています。
『お母さんのことをもっと教えてもらえますか？』とか、『叔父さん
はどこで奥様と出会ったのですか？』とか。ただ会話を始めるので
す」。そこから有機的に願いが生まれ、その実現に向かって動き出
す。

　結果は非常に好評で、しかも費用はそれほどかからなかった。願
いを聞き出し、叶えることで、それぞれの患者に合わせた終末期医
療ができるようになる。そして家族にとっては、死を前にして思い
出を作り、けじめをつけるのに役立つ。ICUチームにとって、3つ

の願いを実行することは、ヒューマニズム実践の模範となり、苦痛の感情を軽減させる。

　私は、自分の患者に私なりの「3つの願い」を何度も行ってきた。野菜のサモサを一口食べたい、冷たいビールを飲みたい、旧友とまた会いたい、大好きな映画を夫婦で見たいなど、患者の最後の願いは比較的簡単に叶えられることがほとんどだ。ある郵便配達員を担当したとき、彼の人生最大の功績のひとつは、犬に対する恐怖心を克服したことだと家族が教えてくれた。担当看護師の提案で、ラブラドール・レトリバーのペットセラピー犬バッカスをICUのベッドで彼の足の上に乗せることにする。何日間も、何をしても彼の心拍数は1分間に140回もあったのが、バッカスがやってきて間もなく、治療は何も変えていないのに70回台まで下がった。自分の目的を察知したバッカスは、その夜、患者が亡くなるまでベッドから離れようとはしなかった。

　多くの人の最後の願いが、いかに小さなものであり、それでいていかに大きな意味を持つかに、いつも心を打たれる。手を優しく握り、思いやりの言葉を交わして、大切な思い出を共有する。私たちの人生を豊かにしてくれるものは、死に際しても、そしてその先も、私たちを癒してくれる。

6

　63歳のジミー・ジョンソン氏の枕元に座る。死期が迫っているため、本人の希望に沿って、緩和ケアの一環として人工呼吸器を外したところだ。数日前、地元の刑務所から搬送されて私たちのICU

に入院した彼に、医療チームは抗菌薬の選択、輸液の管理、人工呼吸器の設定に重点を置いて治療を行った。しかし、慌ただしく彼の命を救おうとする中で、私の視線は彼の左足にかけられた金属製の真っ赤な重い手錠に何度も戻っていく。以前にも、刑務所から来た患者に手錠がかけられているのを見たことはあるが、今回はそれが気になってしかたない。私はICUチームに問いかける。「これほど重症で、人工呼吸器をつけていて、誰にも危害を加えないことが明らかなのに、手錠は必要だろうか？　外せないかな？」レジデントたちの疲れ果てた視線や足踏みから、心の中でのぼやきが聞こえそうだ。「イリー先生はすぐ余計なことに気が散ってしまう。集中できないのだろうか？」

看守にジョンソン氏の手錠を外すように頼むも拒否される。「囚人番号358041番は手錠につないでおくように」と指示を受けているのだ。刑務所の医師と所長にファックスで送り、私が患者に処方する強壮剤は手錠を外すことだと伝える。1時間もしないうちに、赤い手錠は外されてベッドの柵からゆるく垂れ下がり、彼の体は自由になる。ジョンソン氏が自分の足を見て、膝を胸の方に引き寄せながらうなずいたのを、一生忘れないだろう。次に患者の尊厳を取り戻す機会があったら、もっと早く行動しようと誓う。

その後、枕元に座って、ジョンソン氏が話し続けるのを聞く。彼はゆっくりと柔らかい声で話す。余命がどれくらいあるかわからないが、彼はこれ以上の治療を望んでいないとはっきり言う。彼が育ったテネシー州の片田舎にある大きな農場のことや、ロッキングチェアが置かれたポーチの話など、子供の頃の話をできて満足して

いるようだ。彼の酸素飽和度を観察して、あまりに低くなりすぎると、話すペースを落とすように伝える。「泳げるところや、釣りをできるところがあって、なんといっても馬がいたのがよかった」。彼は微笑む。「馬に乗るのが大好きだった。学校帰りにこっそり乗りに行っては、ほとんど毎日のことなんだけど、大目玉を食らったよ。夕食までに帰って来なかったからね」。思い出すかのように彼は遠くを見る。私にもその農場と馬が目に見えるようだった。彼の家族は今どうしているのだろう。

　医学生のフィリップ・ウィルソンは数日かけて、ジョンソン氏の妹ジョニー・ブラックウェルが面会に来られるよう働きかけた。何年かぶりに抱き合うことができた二人は、病室で手を繋いで一緒に座り、ジョニーの誕生日を祝う。ちょうどハロウィンだ。ジョニーは話しながらくすくすと笑う。「兄が16歳のとき、祖父の車に乗っていって、それっきり帰って来なかった。女の子と出会って結婚して、17歳になるまでには長女のシャチカが生まれていた。シャチカはエイプリルフールの日に生まれたの！」二人は顔を見合わせて笑う。まだまだ話は尽きない。死の間際にあるジョンソン氏の苦しみを和らげ、心の健康を回復させるのに、妹との面会ほど有効なものはないと確信する。

　後日、フィリップに礼を言った。彼はノートルダム大学の国際平和学部の卒業生で、学長であるスコット・アップルビー博士に師事していたことが、親切な行動をする動機となっていた。アップルビー学長は、高校時代には私の母のお気に入りの生徒で、シェイクスピア劇の主役を務めたこともある。シュリーブポートのモッキン

バード・レーンにあった私の家の居間にまで、何年も遡って繋がる
糸を見たような気がして胸が熱くなる。

　新型コロナが大流行する中、家族の面会を最初に再開した病院
の1つがバンダービルト大学であったことを誇りに思っている。特
に死期が近づいているとき、患者にとって——それに、私たち医療
従事者にとっても——家族の存在がどれほど大きな力になるかをわ
かっているからだ。新型コロナの流行が始まってから最初の数ヶ
月間、家族の面会が禁止されるという悲惨な場面を目の当たりにし
た。新型コロナ流行のため、愛する人が最も必要とするときにそば
にいられない人々が、世界中でいまだ数多くいる。1990年代以降、
米国のICUではほとんど見られなくなったこの時代遅れの面会制
限が復活したことは、患者、家族、そして医療従事者にとってトラ
ウマになるような経験だ。死亡診断書の死因の欄に「社会的孤立に
よる新規発症の心不全」と書かれているのを見たことがある。実際
に「悪性の孤独」と書かれたものもあった。老年科医ルイーズ・アロ
ンソンは、思慮深く心に訴える著書『老いと絆』[6]の中で、特に高齢
者での孤独による健康への悪影響を強調し、社会的孤立が健康に与
える影響は1日15本の喫煙に相当することを示す論文を引用して
いる。医学的に他の要素がすべて同じであれば、孤独は死亡率を
26％増加させる。病院の中でも外でも、家族や友人が患者の傍にい
られるよう、できる限りのことをすべきだ。

　家族をICUの訪問者として扱うのではなく、欠かせないメンバー

6　未訳：Aronson L. Elderhood: Redefining Aging, Transforming Medicine, Reimagining Life: Bloomsbury Publishing; 2019.

として医療チームに含めることが——特に新型コロナ大流行のような前例のない時には——重要だ。家族の参加をオプションにするのではなく、治療計画の一部にすべきなのだ。さらに、家族は患者が重症なのを不安に思っていること、そして患者が悪化して治療の焦点が治癒から緩和に移るにつれてストレスを感じることを認識する必要がある。家族にも仕事や子供といった自分の生活があり、その中で、亡くなるかも知れないという悲嘆に暮れながら、患者についての複雑で苦しい決断を迫られる。家族がこのような決断をできるよう、できるだけの情報を提示し、よりよいサポートを提供しなければならない。家族に対して、私たちは敬意を抱き、時間を割いて、注意を払う必要があるのだ。

7

　新型コロナウイルスに感染したスーザン・キーナー婦人は、急速にARDSへ進行し、損傷した肺が回復するまでのあいだ生命を維持するため、人工呼吸器とECMOの両方を必要とするようになった。それから3週間たって、私が彼女の担当になる。彼女は部分的に回復していたものの、両下肢の膝より下にある主な動脈に閉塞を起こす。足は氷のように冷たくなり、血液と体液が貯留して腫れ上がり、足の裏の皮膚が剥がれ落ちている。見るも無残な姿だ。このような状態が2〜3日続き、あまりに重症のために下肢を切断することもできず、死ぬのも時間の問題だった。枕元で娘のオータムと話す。「母は特別支援学校の生徒の世話をしていて、何十年経っても生徒たちと連絡を取り合っているんです」と教えてもらった。

　35歳で4人の幼い子供の母親であるオータムが、代理意思決定者となっていた。難しい家族会議の間、オータムは悩み、涙を流す。母親であるキーナー婦人はまだ53歳で、このような重症疾患に罹ることは予期していなかった。キーナー婦人の希望をよく理解し、心肺蘇生のような悲惨な結末は避ける必要がある。「母は私の親友です」とオータムは涙を流した。「一度も本当の喧嘩をしたことがありません。本当に最高の母親です。どうすればいいのかわかりません」。私は家族と話し合い、このような不可能な状況の中で、彼らが決断を下す手助けをする。しばらくして、キーナー婦人は誤って気管チューブを抜いてしまう。気管チューブが外れてとても安らかな顔をしていたため、家族と医療チームは人工呼吸器を再度つけることはせず、自然の成り行きに任せることにした。

　しかし驚くべきことに、キーナー婦人は亡くなるどころか、そこから立ち直る。高用量必要だった昇圧薬は、ごく少量だけですむようになった。透析も順調に行えるようになり、翌朝には酸素を6リットルしか使わなくても、酸素飽和度は94％以上を保つようになる。足の血色が良くなり、氷のように冷たかったのが温かくなってくる。やがて、彼女はベッドに腰掛け、家族で行ったディズニーワールドの写真を見たり、大好きなガース・ブルックスの曲を聴いたり、家族と話したりできるようになる。愛し、愛されて。このように安定した状態が72時間続いたあと、再びショックに陥る。キーナー婦人は家族に見守られながら、安らかに息を引き取った。誘惑に負けて再び人工呼吸器をつけてしまっていたら、不幸な状況に陥っていたかもしれない。オータムは言う。「こうして過ごせた時

間はすばらしい贈り物でした。いつまでも忘れません」。

　私にとってこの経験は、ICUでしばしば感じる、ある種の神聖さを感じさせるものだった。信条や宗教を超越したもので、少し立ち止まって耳をすませば、そこに待っているように感じる。

8

　子供の頃、母と買い物に出かけたとき、アンティーク店でへこんだ金属製の筒を見つけた。店主に促されて、中を覗いて回してみるまでは、なんの変哲もない筒に見えた。しかし、覗いて見て驚く。そこには刻々と変化する形と色の世界が広がっていたのだ。万華鏡だ。それ以来、いつも手元に万華鏡を置いて、診療の合間にときどきその世界に没頭する。私にとっては、バーンアウトの特効薬になっている。診断や検査結果、医療機器といった表面的なものを越えて、素晴らしく、彩り豊かで、常に変化し続ける患者の人生に入り込むことを思い出させてくれる。彼らが何者であるかを知り、人生のあらゆる混乱を分かち合うために。そこで、医師として、人間としての意味と目的を見出すことができる。患者が死に瀕しているとき、万華鏡は特に役に立つ。

　全米医学アカデミーが2019年10月（新型コロナ大流行[7]より前のことだ）に発表した報告書[8]は、米国内の医師と看護師の半数もが相当な

7　Kok N, van Gurp J, Teerenstra S, et al. Coronavirus Disease 2019 Immediately Increases Burnout Symptoms in ICU Professionals: A Longitudinal Cohort Study. Crit Care Med 2021;49:419-427.

8　Taking Action Against Clinician Burnout: A Systems Approach to Professional Well-Being: National Academies Press; 2019.

バーンアウトの症状を経験しており、そのために患者へのリスク、医療過誤、欠勤、自殺、うつが増し、医療業界の損失が毎年数十億ドルにのぼることを明らかにしている。バーンアウトとは、自分の職業と人生が調和しておらずむしろ対立していると感じ、士気を失うことである。医療従事者の多くは疲弊し、医療現場において満足感や達成感を感じられず、共感することがなくなっている。医療従事者に起こっているこのような危機の原因として、長時間労働、電子カルテへの不満、診断コードや手技コードの煩雑さ、患者との時間を減らす様々な時間的制約などが挙げられる。それに加え、常に患者の死に直面していることや、個人的に患者と触れ合う機会が減っていることなどが、バーンアウトを生み出す原因になっている。医療従事者のバーンアウトの原因として最もつらいことは、道徳観を失い無力に感じて、何をしても医療を変えられないと思い込んでしまうことだ。

全米医学アカデミーの報告書によって、思いやりのある医療は患者にとってより良いだけでなく、医師や看護師のバーンアウトを著しく減少させることが明らかになった。「3つの願いプロジェクト」が示したように、死にゆく患者から願いを聞き出し、実行した看護師は、感じる苦痛のレベルが低くなる。あまりにも長い間、私たちは「もし患者が死んでしまったら？」という心の痛みを避けるために、患者にあまり近づきすぎないよう教わってきた。しかし、これでは私たちの感情が内に向かい、ネガティブに働くことを科学が示している。もし代わりに、死ぬかもしれないという可能性も含めて、患者のあらゆる感情を共有すれば、患者によりよいケアを提供

できるだけでなく、自分たち自身をもよりよくケアできるようになる。

　私は毎日、そのときそのときの医療行為の中で、意図的に思いやりと愛を育むようにしている。そうすることでバーンアウトを防いでいる。まず、患者の病室に出入りするたび、共感をもって患者に接するよう自分に言い聞かせる。次に、テクノロジーに囲まれたICUの中でも人間的なつながりを確保するため、すぐにアイコンタクトを取り、患者に触れるようにする。せん妄や昏睡のために意思疎通が難しい場合には、できるだけ早く意識を回復させるため、A2Fバンドルを徹底するよう心がける。ICUの医師として私がこのようなステップを踏んでいると誰かに話したことはほとんどないが、患者をケアするのに欠かせないことだ。そのため、何度も病室に足を運ぶことになる。

　JAMA誌に掲載された論文[9]の中で、スタンフォード大学のドナ・ズルマン医師と、作家でもあるアブラハム・ベルゲーゼ医師は、医師が患者とつながり、自分にとっての意味を見出すための5つの方法として、「意図をもって準備する」「真剣に、完全に聞く」「何が最も重要か合意する」「患者の話とつながる」「感情の手がかりを探る」を挙げている。非常に重症で、食べることができなくなってしまった患者に、私はスプーンで蜂蜜を少し口元に運ぶ。蜂蜜なら誤嚥しないし、甘い。一人の人間からもう一人への心遣いと愛情からくるシンプルな行為だ。小さな行動の中に、大きな思いやりがある。

9　Zulman DM, Haverfield MC, Shaw JG, et al. Practices to Foster Physician Presence and Connection With Patients in the Clinical Encounter. JAMA 2020;323:70-81.

　スティーブン・トレゼアック医師とアンソニー・マザレリ医師は、示唆に富む著書『思いやりの経済』[10] の中で、「思いやりは重要だ。（中略）意味があるだけでなく、測定可能でもある」と述べている。思いやりは、患者、家族、そして医療チーム全員を助けることができる。医師が思いやりのある関係を患者と築くのに60秒もかからず、「あなたは大変な経験をしています。私はあなたと一緒にいて、そばを離れません」という簡単な言葉から始めれば実現できることを、両医師は見つけた。思いやりは個人の特性ではなくスキルだ。だから、習うことができる。そのためには、変わりたいと願い、自分は変われるのだと信じることが必要になる。トレゼアック医師とマザレリ医師が指摘した中で、私にとって最も重要な点は、専門知識と思いやりの両方を兼ね備えているのが良医だということだ。

　終末期の対話においては、常に親切でありながら、誤った希望は与えないように気をつけている。患者が人工呼吸器をつけたまま死んでいくことを、患者の娘に説明したことがある。最善の治療を行っているにもかかわらず、臓器不全が進行して回復の見込みがない、というのが5日間かけて私が出した結論だった。いつもは穏やかなその娘が、テーブルを叩きつけ、私に拳を振り上げる。彼女は怒って部屋から出て行き、私はその後の説明を彼女の妹にする。医学生は驚きながら、なぜ私が苛立ちもせず落ち着いていられるのかと聞いてきた。私は、患者の娘は悲しみが限界に達していて、あまりのストレスのために普段と違う振る舞いをしてしまったのだと

10　未訳：Trzeciak S, Mazzarelli A. Compassionomics: The Revolutionary Scientific Evidence That Caring Makes a Difference: Studer Group; 2019.

思うと答える。しばらくして病室を訪れ、患者の枕元に座って、先ほど出ていった娘と改めて話す。「あなたのお母さんは、この状況で何を望むでしょうか？」と尋ねる。詩が好きだというので、エミリー・ディキンソンの詩から始めることにする。

「希望」は羽根をもつもの
魂の止まり木で
言葉のない歌をうたう
歌いやむことはない
決して

死を前にしても希望はある。私たち全員にとって心が安まる瞬間だった。

9

医学研究によると、およそ入院患者4人のうち3人は、自分のスピリチュアリティについて尋ねられたり、それについて医師と話したりすることを希望している[11]。「スピリチュアリティ」とは、広義には「人生の意味や目的を、経験し、表現し、求める方法」である。どのようなものであれ、患者がそれまで歩んできた道を尊重するために、私は「スピリチュアル・ヒストリー」を尋ねるよう心がけている。通常は、「知っておいてもらいたいスピリチュアルな価値観がありますか？」と尋ねる。この質問に対して、実にさまざまな答えを聞いてきたが、この質問をいやがったり慣慨したりする患者はこれまでに一人もいなかった。または、「あなたは今、大変な思いをしていて、できるだけお役に立ちたいと思っています。あなたが普

段ストレスにどう対処しているのか、少しお聞かせ願えますか？」
と尋ねることもある。そこからは、患者や家族の答えに従って話を
進める。

　命を脅かしかねない病気に直面しているときに、スピリチュアリ
ティについて話すことは、患者が超越についての意見を述べると
いう点では広く、同時に、患者自身のことを話す点で狭くもある。
「聞いてくれてありがとう。無神論者なので、神や死後についての
議論はしたくないのです」というような答えを、私は真摯に受け止
める。「もちろんです。そのためにお聞きしたのです。医療チーム
全員に周知します」のように応える。

　私のチームは、死期が近づいた患者の部屋で、瞑想や祈りのサー
ビスを行えるようにしてきた。イスラム教徒の患者や家族のため

11　Alch CK, Collier KM, Yeow RY. Addressing Spiritual and Religious Needs in Advanced Illness: A Teachable Moment. JAMA Intern Med 2021;181:115-116; King DE, Bushwick B. Beliefs and attitudes of hospital inpatients about faith healing and prayer. J Fam Pract 1994;39:349-352; MacLean CD, Susi B, Phifer N, et al. Patient preference for physician discussion and practice of spirituality. J Gen Intern Med 2003;18:38-43; Sulmasy DP. Spirituality, religion, and clinical care. Chest 2009;135:1634-1642; Wall RJ, Engelberg RA, Gries CJ, et al. Spiritual care of families in the intensive care unit. Crit Care Med 2007;35:1084-1090; Lo B, Ruston D, Kates LW, et al. Discussing religious and spiritual issues at the end of life: a practical guide for physicians. JAMA 2002;287:749-754; Steinhauser KE, Voils CI, Clipp EC, Bosworth HB, et al. "Are you at peace?": one item to probe spiritual concerns at the end of life. Arch Intern Med 2006;166:101-105; Ehman JW, Ott BB, Short TH, et al. Do patients want physicians to inquire about their spiritual or religious beliefs if they become gravely ill? Arch Intern Med 1999;159:1803-1806; Collier KM, James CA, Saint S, Howell JD. Is It Time to More Fully Address Teaching Religion and Spirituality in Medicine? Ann Intern Med 2020;172:817-818.

には、礼拝用の敷物やタスビ[12]を持ち込み、死を前にして1日5回の礼拝ができるようにする。ヒンドゥー教徒の家族が、病室にガネーシャやその他の神を祀る小さな祠を設置できるようにし、ヒンドゥー教の僧侶が来て一緒に祈れるように手配する。ユダヤ教徒の家族には、安息日のロウソクを（人工呼吸器から離れた場所に）灯し、安全に火を消す前に、火が揺らめくのを見守る。これらのことはすべて、患者とその家族が進める。

　ある女性患者から、「自分は無神論者で死後の世界は信じていない」と聞いてからすぐ、その患者と家族の間での感動的な終末期の場面に立ち会うことになった。尊敬される科学者であるその女性は、家族一人ひとりに、その都度微妙に調子を変えて3回、「私を愛している？」と尋ねた。「はい」と答える家族を、彼女は抱きしめてキスをする。転移性がんと腹部手術による激痛のため、並大抵の勇気でできることではない。家族の一人ひとりが、心を開いてありのままの感情を表す。彼女の家族は、即座に答えるのではなく、自分たちの愛の深さを、それが自分たちと彼女にとってどのような意味を持つのかを考えているようだ。彼女は、家族のそばにいたいからと、モルヒネで眠らせることがないよう医師たちにあらかじめ頼んでいた。儀式を終えるとき、彼女はもう一人の医師と私に向かって言う。「あなたたちはもう私の家族よ」。そして、私たち二人にも手を伸ばし、家族にしたのと同じようにする。その寛大さに呆然とし、自分には全く不相応だと感じる。

12　訳注：イスラム教の数珠。

　タイ王国海軍の外科医で、身体医学とリハビリテーションに長らく携わっているパイサル・ジルト医師は、スピリチュアリティについての私の質問に応えて、ホワイトボードにこう書く。「毎日瞑想していますが、私の寺院の僧侶が必要です。呼んでいただけますか?」。すぐに寺院に電話をかけ、家族と協力してその願いを叶える。真理の炎を象徴するオレンジ色の衣をまとった3人のタイ人僧侶がエーテルに向かって祈りを捧げる中、3人の子供と妻に囲まれて息を引き取る。

　海軍の退役軍人であるマイク・メルトンは、脊髄小脳失調症(ALSのような進行性の変性疾患)と診断されたとき、自転車旅行で出会って以来の最愛の恋人ジェイミーと結婚したいと考えた。マイクは、ツール・ド・フランスで優勝した米国のサイクリストのグレッグ・レモンや、米国オリンピック自転車チームのために自転車を作り、業界におけるカーボン使用のパイオニアとなった。星条旗の色である赤と白と青のバンダナがトレードマークで、病衣を着ているときもバンダナを巻いている。何本か電話をかけ、数時間後にはICUにいるマイクの枕元に神父がやってくる。私たちのチームは部屋を白い花とリボンで飾り、静かな音楽を流す。バンダナを外したマイクの隣には、流れるようなグリーンのドレスを着たジェイミーが笑顔で立ち、二人は婚姻の秘跡を授け合う。二人の幼い息子ザカリーがベッドによじ登り、父親マイクの胸に頭を預ける。後日、ジェイミーは私に言った。「私たち2人とも、もっと早く結婚しておかなかったことを後悔していたんです」。彼女は大きく息を吸う。「でも、結果的には最高のタイミングでした」。

　もう亡くなってしまったが、私が大切に思っていた何人かの人は、薬物や行動の依存症に苦しんだ。このことは、私に深い影響を与えた。学生時代、私はアルコールの問題のために他人にも自分にも害を及ぼしたことがある。私はアルアノン（Al-Anon）に定期的に参加している。これは宗教的ではないスピリチュアルなプログラムで、依存症患者の家族が、自ら回復して心の平安を見出すことを支援する。アルアノンを通じて学んだ、日常生活の中に神の力を取り入れるさまざまな方法は、すべて私の宝物だ。アルアノンの「12のステップ」によって、自分が小さな存在であることに平穏を感じ、一日を通して瞑想することで全体を見渡すことができる。他人への責任感や、他人の人生をコントロールすることを手放し、代わりにありのままのその人に出会うこと——これは光栄なことだ——を目標にする。神への道はいくつあるかと問われて、ラッツィンガー枢機卿（後のローマ法王ベネディクト16世）は、「人の数だけ道がある」と答えた[13]。これは、「普遍的」を意味するカトリック（catholic）の定義を文字通り表しており、カトリック教徒である私には完璧な答えだ。

　ある日、同僚の医師が患者となり、神の力に身を委ねなければならなくなる。その時に彼が頼んできたことに、深い感銘を受ける。64歳の血管外科医ジャンカルロ・ピアノ医師は、それまで完璧な健康状態だったが、新型コロナウイルスに感染した。38年連れ

13　Pope Benedict XVI, was asked: Ratzinger J. Salt of the Earth: The Church at the End of the Millennium - An Interview With Peter Seewald: Ignatius Press; 1996.

添った妻で、バンダービルト大学看護学部教授のマリアンは、私に
「怖い」と言った。酸素飽和度は90％台を維持しているが、「息切れ
がひどい」と言う。1週間もしないうちに、ジャンカルロは私たち
の新型コロナ専用ICUに入院する。胸部CTで両側肺炎があること
がわかり、呼吸困難を和らげるためBiPAPを装着する。治療を強
化すると同時に、スピリチュアル・ヒストリーを聴取する。「私は
カトリック教徒です」と苦しそうな息をしながらジャンカルロは言
う。「聖餐を受けることはできますか？」

　カトリック教会の信徒奉仕職である私は、聖餐式を行うことがで
きる。聖餐式でパンとワインという形で聖体を提供すると、ミサの
中でキリストの身体と血に変わると信じられている。翌朝、私はミ
サに行ってからジャンカルロの病室に向かう。彼は、窓際の椅子に
座り、高流量鼻カニュラ酸素療法を装着している。挨拶をして、モ
ニターを見た後、私は彼の前にひざまずいてピックスを取り出す。
ピックスとは、教会で聖体を受けられないカトリック信者に聖体を
運ぶための小さな容器のことである。十字を切って言う。「ヨハネ
の福音書から、パンと魚の奇跡。『朽ちる食物のためではなく、永
遠の命に至る朽ちない食物のために働くがよい。これは人の子があ
なたがたに与えるものである』」。

　聖体を口にすると、ジャンカルロはすすり泣き始めた。私はその
激しい感情に驚き、彼の脈拍と呼吸数が急速に上昇していくのを見
た。「呼吸をするんだ、ジャンカルロ。お願いだから！」。心停止に
陥るのではないかと心配になり、彼にそう訴える。彼はしだいに落
ち着きを取り戻し、私は彼の頬に流れる涙を拭う。「私にとってこ

れがどれほど大切なことかわからないだろう」と彼は言う。「私にとって最も重要なことだ。これこそが私の望みだ」。

　医師であるジャンカルロと私は、科学を信仰に取り込み、聖体を摂取すれば体内の細胞に入って作用すると認める。聖体を摂取することで神と人のためにより奉仕できると、私は信じている（そして、私は得られるすべての助けを必要としていることも認める）。地上でどのように自分自身を扱うかが永遠に響き、聖体が生前は身を守る盾となり、臨終では旅の糧になると信じている。

　ジャンカルロが聖体を受けるのはこれが最後になるかもしれないと考えると、その瞬間が一変する。ICUの無機質な壁を越えて、彼を安全で愛され、神との永遠の関係を感じる場所へと連れて行く。

　医師、科学者、夫、父親、患者、そして友人であるジャンカルロ・ピアノ医師は、決して朽ちることのないと信じる唯一の食物を身につけることを望んだ。その要望に応えることができ、言葉では言い表せないほど謙虚な気持ちになる。数週間後、ジャンカルロは妻と息子たちに囲まれて、新型コロナで息を引き取る。この体験を振り返って、彼と私の旅が交差したことに感謝する。

II

　ションダは強い個性を持った若い女性だった。出会ったときの彼女は20代前半で、その並外れたカリスマ性から、まだ待合室にいたのにもう診察室にいるような錯覚に陥った。残念なことに、彼女は血球貪食性リンパ組織球症（HLH）という、傷ついた血液細胞が肝臓や脾臓、さらには脳にまで詰まってしまう自己免疫疾患を患っ

て私のもとにやってきていた。腰から骨髄検体を採取したところ、骨髄細胞が自らを貪食していることが判明する。化学療法を行っても死はほぼ免れないことが彼女にも私にもわかった。ションダは笑顔を見せて興奮気味に言う。「みんなが知っているように、私は戦士よ！」。

　深刻な病気、特にICUで治療する病気について語るとき、私を含めて人は、「戦い」や「戦争」に関連した比喩を用いることが多い。これが問題になることがある。患者に「勝者」と「敗者」がいるかのように考えることで、あたかも自分の人生や愛する人のことを大事に思う人の方が、「あきらめた」人と比べて粘り強く生きるように感じてしまう。回復することを強さとみなすと、死や障害を失敗や弱さと同一視してしまうことになる。どの患者でもそうだが、私はションダを全身全霊でケアすると誓う。この誓いがあるからこそ、治療がうまくいっても、死への歩みを続けても、同じように彼女を見守ることができる。

　ションダの病気は進行した。赤血球や血小板の輸血、血圧の薬、化学療法、ステロイド、抗菌薬をさらに投与する。しかし、予想したより早く、彼女が助からないことが明らかになる。病気の進行の速さにショックを受ける。ションダは若く、生命力に溢れていたが、そのことを伝えたとき、彼女にはもうわかっていた。私たちが登ってきたはしごを、治療の壁から緩和の壁へかけ直す時が来たのだ。ひきつづきケアをするので、安心して、望むことを何でも言ってよいと伝える。彼女が苦しまないようにし、困難な時期を通じて彼女と彼女の愛する人たちを支えるのだ。ションダの望みははっき

りしていた。対話とつながりだ。幼い姪や甥たちと一緒に過ごすことを望んでいたので、バンダービルト病院の日当たりのよい中庭での面会を数日間に渡って設定した。子供たちがあちこち駆け回り、物陰から光の中に戻ってくるのを私は見守る。彼女はその喜びをかみしめて笑っている。

　残された時間が刻一刻と短くなる中、ションダと共に過ごせるこの時間に感謝することで、彼女が死んでしまう悲しみを受け止めようとする。今までなら引き返しただろうが、今回はそのまま進む。彼女の勇気が、弱くなる勇気を私に与えてくれる。医師としての皮を脱ぎ、一人の人間であるための。

　彼女の死期が次第に近付く。家族はベッドサイドに座って話をし、自分たちの人生を彼女の人生に紡ぎ合わせる。そこには愛と希望があり、彼らは勇敢に悲しみを抑えている。彼女のために。

　彼女が息を引き取ってから2時間後、ションダの病室の前を通りかかる。ICUは忙しく、多くの命が生死の境を彷徨っている。引き込まれるような感覚を覚え、病室に入り、その静けさに衝撃を受ける。機器は何の音も立てていない。部屋にはもう誰もいないだろうと思いながら、仕切りのカーテンの向こう側を覗くと、ベッドの上にはシーツをかけられたションダの姿がある。彼女の腕に手を置き、大きな窓から差し込む夕日を眺める。私たちは、医者と患者ではなく、人間同士だった。二人の人間という、全体から見れば小さな存在。悲しみの涙が頬を伝う。そして、今を大切にすることを教えてくれた彼女へ感謝する。病気になってから美しい永遠まで、彼女とともにいられたことに感謝する。

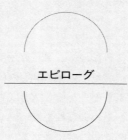

エピローグ

ぼくに属するいっさいの原子は
同じく君にも属するのだから。

ウォルト・ホイットマン『草の葉』[1]

I

　アメリカ南部の暑い日射しの中、キーキー音を立てる自転車を漕いで小さな図書館に向かった。中学1年生の「研究論文」——とイルゲンフリッツ先生が呼ぶもの——で、大きくなったら何になりたいのかという質問に答えるために資料を調べるのだ。書庫で『草の葉』を見つけ、研究論文はそっちのけで、世界と人間の精神を称える言葉に夢中になる。その研究論文には医師になると書いたが、本当の答えを見つけたのはホイットマンの詩の中だった。人生というエキサイティングな冒険に乗り出すのが待ちきれなかった。シュリーブポート記念図書館には申し訳ないが、私はその本を返していない。

　私の集中治療の旅は、患者、家族、教師、詩人、看護師、科学者など、実在の人々の人生についての物語だ。私にとって、彼らの人生は希望を意味する。自分の道を見失い、漠然と、自分は益よりも害をもたらしているのではないかと疑心暗鬼に陥っていた頃、この人たちが私を自分自身に、そもそも医師になろうと思った理由に引き戻してくれた。再び集中治療に希望を見出すまで、もっと言えば、希望は常にそこにあったのだと気付くまで、しばらく時間がかかった。ICUで毎日目にする悲惨な出来事の最中、恐怖心を払いのけるのは難しい。そんなとき、ネルソン・マンデラ氏の言葉を思い出すようにしている。「あなたの選択が、恐怖ではなく、希望を反映したものでありますように」。

1　ウォルト・ホイットマン（富山英俊 訳）. 草の葉　初版：みすず書房；2013.

　2020年1月、韓国の病院でICUの医師と看護師のカンファレンス
に出席し、安全な限り鎮静をなるべく早く中止することが極めて重
要であると講演した。カンファレンスの中で、ソウル郊外の京畿道
の田舎に住む、ICUサバイバーの32歳女性のキム・ユヒョンさんを
診察する。彼女は数年前、肺の中に出血する「びまん性肺胞出血」
という珍しい病気を発症し、人工呼吸器を装着しているあいだ数週
間にわたって鎮静され、ベッドから起き上がることはなかった。そ
のあいだに著しく筋肉を失ってしまう。退院から2年近くたった今
も、筋力は弱いままで、車椅子を必要としている。脚は爪楊枝のよ
うに細く、大腿の筋肉はすっかり衰えている。なぜそれほど長い
間、鎮静していたのか尋ねると、ある男性集中治療医が言う。「鎮
静薬を止めると、彼女が自らを傷つけるのではないかと心配だった
のです」。すると、女性医師が反論する。「もう二度と歩けないん
じゃないかという方が心配です」。

　長年にわたり、集中治療の世界では、「心配である」という理由
であまりにも多くの決断がなされてきた。鎮静しなければ患者が不
快感や不安を感じるのではないか、自分で気管チューブを抜いてし
まったり抑制帯を外してしまったりするのではないか、せん妄のせ
いで医療従事者に暴力をふるうのではないか、という心配から、あ
まりにも長い間、患者を過剰に鎮静してきた。転倒することを過度
に心配するため、患者をベッド上安静にし、早期から歩かせること
ができなかった。家族が診療の邪魔になり、貴重な時間を浪費する
ことを心配したため、家族を患者から遠ざけ、治療計画の一員とし
てではなく、訪問者として扱った。ICUは救命の場であるとして、

死についての会話を避けた。変化を受け入れるのを怖れるために、文化を変えられないでいた。とりわけ怖れているのは、多くの人生を傷つけるような治療をしてきたのが誤りだったと認めることだ。私にとって、この誤りを正す唯一の方法は、世界中のICUの重症患者をケアする方法を改善することだ。

　新型コロナ流行による前例のない大混乱の中、医療界ではまた恐怖がケアを左右している。感染力が強く、治療法がなく、しかも多臓器を容赦なく攻撃する熱病に感染した患者のケアに、医師や看護師をはじめ、医療に携わるすべての人が全力を注ぐ。満床のICUで、個人防護具（PPE）が限られている中、懸命の診療を行う。残念なことに、対応に追われるあまり、本書で紹介したような集中治療の25年にわたる進歩を放り出して、確立された人工呼吸器プロトコルやA2Fバンドルを遵守しなくなる。もし狂った科学者がいて、せん妄やPICSの患者をなるべく増やそうと企んだなら、新型コロナと私たちのパンデミックへの早期対応こそがその邪悪な策略だっただろう。

　最初のパニックでは、患者を人工呼吸器に装着し、深く鎮静することに集中して、下流への影響を考えなかった。不足するPPEを節約するために患者を隔離し、早期離床と理学療法を中止し、友人や家族の面会を禁止した。ミシガン大学のICUディレクターのロバート・ハイジー医師は言う。「医師は、看護師や自分たちがウイルスにさらされることを恐れていた。そのため、確立した診療方法から逸脱してもやむを得ないとした。鎮静し続けていれば、本来すぐ心配するはずだが、そうならなかった。そのような心配があって

も、疲れていたり、N95マスクの着用で鼻が痛かったり、空腹だったり、PPEを着用した長時間勤務のためトイレにも行けなかったりするせいで、心の中でかき消されてしまった。それに、患者はPICSのことを知らない……今はまだ」。

ボストンのハーバード大学ベスイスラエル病院ICUのエリザベス・リビエロ医師に話を聞くと、彼女の言葉も同じようなものだった。「患者の命を救わなければならないことに比べると、鎮静を深く、長くしすぎることによるPICSのリスクは、それほど劇的でもなく、もっと先のことです。だから、より差し迫った懸念のために、鎮静を続けているのです」。

よくわかっていたはずなのに、ICUはまたもやせん妄工場となり、この先も続く公衆衛生の危機を引き起こした。パンデミックの早期に、私たちは14カ国2,000人以上の新型コロナによるICU患者を調査し、ベンゾジアゼピンの過剰使用と家族の面会制限がせん妄と死亡に寄与していることを科学的に明らかにした[2]。ウィリアム・オスラー卿は、1896年に「人類には、発熱、飢饉、戦争という3つの大敵があるが、これらのうち圧倒的に大きく、圧倒的に恐ろしいのは発熱である」と述べている。新型コロナの世界的流行はこの「発熱」であり、発熱に恐怖が加わると、その結果は壊滅的である。

2　Pun BT, Badenes R, Heras La Calle G, et al. Prevalence and risk factors for delirium in critically ill patients with COVID-19 (COVID-D): a multicentre cohort study. Lancet Respir Med 2021;9:239-250.

　私の医学探求の旅は、1985年にルイジアナ州ニューオーリンズのチャリティー病院で始まった。新型コロナ世界的大流行の中、呼吸器内科・集中治療科の元フェローたちと毎日連絡を取り合う。彼らはルイジアナ州で新型コロナ患者を治療する医師になっている。新型コロナウイルスに感染した患者が大量に押し寄せ、1時間あたり6人もの重症患者が病院にやってくるという。

　ルイジアナ州バトンルージュの聖母病院でICU研究ディレクターを勤めるホリス・"バド"・オニール医師は、ナッシュビルで新型コロナの患者が急速に増加しだしたとき、有用な知恵を授けてくれた。「新型コロナに対して、全く新しいアプローチを推奨する医師もいるようですが、私にわかるのは、20年にわたって証明されてきた救命方法から逸脱することは、益よりも害が大きいということです。自分の患者には、A2Fバンドルをしっかり行っています。有効であることは分かっているのですから」[3]。

　先が見えない世の中で、彼の言葉には勇気づけられた。医師や看護師が新型コロナを知り、この病気が人体にどう影響するか学ぶにつれ、結局、人工呼吸器管理の基本原則やA2Fバンドルの主要要素など、確立されたプロトコルやベストプラクティスに立ち返るようになった。鎮静の支配から安全に患者を解放し、早期にベッドから早く起き上がらせ、家族と再会するための方法を見つける。初期

3　Janz DR, Mackey S, Patel N, et al. Critically Ill Adults With Coronavirus Disease 2019 in New Orleans and Care With an Evidence-Based Protocol. Chest 2021;159:196-204.

の段階では、新しい病気のことしか見ておらず、何が何でも新しい治療法で根絶しようと考えていた。しかしその後、試行錯誤を重ねてきたすでに知っている方法で、このウイルスに対処するのが最善であるとわかった。過去に立ち返ることで、未知のものに対処する道を見つけられたのだ。医学部時代のルームメイトで、国境なき医師団USAの前プレジデントであるダリン・ポートノイ医師は言う。「エボラ出血熱の危機のときと気味が悪いくらい似ている。最初は不意を突かれ、慌てたが、その後は既に知っていることに戻っていった」。

　アトゥール・ガワンデ医師は、『死すべき定め—死にゆく人に何ができるか』[4]の中で、現代人は、豊富な経験のある人々の知恵をあまりにも軽視しているという厳しい現実を述べている。かつての世代では、年長者に敬意を払うために、歳より若く見られるのではなく、年長者のふりをすることが多かったと言う。ガワンデ医師は言う。「かつては年長者だけが知識や知恵を持っていたが、コミュニケーション技術のおかげで様変わりした。（中略）かつては世の中のことを理解するのに、年長者に頼っていたかもしれない。今はGoogleで調べるか、コンピューターで困ったことがあれば、ティーンエイジャーに頼る」。集中治療では、年長の医師が、従来とは異なる治療法や、新しい薬剤、実験的な人工呼吸器設定などを試したことや、それがどうして上手くいかなかったのか覚えている。私が年長者の意見を求めるのは、彼らが常に正しいからではなく、彼ら

4　アトゥール・ガワンデ（原井宏明 訳）．死すべき定め—死にゆく人に何ができるか：みすず書房；2016.

には過去の失敗から得た洞察と知識があるためだ。

　私は、高齢患者の知恵を積極的に借りるようにしている[5]。病歴を聞いて、結婚して50年以上経っていることがわかったら、手を止めて、座って、話を聞く。新型コロナ大流行の間に、結婚して60年以上経つ2組の夫婦が私のライフコーチになった。一組目は、妻バージニア・スティーブンスと夫ドイル・トーマス・"DT"・スティーブンスの夫婦だ。新型コロナ大流行が始まったときには結婚して66年経っており、2人とも88歳で、2人とも新型コロナの感染が進行していた。2人は新型コロナ専用ICUの端と端の病室に入院した。DTが苛立ってベッドから起き上がろうとし、「バージニアはどこにいるんだ？」と繰り返す。それしか彼の頭になかったのだろう。彼は朝からせん妄状態で興奮していて、何も口にできない状態だったので、看護師がスプーンで蜂蜜を口元に運ぶ。希望と癒しの行為だ。すると、数分間は彼の脳はクリアになり、落ち着きを取り戻す。しかしその後、再びバージニアを探し始める。スティーブンス夫妻の主治医と看護スタッフの素晴らしい働きのおかげで、DTを妻バージニアの部屋に移すことができた。効果は著しく、DTの譫妄はすぐに治まる。私はそのとき一緒にとった写真を大事にしている。私は黄色いPPEとN95マスクを身につけ、DTとバージニアの二人はマットレスを2つくっつけて、もう二度と離さないかのように手を握り合い、微笑んで、回復に向かいつつある。退院後、彼らの娘カレンは、私が考えていたのと同じことを言う。「こ

5　Ely E W. Each person is a world in COVID-19. Lancet Respir Med 2021;9:236-237.

れまで会った中で一番親切で、協力的で、思いやりがあって、尊敬
できる看護師さんたちでした。非の打ち所がありません」。新型コ
ロナ大流行が始まってから何ヶ月も経ち、言葉に言い尽くせないほ
ど疲れ切っていたのに、看護師たちは期待以上の働きをした。いつ
ものように、看護師は自分たちがしたよりも多くのものをスティー
ブンス夫妻から受け取ったと言う。私はまた、"Cada persona es un
mundo."（一人ひとりが世界である）を思い出す。

　それから数週間後、結婚61年目のメアリー・ヒルとフィリップ・
ヒル夫妻は、2人とも発熱と息切れを起こす。検査結果が遅れ、ま
た相反する結果が出たため、2人は自宅で3人の子供たちキャシー、
ジジ、デビッドに看病されていた。最終的に、夫妻と2人の娘は新
型コロナと診断されるが、入院が必要なほど重症なのはメアリーと
フィリップだけだった。夫フィリップには心臓移植の既往があっ
て、免疫抑制剤を服用していたため、経過が複雑になる危険性があ
り、2時間かけて当院の新型コロナ専用ICUに搬送される。一方、
妻メアリーは地元の病院にとどまって治療を受ける。2人とも病状
が悪化し、回復の見込みが立たないため、家族は何日もメアリー
をフィリップと同じ病院に移してくれるよう訴える。キャシーは言
う。「後悔しないように生きているので、母の主治医に『どうせ死
ぬなら、2人を一緒にしてあげたい』と言いました」。その医師は
緊急性を理解していないようで、「転院してもメアリーの治療は変
わらないのだから、医学的に転院する理由がない。それに、ベッド
が不足している」と答える。それでも、バンダービルト大学では、
フィリップの主治医が妻メアリーのためにフィリップの隣の部屋を

確保し、2人が一緒に過ごせるようにする。

　キャシーは言う。「数日後、父に電話して、母も転院することに
なったこと、隣の部屋で同じ看護師と同じ医者から同じ治療を受け
られるようになったことを伝えました。ふたり一緒に」。長く感じ
られる5日間離ればなれになっていたメアリーとフィリップは、再
び顔を合わせることになる。最初は2人は壁で隔てられていたが、
看護チームはさらに一歩踏み出して、メアリーへのケアをすべて
フィリップの部屋で行うようにする。そして今、二人は隣通しで横
たわり、高流量鼻カニュラ酸素療法の波型の太いチューブから空気
を受けている。メアリーは夫フィリップに目をやり、採血でアザ
になった彼の手首に手を伸ばしながら、「フィル、私はここよ。こ
こにいるの」と繰り返す。二人は再び一緒になった。新型コロナに
罹ってから3週間後、最初の入院から数えて10日後、看護師が二
人を同じ部屋に入れてから2日後、二人は手をつなぎ、家族に囲ま
れながら、数時間と間を空けずに息を引き取る。キャシーは言う。
「私たち家族が部屋から出ることはありませんでした。看護婦たち
は一日中、私たち全員の面倒を見てくれて、お弁当や、お菓子を
持って来てくれました。言葉で言い尽くせないほど親切にしてもら
いました」。

　恐怖の最中でも、希望は燃えていた。

　スティーブンス夫妻とヒルズ夫妻という、長い年月を経ても変わ
らぬ愛を貫く2組の夫婦と出会い、自分の結婚と家庭を振り返る。
子供たちはすでに成人して、大学を卒業し、それぞれ仕事に就いて
いる。結婚して30年以上になる私と妻キムは、一緒にいる時間が

増え、関係を深め、その成熟を喜んでいる。神学者で反ファシストのディートリッヒ・ボンヘッファーが、ナチスの収容所から姪に送った手紙の中の助言を思い出す。「愛が結婚を支えるのではありません。これからは結婚が愛を支えるのです」[6]。この言葉は、医師としての私の役割が患者をケアする以上のものであることを考えさせる。患者との関係は双方向であり、患者から与えられる刺激と意味のおかげで私はくじけずに継続できる。

3

クレメンタイン・ハンターに初めて会った日のことをよく覚えている。私は9歳で、その日は朝早くから叔父のウォーレンと一緒に、ダットサン・ピックアップに乗ってゴトゴトと走っていた。祖母の手作りのキルトで包んだ新しいマットレスが荷台で跳ねている。叔父のウォーレンは、人づてに、あるいは家の前に立てかけてある作品を見て、あまり知られていない芸術家に出会い、美術品を集めていた。クレメンタインは、叔父が私を連れて会いに行った最初のアーティストで、私たちは彼女に絵の道具を持って行くところだった。運転する叔父の隣で、左腕に絵の具、筆、キャンバスを抱え、右腕は窓から外に垂らしていた。ルイジアナは暑く、顔に冷たい空気を感じるのは朝だけだ。その空気を吸い込みながら、叔父の運転する車に乗って、ガタガタとシュリーブポートからクレメンタインの住むメルローズ・プランテーションまでのタール道を進む。

6　Bonhoeffer D. Letters and Papers from Prison: Fortress Press; 2010.

叔父は埃っぽい私道で曲がり、小さな家の前で車を停めた。白い塗装は、容赦なく照りつける南部の太陽によって欠け、色あせている。そこにクレメンタインがいた。スクリーンで囲った玄関ポーチに座っているが、これまで見たスクリーンポーチと同じく、古い金属製のスクリーンには裂け目ができている。微笑みながら、かがんで、彼女はドアを開ける。錆びついた蝶番がキーキーと音を立てた。80歳台だろう。「調子はどう？」と、歓迎してくれる。

　イーゼルがポーチに1つ、玄関口にもう1つある。クレメンタインの両手には、赤、緑、黄、白の油絵の具が付いている。彼女が描いている絵が見える。丘の上の教会から、洗礼を行う下の池に向かって、全身白づくめの黒人女性たちが列をつくっている光景だ。彼女は心の中の情景を記憶からキャンバスに写し取る画家だと、ウォーレン叔父さんから聞かされていた。私が見ていることに気付くと、彼女は身を乗り出して私を抱きしめ、玄関口にあるもうひとつのイーゼルに連れて行ってくれた。こちらは新しい絵を描き始めたところだ。

　「このナイトクラブの絵はあなたのよ、ウェス」と彼女は言う。「『サタデーナイト』って呼んでる」。私は身を乗り出して、彼女が鮮やかな色彩を太い筆致で描くのを見る。描きながら、彼女は言う。「人生は厳しく、人々は戦い、苦しむ。でも、踊りもする」。この絵はそれを思い出させてくれる。「戦うか、踊るか、どっちか決めないとね」。

　その後、叔父と私は、トラックからマットレスを降ろして、奥の部屋に敷き、粗末な古いマットレスを運び出した。夕暮れ時の空の

強烈な赤がピンクに変わり、そして暗闇に消えていく中、私たちは家路につく。クレメンタインはポーチから手を振って別れを告げる。彼女は、今夜よく眠れるだろう。

　『サタデーナイト』の絵が完成すると、叔父が私に買ってくれた。その絵は、叔父とクレメンタインと過ごしたあの日、そしてすべての日を記念して、私の家に飾ってある。私たちはよく絵の具や筆、時にはスパイシーなケイジャンソーセージの入った自家製のレッドビーンズとライスなど、彼女の生活を楽にするためのちょっとしたものを届けた。彼女の祖先は、メルローズで朝から晩まで綿花を摘んで働いていた奴隷であり、クレメンタイン自身もかつて農場で働き、その後家政婦や料理人として働いていたことを、今では知っている。彼女が働いていた白い柱のある2階建ての家を、通りから見たことがある。レンガ造りの散歩道が、スパニッシュモスの生えたオークの木の下に続いている家だ。クレメンタインは正式な教育を受けておらず、読み書きを習う機会もなかった。しかし、1940年代のある日、芸術家の宿泊客たちが、絵の具を引き出しの中に置き忘れていったのを、掃除の時に見つける。捨てずにいたところ、何かに引き寄せられるように、布製の窓のシェードがゴミ箱に捨ててあるのを見つけ、記憶の中の風景を描き始めた。

　それが天職ともいえる習慣の始まりで、クレメンタインは人生を現す絵を次々と描いていった。綿花摘み、結婚式、葬式、土曜日の夜、礼拝など、同じテーマを、101歳で亡くなるまで描き続けた。彼女は南部の民衆芸術の最も有名な芸術家の一人となり、ホワイトハウスに招待されたこともある。彼女の作品は、パリのルーブル美

術館、ニューヨークのアメリカン・フォークアート・ミュージアム、シカゴのオプラ・ウィンフリー・コレクションなどの有名なギャラリーに展示されている。

　クレメンタインは、絵が世に出るまで、幼少期からずっとよそ者として扱われ、貧しく取るに足らない存在として見なされ、人格を奪われてきた。しかし、私にとって、彼女の物語は暗闇の中にある1点の光だ。私の心の中では、彼女はいつもポーチに立ち、絵を描き、自分の天職に従っている。彼女は私に、人生には痛みや暴力があるかもしれないこと、そして私が世の中に出て、より多くの希望と癒しを生み出す手助けをできることを教えてくれた。

4

　数年前、ザンビアで、グローバルヘルス活動の共同研究者や、同国でトレーニングを受けた数少ない呼吸器内科医であるコンドウェラニ・マテヨ医師とともに、せん妄の研究を行った[7]。ザンビアはアフリカの多くの国と同様、HIV/AIDSの流行に悩まされており、私たちの研究に参加した重症患者の半数以上がHIVに感染していた。HIVがあると、全身性の感染症から敗血症になることが多く、患者はせん妄に陥るリスクが高くなるが、ザンビアのような資源が限られた環境でのせん妄のリスクについてはまだ殆ど分かっていなかった。混雑するICUで、見当識障害のある女性のベッドサイドに立つと、チャリティー病院での日々を思い出す。そこには人間ら

7　Banerdt JK, Mateyo K, Wang L, et al. Delirium as a predictor of mortality and disability among hospitalized patients in Zambia. PLoS One 2021;16:e0246330.

しさがあり、とても気に入っていた。まるで私の心を読んだかのように、マテヨ医師が顔を上げて尋ねてくる。「ルイジアナで育ったあなたが、どういうわけで、ここルサカ[8]で私と一緒にいるのでしょうね?」。

ザンビア滞在中、ずっとそのことを考えていた。墓地を兼ねた果樹園を散策していると、そこには花で覆われた墓石と、亡くなった人の命に感謝を捧げる色鮮やかな青と黄色の小屋が2つあった。ここは希望の場所だ。感謝の場所。しかし、もっと資源のある国に住んでいれば治療できたはずの病気で多くの人が亡くなっていることもわかっていた。

ザンビアに来たのは、医学を向上させるという、過去25年間追い求めてきた科学的プロセスの自然な流れだった。私には、レンズの焦点を外に向け、声を上げられない人たちを助けたいという思いがまだある。A2Fバンドルは命を救い、ICUサバイバーを助けることが科学的に証明されている。そして、この新しい方法をより広い世界で実践するために、それぞれの患者集団のニーズに合わせて適応させていく。ザンビアのような国では、私たちはまだスタート地点に立ったばかりだ。ICUから他のICUへと、変化が波及していくことに興奮している部分もいくらかある。中低所得国にいる、マテヨ先生のような医師や指導者たちが、新しい方法をサハラ以南のアフリカに広め、そこに住む何百万人もの患者の生活をより良くしていくと確信している。

8　訳注:ザンビア共和国の首都

　カーラ・デイビスに会い、終末期を迎える人々にホスピス・サービスを提供する団体「ハート・オブ・ホスピス」[9]について話を聞く。特に新型コロナ世界的大流行での彼女の思いやりと機知に、深い感銘を受ける。新型コロナがきっかけとなり、彼女のチームは、死期が迫った患者のうち、できるだけ多くの人へサービスを提供する必要に迫られた。他のホスピス施設は、新型コロナ患者に対応するだけの資源がないとして、それほど多くの患者を受け入れられないでいた。

　ハート・オブ・ホスピスは、もちろんできることは何でもするつもりでいた。「PPEを調達すると、ルイジアナ州で必要なスタッフ枠をすべて埋めるため、3つの州から80人ほど採用しました。彼らは不安を感じながら、でもやる気に満ちていました」とカーラは言う。「最初に患者が急増したときは、ひどいものでした」。最初の数ヶ月間に、死の間際にいる450人以上の新型コロナ患者を在宅でケアする。中には、ショックでアドレナリンを点滴されていたりなど、ケアが複雑すぎて、通常ならホスピスに送られることのないような患者も含まれていた。しかし、帰る家がなく、病院でひとり孤

9　Vossel H. Heart of Hospice's Carla Davis: Rise to the COVID-19 Challenge. Hospice News, 2020/04/03. https://hospicenews.com/2020/04/03/heart-of-hospices-carla-davis-rise-to-the-covid-19%EF%BB%BF-challenge/（2022年7月5日閲覧）"Carla Davis," Heart of Hospice, 2020, https://www.heartofhospice.net/agency-staff/carla-davis（閲覧不可）

独に亡くなる患者も数多くいた。

　それでも、カーラはこのような患者が入院できる施設を探し求め、ニューオーリンズに1週間前に閉鎖されたばかりの人工呼吸器施設を見つけた。「構想から認可を受けるまで、本来は1年かかるところですが、10日後には全室に患者を受け入れていました」。どのようにこれほど多くの障害を、これほど早く克服したのだろう。「全力疾走でした」。カーラの声から興奮が伝わってくる。「いつも真っ直ぐとは限りません。次々と、障壁が取り除かれるにつれて、患者さんたちに奉仕するという私たちの夢は、稲妻のように現実のものとなっていきました」。私は「この物語を一言で表すとしたら？」と尋ねる。「混沌」だろうか、「奇跡」だろうか、と考えていると、カーラは「イチジク」と答える。

　サンドブロンドの髪をかき上げ、カーラは微笑む。「最初の患者さんを担当したとき、何をして欲しいか尋ねたんです。すると、強いケイジャン訛りで、『イチジクよ。ほら、知ってるでしょ。甘いやつ』と言ったんです。誰かが紫と金のイチジクをたくさん買ってきました。ルイジアナでよく食べている、ふっくらとしてジューシーで新鮮なイチジクです。その患者さんは、3日後に亡くなるまでに、一つ残らずイチジクを食べましたよ」。

6

　ICUへ向かっているときに、ティシャ・ホルトからメッセージが届いた。「イリー先生、元気になるメッセージをありがとう。みんなの励ましのおかげで乗り切っていけます」。私は微笑む。その日

送ったメッセージへの返信という、ごく普通のことに見える。しかし、ティシャはその日の朝、私が回診することになっているICUの患者で、新型コロナ肺炎とARDSを患っている。彼女の肺の病気はひどく、血中酸素飽和度が低いため、人工呼吸器をつけている。人工呼吸器を装着しなければ、死んでしまっていただろう。彼女は、息を吸ったり吐いたりする感覚を、有刺鉄線が絡まっているようだと言う。今日、彼女はベッドで起き上がり、枕にもたれて、友人全員に自分が生きていることを伝えるメッセージを送った。彼女が言うところの「寒気をとるのに必要なだけ」鎮静薬を使い、その日の午後には彼女をベッドから起き上がらせる。次に、彼女の両親にPPEを着せ、病室に連れて行く。こうして軌道に乗せる。一度に患者ひとりずつ。一度に人ひとりずつ。

　少し前、ある友人が湖畔にある家のベランダで、蜘蛛が巣を紡いでいる様子を撮影して送ってくれた。私は、蜘蛛が複雑な糸を織り、中心から円を描くように幾重にも重ねて、息を呑むような構造を作り上げる様子に魅了されて見とれていた。これほど巨大な蜘蛛の巣は見たことがない。次の瞬間、豪雨が蜘蛛の巣を破り、蜘蛛は急いで避難する。蜘蛛が用心深く出てくるのを見ながら、巣が壊されたことに悲しくなる。蜘蛛もがっかりしていることだろう。しかし、蜘蛛は辛抱強く、また一から巣を作り始るだけだった。

　これこそ、私がやるべきことだと実感する。新型コロナの大流行が続く中、また一から始めて、メッセージを発信し続け、ICUからICUへと伝えていく。思いやりに満ちた、安全で、エビデンスに基づいたケアを全ての患者に提供する集中治療へ舵を切れるように。

私の役割は、患者と、その患者をその人たらしめている要素をすべて見て、できる限りのケアを続けることだ。それによって、可能な限り命を救い、力の及ぶ限りPICSの発症を予防し、ICUから退院した後のサポートをする。

　もし若い医師だった頃の私に、誰かが「集中治療で最も重要なことは？」と尋ねていたら、人工呼吸器や昇圧薬のこと、ショック状態から救命して生命維持装置を開始することなどを熱心に話したことだろう。まさか、イチジクやスプーンにのったハチミツ、1曲の音楽と答える日が来るとは思いもしなかっただろう。

　絶望したときにはいつも同じように対応する。希望へ向かって進むのだ。

7

　感謝と約束の物語で締めくくるのがふさわしいように思う。私にとっては恵みのひとときで、未来への展望でもある。数年前からテレサ・マーティンを探していた。30年以上前、私の懸命な救命処置を受け、家へ退院できたものの、新たに脳と体の病気を抱えることになった若い女性だ。PICSという病気を。ついに彼女のカルテを探し出したところ、少し前に亡くなっていたことを知る。しかし、成長した彼女の息子トラヴィス・マーティンに会うことができた。彼の母親のこと、その当時行った医療による障害について、どれほどもうしわけなく思っているか伝える。テレサが薬物過剰摂取でICUに入院した時、トラヴィスはそこにいたのだ。彼がいたからこそ、彼女は自分の行動を後悔し、生きようと決意したのだ。

トラヴィスは、母親が車椅子を乗り降りするのを手伝ったり、記憶力が衰えた母親の代わりをしたりと、子供時代といえるものがあまりなかったと言う。本人は気づいていなかったが、彼はこれまでずっとPICS-Fを患っていて、うつやPTSDに悩まされてきたのだ。母親の身に起こったことに憤っているのではないかと思ったが、そうではなかった。トラヴィスは、自分なりの下流解決策であるセラピーに辿りつき、心の平穏を得られていた。彼の母親の命を救おうとしたこと、重症患者を助けるためにそれからの人生を捧げてきたことを、もう一度説明すると、トラヴィスが遮る。

　「妻の車を修理しているのですが、物事には決まったやり方があります。10年前、20年前はやり方が違ったかもしれませんが、どこかで誰かがそれを改良したのです。同じようなことを、あなたは見つけたようですね。常に医療を改善し、人々の役に立たなければならない、というのがあなたの言おうとしていることですね」。

　胸がいっぱいになりながら頷く。まさに彼の言う通りだ。まさに、ずっと言おうとし、やろうとしてきたことだ。

謝辞

　いつも辛抱してくれている家族に感謝を捧げたい。30年以上連れ添い、これからの人生も共にする妻キムは、いつも私が値する以上の愛を注いでくれる。成人した3人の子供たちは、私がもう少し賢ければ避けられたような集中治療に曝されてきた。しかも、大量に出血していない限り、父親である私は子供たちのケガをそれほど一大事と考えなかった。それでも、キャンプやスポーツで子供たちが予期せずケガややけどを負ったときには、いつも縫合や手当てをできたことに少し救われる気がする。

　本書の執筆には、多くの人が惜しみなく協力してくれた。10年以上もこの本の構想を温めているあいだに、非常に多くの知恵を授かった。そのひとつは、科学的発見の道のりにおいて、いかに忍耐が重要かということである。学問の世界では非常に長い畝を耕し、白髪になるまでの年月を経て、ようやく明らかになる。私の恩師であるジョーン・W・ベネット博士、エドワード・F・ハポニック医師、ウィリアム・R・ハザード医師、ゴード

ン・R・バーナード医師、ロバート・S・ディタス医師に感謝の意を表したい。彼らからは、方法論やデータ分析以上のことを学んだ。彼らは私に正しい優先順位のリストと、前を向いて歩いていく方法を教えてくれた。途中でつまずいたこともあったが。

医師になるという人生の目標を形作ってくれた人たちに感謝したい。子供時代に、汗と暑さにまみれて畑で働き、夕食のザリガニを取りに行き、教室で学び、母が監督するユース・シェルターで過ごす中、時間を割いてくれた人たちに。全員の名前を挙げることはできないが、彼ら一人一人を特別な形で覚えている。

シングルマザーの母が、弟のスコット、妹のエリン、そして私を育てるのに精一杯だったとき、私の人生に関わってくれた男性たちに感謝する。叔父のウォーレン・C・ロウは父親代わりの頼もしい存在だった。彼は、クレメンタイン・ハンターやジェームズ・ハロルド・ジェニングスといった芸術家の輝かしい世界を私に教えてくれた。義父のフランク・アダムスは、私が「父さん」と呼んでいた人だ。亡くなった父ジーン・イリーには、私を愛してくれたことに感謝する。あなたが思っていた以上に私はあなたを尊敬していた。

家族の宝物であるグレッグとナニーには、「アイ・ラブ・ルーシー」の再放送で私を笑わせ続けてくれたことに感謝する。父とグウェン・イリーの娘で私にとっては妹のサラ・コルサー医師、あなたの家族は光だ。あなたと夫ノエルは、田舎の医者になるという私のもう一つの夢を実現している。

同様に、日々、私の人生と診療に知識を授けてくれる数え切れないほどの看護師、医師、薬剤師、フィジシャン・アシスタント、ナースプラクティショナー、理学療法士、作業療法士、呼吸療法士、栄養士、ソーシャルワーカー、チャプレンに感謝したい。そして、その一人一人と共に患者

へ診療を行い、その患者も私に教えてくれた。みんな、ありがとう。この本はあなたたちの物語だ。

私たちの研究は、退役軍人局、国立衛生研究所、米国加齢医学研究連盟、その他の財団が、助成金を審査し資金を与えてくれるという、確固たる足場の上に成り立っており、仮説に取り組むという夢を実現している。特に、R.ルーシ・ロバーツ博士、スーザン・J・ジーマン医師、モーリー・V・ワグスター博士に感謝したい。彼らと国立老化研究所の多くのメンバーたちの不断の働きのおかげで、国内および国際的にせん妄と認知症の研究をする私たちは、科学を発展させて、多くの患者の生活の質を向上するのに貢献することができる。誰もまだ答えを知らない質問を投げかけ、理路整然とその答えに至ることほどエキサイティングなものはない。何を見つけたとしても、それが真実である限り構わないというのがCIBSセンターのメンバーたちの考えだ。CIBSセンターでは皆が、患者を研究に登録し、データを慎重に収集・分析して、直接は会うことのない患者を助ける発表をするために、たゆまぬ努力を続けている。もちろん研究に参加した患者も含めて、一人ひとりに感謝している。私たちは賑やかな大家族だ。

学問の世界もひとつの家族だ。演壇や学会で、標準的治療を変更しようとして何度反論を迫られたことか。その結果、私は何度、考え直し、数歩下がって、より良い視点から再出発できたことだろう。このような学術的プロセスのおかげで非常に謙虚になり、その中でみな動じない態度を身につける。しかし、専門家同志による審査は、さまざまな側面で長い時間をかけて検証されたものであり、効果的である。私たちは患者や科学そのものを大切に思っているので、切磋琢磨することができる。最終的には、このようにして医学はすべて変化し続ける。より多くを私に求めてきた人すべてに、影響を与えてきてくれたことを感謝する。

この本を書くための絶え間ない協力者でありパートナーであるリンジー・テイトには、言葉では伝えきれないほど感謝している。ドストエフスキーへの愛から、私たちは前進してきた。冗談で、「まるで巨大な寝袋一杯の情報を小さな袋に詰め込もうとしているかのようだ」と言っていたのを、私は今でも時々思い出して笑う。患者の中の人間を見つめ続けるというテーマを君が常に追求したおかげで、それが北極星のように方向を示してくれた。

　私のエージェントであるスーザン・ゴロムの、あくなき熱意、洞察力、そしてパワフルな人柄が私を駆り立ててくれた。本の世界について百科事典並みに知識があるのみならず、新型コロナパンデミックの最中、最前線で働く私に注意するようにと親切に諭してくれたことにも感謝している。私を一人の人間として大切に思ってくれているからこその言葉だと思う。スクリブナー社の編集者カーラ・ワトソンと、出版社のナン・グラハムは、新型コロナパンデミックの中、この本の構想を見出してくれた。カーラには、ゆるぎない忍耐力、洞察力、そして私を啓発してくれた並外れた直感に感謝する。

　最初の原稿を読んで、思慮深いコメントをくれた3人にも感謝したい。ハンナ・ワンシュ医師とアンジェロ・ヴォランデス医師の2人は医学的な専門知識を共有してくれ、私の娘たち（と作家のアン・パチェット）に読み方を教えたシスター・ニーナ・ディマッテオは、言語について精緻に耳を傾けてくれた。

　人生のそれぞれの段階で、私は優れた精神的な助言者に巡り会うことができた。高校時代に、E.J.ジャックスが私をゲーデル、エッシャー、バッハの黄金の組紐の中に飛び込ませ、根付かせ続けてくれた。医学部時代の長い週末に、私の叔父にあたるブラザー・ダッバ・マリオンは、ルイジアナ州セント・ベネディクトのセント・ジョセフ修道院で安らぎを与えて

くれた。高校時代に、リチャード・C・ヘルメス神父とボブ・ディランの
「血の轍」の歌詞を密かに交換したことが、今でも私の活力になっている。
ナッシュビルでの親友ジョン・J・ラファエル、どこへ行けばいいのかわか
らなくなった私をいつも導いてくれてありがとう。そしてビル・ウィルソ
ン、私はあなたが救ってくれた数多くの人々の一人だ。Al-Anon での私の
保証人——この人にも感謝している——がそれを証明してくれるだろう。

　自分では知らずに私を助けてくれた親愛なる友人たちに感謝したい。こ
れで全員ではないが、メアリー、テレサ、キャサリン、ファウスティナ、
テレーズ、バキータ、ジアンナ、ヨセフ、フランシス、トーマス、イグ
ナチウス、ヨハネ。GK、ジャック、フラナリー、キャリル、アレキサン
ダー、フランツ、フルトン、ウォルターも忘れてはいけない。

　最後に、私が本書を書いた最大の理由は、未来の患者が最高のケアを受
け、最も順調な回復を遂げ、そして自然な最期を迎えるときに最も穏やか
な死を迎えることができるように、可能な限りのことをするためだ。そこ
で、私は本書の前払い金と、本書で得られる印税（代理店手数料を除く）
を CIBS センターの基金に寄付して、重症疾患に関する最先端の研究、根
拠に基づく医療の普及、ICU から退院した患者とその家族の支援に充て
る。私が共同ディレクターを勤める CIBS センターについてもっと知りた
いか、寄付を検討している人は、ウェブサイト（www.icudelirium.org）を参
照してもらいたい。

許諾一覧

歌詞、詩集からの転載許諾について下記のように取得しています。

書籍案内

『深呼吸のたびに』執筆にあたって参考にした書籍です。

Abbey A. Seven Signs of Life: Stories from an Intensive Care Doctor: Vintage; 2020.

Alexander M. The New Jim Crow: Mass Incarceration in the Age of Colorblindness: The New Press; 2020.

Angelou M. I Know Why The Caged Bird Sings: Virago Press Ltd; 1984.（矢島 翠 訳．歌え、翔べない鳥たちよ：青土社；2018．）

Aronson L. Elderhood: Redefining Aging, Transforming Medicine, Reimagining Life: Bloomsbury Publishing; 2019.

Awdish R. In Shock: My Journey from Death to Recovery and the Redemptive Power of Hope: St. Martin's Press; 2017.

Blackmon DA. Slavery by Another Name: The Re-Enslavement of Black Americans from the Civil War to World War II: Doubleday; 2008.

Bragg R. All Over but the Shoutin': Vintage; 2010.

Brown B. The Gifts of Imperfection: Let Go of Who You Think You're Supposed to Be and Embrace Who You Are: Hazelden Publishing; 2010.

Butler K. Knocking on Heaven's Door: Scribner; 2013.（布施由紀子 訳．天国の扉をたたくとき：亜紀書房；2016．）

Clarke R. Dear Life: A Doctor's Story of Love and Loss: Thomas Dunne Books; 2020.

Collins J. Good to Great Why Some Companies Make the Leap...And Others Don't: Harper Business; 2001.（山岡洋一 訳．ビジョナリー・カンパニー2－飛躍の法則：日経BP；2001．）

Crimmins,C. Where Is the Mango Princess?: A Journey Back From Brain Injury: Vintage; 2001.（藤井留美 訳．パパの脳が壊れちゃった―ある脳外傷患者とその家族の物語：原書房；2001．）

Curie M(translated by Kellogg C and Kellogg V). Pierre Curie: Macmillan Campany; 1923. p167

Day D. The Long Loneliness: The Autobiography of the Legendary Catholic Social Activist: HarperOne; 1996.

Doidge N. The Brain That Changes Itself: Stories of Personal Triumph from the Frontiers of Brain Science: Viking Press; 2007.（竹迫仁子 訳. 脳は奇跡を起こす：講談社インターナショナル；2008.）

ドストエフスキー（亀山郁夫 訳）. 白痴（全4巻）：光文社；2015-18.

Eagleman D. Livewired: The Inside Story of the Ever-Changing Brain: Canongate Books; 2020.（梶山あゆみ 訳. 脳の地図を書き換える：神経科学の冒険：早川書房；2022.）

Farmer P. To Repair the World: Paul Farmer Speaks to the Next Generation: University of California Press; 2013.（光橋 翠 訳. 世界を治療する：ファーマーから次世代へのメッセージ：新評論；2016.）

Fitzgerald FS, The Great Gatsby: Charles Scribner's Sons; 1925.（村上春樹 訳. グレート・ギャツビー：中央公論新社；2006.）

Fitzgerald, FS. This Side of Paradise: Charles Scribner's Sons; 1920.（朝比奈武 訳. 楽園のこちら側：花泉社；2016.）

Gawande A. Being Mortal: Illness, Medicine and What Matters in the End: Metropolitan Books; 2014.（原井宏明 訳. 死すべき定め――死にゆく人に何ができるか：みすず書房；2016.）

Malcolm G. The Tipping Point: How Little Things Can Make a Big Difference: Turtleback; 2000.（高橋 啓 訳. ティッピング・ポイント―いかにして「小さな変化」が「大きな変化」を生み出すか：飛鳥新社；2000.）

Hawking S. A Brief History of Time: Bantam Dell Publishing Group; 1988.（林 一 訳. ホーキング、宇宙を語る―ビッグバンからブラックホールまで：早川書房；1989 [文庫版 1995].）

Heaney S. The Cure at Troy : A Version of Sophocles' Philoctetes: Farrar, Straus, and Giroux; 1990.（小沢 茂 訳. トロイの癒し―ソポクレス『ピロクテテス』の一変奏：国文社；2008.）

Hinton SE. The Outsiders: Viking Press; 1967.（唐沢 則幸 訳. アウトサイダーズ：あすなろ書房；2000.）

Hirshfield J. The October Palace: Harper Collins Publishers; 1994. (高橋綾子，小川聡子 訳. 現代アメリカ女性詩集：思潮社；2012に、「10月の宮殿をあとにして」ほかジェーン・ハーシュフィールドの詩を何篇か収録)

Kafka F. The Trial (丘沢静也 訳. 訴訟：光文社；2009. 『審判』として出版されているものが多い)

Daniel K. Thinking, Fast and Slow: Penguin; 2012. (村井章子 訳. ファスト＆スロー あなたの意思はどのように決まるか?：早川書房；2014.)

Kalanithi P. When Breath Becomes Air: Random House; 2016. (田中 文 訳. いま、希望を語ろう 末期がんの若き医師が家族と見つけた「生きる意味」：早川書房；2016.)

Kandel ER. The Age of Insight: The Quest to Understand the Unconscious in Art, Mind, and Brain, from Vienna 1900 to the Present: Random House; 2012. (須田年生・須田ゆり 訳. 芸術・無意識・脳―精神の深淵へ：世紀末ウィーンから現代まで：九夏社；2017)

Knowles J. A Separate Peace: Secker & Warburg; 1959 (須山静夫 訳. 新しい世界の文学〈57〉友だち：白水社；1972.)

Lamas D. You Can Stop Humming Now: A Doctor's Stories of Life, Death, and in Between: Little, Brown Spark; 2018.

Lewis CS. The Screwtape Letters: Geoffrey Bles; 1942. (森安 綾・蜂谷昭雄 訳. 悪魔の手紙 (C.S.ルイス宗教著作集 1)：新教出版社；1979)

Lewis S. Arrowsmith: Harcourt Brace & Co.; 1952. (鵜飼長寿 訳. アロウスミスの生涯 (上・下)：河出書房；1952)

Maclean N. Young Men and Fire: University Of Chicago Press; 1992. (水上峰雄 訳. マクリーンの渓谷 若きスモークジャンパーたちの悲劇：集英社；1997.)

McCullough D. John Adams: Simon & Schuster; 2001.

Miller BJ, Berger S. A Beginner's Guide to the End: Practical Advice for Living Life and Facing Death: Simon & Schuster; 2019.

Mukherjee S. The Emperor of All Maladies: A Biography of Cancer: Fourth Estate; 2011. (田中 文 訳. 病の「皇帝」がんに挑む　人類4000年の苦闘 (上・下). 早川書房；2013.)

Ofri D. What Patients Say, What Doctors Hear: Beacon Press; 2017. (原井宏明, 勝田さよ 訳. 患者の話は医師にどう聞こえるのか——診察室のすれちがいを科学する：みすず書房；2020.)

Osler W. Aequanimitas: with Other Addresses to Medical Students, Nurses and Practitioners of Medicine: P. Blakiston's Son & Co.; 1914. (日野原重明, 仁木久恵 訳. 平静の心—オスラー博士講演集：医学書院；2003.)

トマス・ペイン（佐藤健史 訳）. コモン・センス：PHP研究所；2014.

Patchett A. Bel Canto: Bel Canto: Harper; 2001. (山本やよい 訳. ベル・カント：早川書房；2019.)

Porter KA. Pale Horse, Pale Rider: Mariner Books; 1939. (高橋正雄 訳. 幻の馬 幻の騎手：晶文社；1980.)

Powell T. Dementia Reimagined: Building a Life of Joy and Dignity from Beginning to End: Avery; 2019.

Puri S. That Good Night: Life and Medicine in the Eleventh Hour: Constable; 2019.

Rogers EM. Diffusion of Innovations: Free Press of Glencoe; 1962. (三藤利雄 訳. イノベーションの普及：翔泳社；2007.)

Sacks O. Awakenings: Picador; 2012. (春日井晶子 訳. レナードの朝：早川書房；2015.)

Shem S. The House of God: Richard Marek Publishers; 1978.

Steinbeck J. East of Eden: The Viking Press; 1952. (土屋政雄 訳. エデンの東 [1〜4]：早川書房；2008.)

Steinbeck J. Of Mice and Men: Covici Friede; 1937. (繁尾 久 訳. はつかねずみと人間たち：グーテンベルク 21；2012.)

Stevenson B. Just Mercy: A Story of Justice and Redemption: One World; 2014. (宮崎真紀 訳. 黒い司法——黒人死刑大国アメリカの冤罪と闘う：亜紀書房；2016.)

Verghese A. My Own Country: A Doctor's Story Of A Town And Its People In The Age Of Aids: Simon & Schuster; 1994.

Verghese A. Cutting for Stone: Vintage; 2010.

Volandes AE. The Conversation: A Revolutionary Plan for End-of-Life Care:

Bloomsbury Publishing USA; 2016.

Zitter JN. Extreme Measures: Finding a Better Path to the End of Life: Avery; 2021.

索引

数字・欧語

数字
3 つの願いプロジェクト ……………… 316
12 のステップ ………………………… 332

A
A2F バンドル ……………… 246, 282, 340
ABC 研究 …………………………… 240
ABC 試験 …………………………… 167
ABCDEF バンドル ………………… 245
ADRD ………………………………… 288
Al-Anon ……………………………… 332
ARDS ……………………… 28, 279, 299
ARDS 財団 ………………………… 279

B
BiPAP ………………………………… 309
BIS(Bispectral Index) ……………… 179

C
BRAIN-ICU ………………………… 225

Cada persona es un mundo …… 259, 345
CAM-ICU ……………… 121, 123, 177
CIBS センター
……………… 24, 29, 271, 272, 286, 361
CIT …………………………………… 286
Compassionomics ………………… 327
CPR …………………………………… 65
CTE ………………………… 229, 289
Cutting for Stone ………………… 164

D
delirium ……………………………… 118
DNR(Do Not Resuscitate) ………… 180

E
ECMO ……………………………… 41, 268
Elderhood ………………………… 321

epistemic injustice ·················· 166

G

GMT ·································· 286
Gomer ······························99

H

H1N1 インフルエンザ ···············33
HLH ································· 334
HQI ·································34

I

ICDSC ······························ 123
ICU 回復センター ················· 272
ICU サバイバー ··············· 15, 24, 124
ICU 精神病 ············ 113, 161, 186
ICU ダイアリー ············ 191, 265
ICU 離脱 ··························· 248
IHI ····························· 237, 239
In Shock ························· 138
IQ ·································30
IRV ·································75

J

JAMA ····················· 123, 206

K

Kenbe fem ······················ 313

M

MENDS 試験················· 167, 179
MIND-USA 研究 ····················· 251

N

N95 マスク ························ 344
NIH ·································· 117

P

PACS ······························ 275
PAPR ······························ 109
PASC ······························ 274
PDSA サイクル ·················· 244
PEEP ·······························73
PICS(post-intensive care syndrome)
·············· 22, 197, 208, 271, 340
PICS-F ····················· 37, 271
PIH ································ 310
PPE ························· 109, 340
PTSD ····················· 23, 35, 129

R

RASS ······························ 172

S

SARS-CoV-2 急性感染後遺症 ······ 274
SAS ································ 172
SCCM································ 248

T

testimonial injustice ····················· 249
The House of God··················99
THRIVE イニシアチブ ·················· 273

Z

ZL ································· 310

日本語

あ

アーリーアダプター ················· 49, 185
アーリーマジョリティ ·················49
アイゼンメンジャー症候群 ·········90
アウトサイダーズ ························· 6
朝の鼓動に ····················· 60, 300
アストロサイト ·······················289
アルアノン ······························332
アルツハイマー病 ····················289
アルツハイマー病および関連認知症
 ···288
アロウスミスの生涯 ················153
アンゴラ刑務所 ·······················150
アンネの日記 ··························265
安楽死 ·····································231

い

異所性骨化 ······························14
イスラム教徒 ··························329
イノベーションの普及 ················48
イノベーター ····················· 49, 206
いま、希望を語ろう ···················19
医療の質改善研究所 ···············237
陰圧呼吸器 ······························50

う

ウェイク・フォレスト大学 ············76
ウェクスラー成人知能評価尺度 ······30
歌え、翔べない鳥たちよ ····· 6, 59, 81
うつ病 ································· 23, 36

え

エーテルドーム ························171
壊死性筋膜炎 ····················· 223, 253
エスケープ・ファイアー ·············238
エデンの東 ······················ 195, 215
エピジェネティクス ····················298

お

欧州集中治療医学会 ···············182
オーデンセ大学病院 ················190
思いやり ·························· 205, 327

か

外傷性脳損傷サバイバー ·············278
ガイトン生理学 ·························69
海馬 ····················· 156, 226, 290
過活動型せん妄 ······················129
カソリック ······························332
カタレプシー ··························126
カテーテル ························ 45, 234
がんサバイバー ······················278
カンデル神経科学 ········ 119, 140, 284
緩和ケア ·······························307

き

気管挿管 ·······························64
気胸 ······································42
逆比換気 ·······························75
急性 COVID 後症候群 ···············275
急性呼吸窮迫症候群 ···················28
急速眼球運動 (REM) 睡眠 ············263
共感 ·····································205
胸腔ドレーン ··························279

370

拒絶反応 ……………………90
緊張病……………………… 126, 202

く

草の葉 …………………… 337
グリア細胞 ……………… 289
グリンパティック系……… 263

け

血球貪食性リンパ組織球症 ……… 334

こ

抗精神病薬 ……………… 78, 251
拘束誘発療法……………… 286
喉頭鏡 ……………………65
高流量鼻カニュラ ………… 346
コードブルー …………… 41, 64
ゴール・マネジメント・トレーニング
………………………… 286
コーン孔 …………………71
呼気終末陽圧 ………………73
国立衛生研究所 ………… 117
国立老化研究所 ………… 251
個人防護具 ……………… 340
個人用防護服 …………… 109
国境なき医師団 ……………92
コペンハーゲン大学………53
コモン・センス…………… 107

さ

ザ・ウェイング…………… 303
ザ・ドクター …………… 144
作業療法士 …………………41

サタデーナイト ………… 349
サポートグループ ………… 24, 124, 274
ザンミ・ラサンテ ………… 310
酸素飽和度 …………………65

し

ジアゼパム ……………… 168
子癇 ……………………… 312
自殺幇助 ………………… 231
システム 1 ……………… 283
システム 2 ……………… 283
死すべき定め……………… 343
質的研究 ………………… 261
自発呼吸トライアル……… 255
慈悲 ……………………… 205
脂肪塞栓 ………………… 311
社会歴 …………………… 259
集中治療・脳損傷・患者センター …24
集中治療後症候群 ……… 22, 208, 271
集中治療せん妄スクリーニング・
チェックリスト …………… 123
終末期 …………………… 165, 305
終末期医療 ……………… 315
終末期ケア ……………… 303
証言的不正義 …………… 249
ジョンズ・ホプキンス病院 …………48
新型コロナ ………………… IV, 73
新型コロナウイルス ……… 108, 124, 299
神経可塑性 ……………… 284
人工呼吸器 …………………70
人工呼吸器プロトコル …… 340
人工呼吸器離脱 ……………94
身体障害 ………………… 197

心的外傷後ストレス障害 ……………23
心肺蘇生 ……………………… 65, 309

す

睡眠プロトコル …………………… 263
スピリチュアリティ ……………… 328
スライディング・フィラメント仮説
…………………………………… 217

せ

生活の質 ………………………………15
精神障害 …………………………… 197
聖体 ………………………………… 334
脊髄小脳失調症 …………………… 331
セレンディピティ ……………………54
善意 …………………………… III, 149
善行 …………………………… III, 149
専心 …………………………………60
セント・トーマス病院 …………… 173
前頭葉 ……………………… 56, 226
全米医学アカデミー ……………… 324
せん妄……… 36, 107, 112, 148, 161, 340

そ

臓器不全 ……………………………45
早期離床 …………………………… 219

た

第1感 ……………………………… 283
大統領就任式 ……………… 59, 300
代理意思決定者 …………………… 323

ち

チアノーゼ ……………………………89
チェスト …………………………… 104
血の轍……………………………… 361
チャリティー病院 ……………… 2, 234
中心静脈カテーテル ……………… 187
鎮静・興奮スケール ……………… 172

て

低活性型せん妄 …………………… 296
低活動型せん妄 …………………… 130
ティッピング・ポイント ………… 240
デクスメデトミジン ……………… 175
鉄の肺………………………………50
テュレーン大学………………………71
電動ファン付き呼吸保護具 … 109
デンマーク国立病院………………50

と

動揺胸郭 …………………………… 218
友だち ……………………………… 6
トロイの癒し ……………………… 189

な

ナースプラクティショナー …………41
ナラティブ・メディスン ………… 280

に

ニューイングランド・ジャーナル・
オブ・メディシン ………… 93, 180
人魚姫 ……………………………… 194
人間らしい集中治療プロジェクト
…………………………………… 259

認識的不正義 ……………… 166
認知機能障害 ……………… 148
認知障害 …………………… 197

| の |

脳は奇跡を起こす ……………… 285
嚢胞性線維症 …………………… 57, 87

| は |

バースト・サプレッション ……… 179
パートナーズ・イン・ヘルス …… 310
バーンアウト …………………… 325
バーンズ・ジューイッシュ病院 …… 83
敗血症 …………………………… 28, 46
敗血症性ショック ……………… 47, 159
肺線維症 ………………………… 87, 164
肺胞 ……………………………… 71
白痴 ……………………………… 257
裸の王様 ………………………… 190
はつかねずみと人間たち …………… 6
ハロペリドール ………………… 78, 112
バンダービルト大学 …………… 24, 95
パンデミック …………… 24, 124, 340
バンドル ………………………… 241

| ひ |

皮下気腫 …………………………… 42
人食いバクテリア ……………… 223
一人ひとりが世界である …… 259, 345
びまん性肺胞出血 ……………… 339
病院の質研究所 …………………… 34
ヒンドゥー教徒 ………………… 330

| ふ |

ファスト＆スロー ……………… 283
ブレイン・フォグ（脳の霧）……… 275
プロポフォール ………………… 167
文化的共感 ……………………… 301

| へ |

米国医師会雑誌 ……………… 123, 206
米国集中治療学会 ……………… 248
米国集中治療医学会 …………… 273
平静の心 ………………………… 100
ベンゾジアゼピン ……… 12, 167, 176
ヘンリー・フォード病院 ………… 223

| ほ |

ホスピス ………………………… 352
ポリオ …………………………… 50

| ま |

マーチン通路 …………………… 71
マクマスター大学 ……………… 315
マクリーンの渓谷 若きスモークジャ
　ンパーたちの悲劇 …………… 238
マサチューセッツ総合病院
　………………………… 48, 112, 171
まず、害をなすなかれ ……………… IV
幻の馬 幻の騎手 ………………… 63
まるごとの贈り物 ………………… 60
マン・ガルチ …………………… 238
慢性外傷性脳症 ………… 229, 289
慢性拒絶 ………………………… 118

み

ミクログリア ……………………… 289
ミダゾラム ………………………… 168
密林の夢 …………………………… 123

む

ムーア財団 ………………………… 248
無作為化比較試験 ………………… 167
無神論者 …………………………… 330

も

モルヒネ ……………………………… 12

ゆ

ユダヤ教徒 ………………………… 330

よ

陽圧呼吸器 …………………………… 50
抑制帯 ………………………… 113, 150
夜と霧 ………………………………… 33

ら

ラヴェルスタイン ………………… 169
ラガード ……………………………… 49

楽園のこちら側 ……………………… 93
ラッツィンガー枢機卿 …………… 332
ラムゼイスケール ………………… 172
ラムバート管 ………………………… 71
ランセット ………………………… 190

り

理学療法士 …………………………… 41

リッチモンド興奮・鎮静スケール
………………………………… 172

れ

霊操 …………………………………… 99
レイトマジョリティ …………… 49, 123
レディ・ウィンダミア症候群 ……… 71
レナードの朝 ……………………… 147
レビー小体型痴呆 ………………… 289

ろ

ロラゼパム ………………………… 168
ロング COVID ……………………… 274

わ

若者と火 ……………………………… 1

人名

欧語

F・スコット・フィッツジェラルド
....93
S・E・ヒントン 6
Verghese A 164

あ

アヴェディス・ドナベディアン … 239
アトゥール・ガワンデ 343
アリストテレス 100
アルトン・オクスナー 3
アン・パチェット 122
アンソニー・ルッソ 33, 34, 37
アンドリュー・ハクスリー 217
アンドレス・エステバン 94
アンネ・フランク 265

い

イグナチオ・デ・ロヨラ 99

う

ヴィヴィ・エーベルト 52
ウィリアム・オスラー 100, 112, 341
ウィルバー・ライト 221
ウィンストン・チャーチル 32
ウォルター・ダンディ 48
ウォルト・ホイットマン 337

え

エイモリー・ブレイン 93

エドモンド・"テッド"・イーガー
.... 171
エドワード・タウブ 284
エベレット・ロジャーズ 48
エミリー・ディキンソン 328
エリック・カンデル 119
エレノア・マグワイア 290

お

オスカー・ワイルド 71
オフィリア・ダール 312
オリバー・サックス 147, 202, 305

か

ガイ・ジョンソン 300
カイル・マリケーン 124, 291

き

キャサリン・アン・ポーター 63

く

クリスティーナ・ジョーンズ 292
クレメンタイン・ハンター 347

こ

ゴードン・ムーア 245

さ

サミュエル・シェム 99
サラ・ベス・ミラー
.... 25, 27, 37, 124, 154, 225, 281
サラ・ポリッチ 7, 57, 77, 234

し

シェイマス・ヒーニー 189
ジェームズ・F・キーナン 204
ジェームズ・ジャクソン
.... 25, 154, 225
ジェームズ・シュワルツ 119
ジェーン・ハーシュフィールド ... 303
シャロン・イノウエ 120, 133
ジョン・スタインベック 6
ジョン・ノールズ 6
ジョン・ブライン 159, 267
シンクレア・ルイス 152

す

スコット・アップルビー 320
スタインベック 195, 215

そ

ソール・ベロー 169

た

ダニエル・オーフリ 305
ダニエル・カーネマン 283
ダライ・ラマ 285
ダリン・ポートノイ 3, 92, 343

ち

チャールズ・ドリュー 55

て

ディートリッヒ・ボンヘッファー
.... 347
ティシャ・ホルト 266, 353
デブラ・ルッソ 34
デボラ・クック 123, 180, 315
テリー・クレマー 241
テレサ・マーティン
.... 10, 67, 83, 160, 185, 355

と

トーマス・ペティ 74, 82, 104
ドナルド・バーウィック 237
トマス・ペイン 107

ね

ネルソン・マンデラ 338

の

ノーマン・ドイジ 285
ノーマン・マクリーン 1, 238

は

バーナード・カッツ 217
ハワード・サーマン 197
ハンス・クリスチャン・アンデルセン
.... 190

ひ

ピーター・シンガー 316
ビクトール・フランクル 33
ヒポクラテス............................... 119
ビョーン・イプセン 50

376

ふ

フョードル・ドストエフスキー … 257

プラティック・パンダリパンデ
……………………………… 25, 153, 182

フローレンス・ナイチンゲール ……47

へ

ベネディクト 16 世 ……………………… 332

ほ

ポーリー・ベイリー …………………… 206

ポール・カラニシ ……………………………19

ポール・ファーマー ………………………… 310

ボブ・ディラン……………………………… 361

ま

マーティン・トービン…………………………94

マイケル・デベイキー…………………… 3

マヤ・アンジェロウ ……… 6, 59, 81, 300

マリ・キュリー………………………………39

マルコム・グラッドウェル … 240, 283

マルティン・ブーバー………………………99

め

メドガー・エヴァース………………………85

ら

ラナ・アウディッシュ ………………… 137

ラブモア・ゴロロ ………… 124, 128, 281

り

リタ・シャロン……………………………… 280

リチャード・ファインマン ………… 153

リチャード・ラングフォード
………………………………20, 37, 124, 225

る

ルイ・アームストロング ……………………73

ルイーズ・アロンソン ………………… 321

ルーク・フィルズ ………………………… 144

ルドルフ・マタス ……………………… 3

ルネ・ラエンネック ………………………88

れ

レベッカ・ソルニット ………………… 203

ろ

ロバート・ジェイ・リフトン ……… 187

ロバート・デ・ニーロ ………………… 202

ロバート・フロスト ………………………60

ロビン・ウィリアムズ ………………… 202

著者プロフィール

E. ウェズリー・イリー　E. Wesley Ely（MD, MPH）

内科医、呼吸器科医、集中治療医。

チュレーン大学医学部で医学博士号、公衆衛生学の修士号取得。
ヴァンダービルト大学メディカルセンターの、グラント W. リドル寄付講座教授、医師・科学者、終身教授。
また、テネシーバレー退役軍人局老年医学研究教育臨床センター（GRECC）の老化研究副所長も務める。

ニューイングランド・ジャーナル・オブ・メディシン、JAMA、ランセットに研究論文を発表しているほか、ウォールストリート・ジャーナル、ワシントン・ポスト、USA トゥデイなど数多くの出版物に寄稿している。

ナッシュビルに在住し、重症患者・脳機能障害・生存者（CIBS）センターの創設者兼共同ディレクターとして、重症患者の研究と継続的なケアに尽力している。

イリー博士は、ICU サバイバーとその家族を支援するために設立された CIBS センターの基金に、本書の印税収入の全額を寄付している（www.icudelirium.org 参照）。

訳者プロフィール

田中竜馬 (Ryoma Tanaka)

現職
Intermountain LDS Hospital 呼吸器内科・集中治療科／Intensive Care Unit メディカルディレクター／Rapid response team/Code blue team メディカルディレクター／集中治療クラブ講師

略歴
1997年	京都大学医学部卒
1997 ～ 1999年	沖縄県立中部病院にて初期研修
1999 ～ 2002年	St. Luke's-Roosevelt Hospital Center にて内科レジデント
2002 ～ 2005年	University of Utah Health Sciences Center にて 呼吸器内科・集中治療科フェロー
2005 ～ 2007年	亀田総合病院にて呼吸器内科および集中治療科勤務、 集中治療室室長
2007年～	Intermountain LDS Hospital 呼吸器内科・集中治療科

資格
米国内科専門医／米国呼吸器内科専門医／米国集中治療科専門医

書籍
著書　人工呼吸に活かす！　呼吸生理がわかる、好きになる人工呼吸器トラブルシューティングセミナー（羊土社　2013年）、Dr竜馬の病態で考える人工呼吸管理（羊土社　2014年）、Dr竜馬のやさしくわかる集中治療　内分泌・消化器編（羊土社　2017年）、竜馬先生の血液ガス白熱講義150分（中外医学社　2017年）、帰ってきた 竜馬先生の血液ガス白熱講義22問（中外医学社　2017年）、Dr.竜馬のやさしくわかる集中治療　循環・呼吸編　改訂版（羊土社　2020年）

編集　集中治療、ここだけの話（医学書院　2018年）、救急外来、ここだけの話（医学書院　2021年）

翻訳　人工呼吸器の本 エッセンス（MEDSi　2018年）、人工呼吸器の本 アドバンス（MEDSi　2018年）、フレームワークで考える内科診断（MEDSi　2021年）

深 く 息 を す る た び に

2023年4月10日　第1版第1刷 ©
2023年7月30日　第1版第2刷

著者……………………………………E. ウェズリー・イリー E. Wesley Ely
翻訳……………………………………田中竜馬 TANAKA, Ryoma
発行者…………………………………宇山閑文
発行所…………………………………株式会社金芳堂
〒606-8425 京都市左京区鹿ヶ谷西寺ノ前町34番地
振替　01030-1-15605
電話　075-751-1111（代）
https://www.kinpodo-pub.co.jp/
装釘・組版 ……………………………宗利淳一 ＋ 齋藤久美子
印刷・製本 ……………………………シナノ書籍印刷株式会社

落丁・乱丁本は直接小社へお送りください．お取替え致します．
Printed in Japan
ISBN978-4-7653-1937-9